教师教育系列教材

团体心理辅导

张文霞　主　编

李淑莲　张晓明　纪国和　副主编

清华大学出版社

北　京

内 容 简 介

本教材在吸收已出版相关书籍优点的基础上,更加注重教材的系统性,从理论基础篇和团体实务篇出发,通过精练的 7 章内容构建了团体心理辅导的整体架构体系,通过 18 个单元的团体活动构建了完整的教学体系,对应 18 教学周,可以以每周执行一套团体教学方案。全书以讨论团队全值契约开始,可分为四个系列,即认知系列、能力系列、信任系列、感恩系列。其中,认知系列包括自我探索、家庭探索、时间与压力探索、情绪探索、价值观探索、职业生涯探索;能力系列包括团体凝聚力训练、人际交往能力训练、性格优势训练、创造力训练;信任系列包括信任探索;感恩系列包括积极心理探索、感恩探索,最后以大团圆来结束活动课程。主要读者对象为本科生和心理健康教育方向的研究生,也适合各个机构带领团训的人员阅读。

图书在版编目(CIP)数据

团体心理辅导/张文霞主编. —北京:清华大学出版社,2022.2(2023.6重印)
教师教育系列教材
ISBN 978-7-302-60008-4

Ⅰ. ①团… Ⅱ. ①张… Ⅲ. ①集体心理治疗—师资培训—教材 Ⅳ. ①R749.055

中国版本图书馆 CIP 数据核字(2022)第 020251 号

责任编辑:陈冬梅
封面设计:刘孝琼
责任校对:李玉茹
责任印制:朱雨萌
出版发行:清华大学出版社

    网　　　址:http://www.tup.com.cn, http://www.wqbook.com
    地　　　址:北京清华大学学研大厦 A 座　　邮　　编:100084
    社 总 机:010-83470000　　邮　　购:010-62786544
    投稿与读者服务:010-62776969, c-service@tup.tsinghua.edu.cn
    质量反馈:010-62772015, zhiliang@tup.tsinghua.edu.cn
    课件下载:http://www.tup.com.cn, 010-62791865

印 装 者:三河市君旺印务有限公司
经　　销:全国新华书店
开　　本:185mm×260mm　　印　张:17.5　　字　数:418 千字
版　　次:2022 年 4 月第 1 版　　印　次:2023 年 6 月第 3 次印刷
定　　价:49.80 元

产品编号:093248-01

前　言

　　团体心理辅导教材的建设经历了多年、多人、多方面的努力，根据国家教材委员会制定的《习近平新时代中国特色社会主义思想进课程教材指南》，以及教育部相关文件的规定，确定了课程与教学改革要解决的重点问题；按照地方本科师范类学校办学定位，确定课程目标，精选课程内容，不断丰富教材。本教材以就业为导向，以培养应用型人才为目的，以夯实理论基础、形成能力为基点，以培养应用能力和综合素质为主线，以"学、会、做"为标准，以工学结合为突破口，以工作过程为基础，以真实工作任务为载体，优化教材结构，促使学生形成团体心理辅导活动的基本技能。本教材加强对国内外团体心理辅导理论研究新进展的介绍，资料选择上具有针对性、实用性和实践性，内容凸显脉络清晰而又简明的团体心理辅导理论基础知识和实践训练，使学生在掌握团体心理辅导基本原理的同时形成团体心理辅导的基本技能。

　　本教材的特色体现在以下几个方面。

　　第一，理论的系统性与前沿性。保持理论的系统性，同时尽量收集国内外团体心理辅导的理论与技术的最新成果，体现了与时俱进的特点。

　　第二，理论与实践平衡。团体心理辅导本身就是一门实践性特别强的学科，因此本教材在基本理论介绍的基础上，结合具体的辅导主题，精选教学内容，18 个单元，体现了团体心理辅导的发展过程，让读者有真实的获得感。

　　第三，创新的教学方法。结构创新：教材采用"热身活动—主题活动—结束活动"三部曲的结构。课程实施采用教师主导、学生主体、全程参与、注重分享、解决问题、共同成长的方式。

　　第四，有力的资源保障。团体实务篇，每个单元的活动都提供了视频参考，只需扫码即可观看活动演示。热身活动、主题活动提供了一些备选内容，供使用者酌情替换。

　　本教材由吉林师范大学教育科学学院张文霞组织编写并负责最后的统稿和审定工作。本教材分为上、下两篇：上篇为理论基础篇，共 7 章；下篇为团体实务篇，共 18 个实验。具体分工如下：张文霞负责撰写上篇第四章、第六章、第七章以及下篇 18 个实验，李淑莲负责撰写上篇第一章，张晓明负责撰写上篇第二章和第五章，纪国和负责撰写上篇第三章。本教材获得了清华大学出版社的大力支持和编辑的鼎力相助，在此表示深深的谢意！

　　本教材在编写过程中，参考了很多同类著作和期刊等，限于篇幅，恕不一一列出，特此说明并致谢。

　　由于作者水平有限，书中难免存在一些不足之处，恳请同行专家及读者指正。

编　者

目　　录

上　篇　理　论　基　础

第一章　团体心理辅导概述 3

第一节　团体心理辅导的基本概念 3
一、团体和团体心理辅导的概念 3
二、团体心理辅导与个别辅导的
关系 4
三、团体心理治疗的内涵 5

第二节　团体心理辅导的特点与功能 6
一、团体心理辅导的特点 6
二、团体心理辅导的功能 7
三、团体心理辅导的局限性 8

第三节　团体心理辅导的目标与类型 9
一、团体心理辅导的目标 9
二、团体心理辅导的原则 10
三、团体心理辅导的类型 11

第四节　团体心理辅导的历史、现状与
未来发展趋势 19
一、团体心理辅导的发展历史 19
二、团体心理辅导在我国的发展现状
与未来发展趋势 20

本章小结 21

思考题 22

第二章　团体心理辅导主要理论 23

第一节　团体动力学理论 23
一、团体动力学的创始人 23
二、团体动力学的主要内容 24
三、团体动力学对团体辅导的
贡献 26

第二节　社会学习理论 26
一、社会学习理论的创始人 26
二、社会学习理论的基本内容 27
三、社会学习理论对团体辅导的
贡献 28

第三节　人际沟通理论 28
一、人际沟通的特点与功能 28
二、人际沟通的形式 29
三、团体内的沟通 31
四、有效沟通的原则和方法 36
五、人际沟通理论对团体辅导的
贡献 38

第四节　积极心理学理论 38
一、积极心理学的创始人 38
二、积极心理学理论的主要观点 39
三、积极心理学对团体心理辅导的
贡献 41

本章小结 41

思考题 42

第三章　团体心理辅导阶段 43

第一节　团体准备阶段 43
一、团体准备阶段的工作 43
二、团体准备阶段领导者的准备 44
三、团体准备阶段团体成员的准备 45

第二节　团体创始阶段 45
一、团体创始阶段的特征 45
二、团体创始阶段领导者的任务 46
三、团体创始阶段团体成员的功能 48
四、团体创始阶段可能产生的问题 49

第三节　团体过渡阶段 49
一、团体过渡阶段的特征 50
二、团体过渡阶段领导者的任务 51
三、团体过渡阶段团体成员的任务 52
四、团体过渡阶段可能出现的问题 52

第四节　团体工作阶段 53
一、团体工作阶段的特征 53
二、团体工作阶段领导者的任务 54

三、团体工作阶段团体成员的任务 56
第五节　团体结束阶段 57
　　一、团体结束阶段的特征 57
　　二、团体结束阶段领导者的任务 58
　　三、团体结束阶段团体成员的任务 59
　　本章小结 59
　　思考题 60

第四章　团体心理辅导领导者 61

　第一节　团体领导者的条件、角色
　　　　　与任务 61
　　一、团体领导者应具备的条件 61
　　二、团体领导者的角色 65
　　三、团体领导者的任务 67
　第二节　团体领导者的专业伦理 69
　　一、团体专业伦理的功能与内容 70
　　二、美国团体领导者的伦理标准 71
　　三、我国团体领导者的伦理要求 74
　　四、团体心理辅导中的法律保障 74
　第三节　团体领导者的成长心路 75
　　一、团体领导者的培训 75
　　二、团体领导者的个人成长 78
　第四节　新时代的团体领导者 81
　　一、"八个明确"是坚持和发展中国
　　　　特色社会主义的行动指南 81
　　二、"十四个坚持"是坚持和发展
　　　　中国特色社会主义的行动纲领 84
　　本章小结 86
　　思考题 86

第五章　团体心理辅导常用技术 87

　第一节　团体创始阶段常用技术 87
　　一、相识的技术 88
　　二、分组的技术 88
　　三、让成员参与团体的技术 89
　　四、处理成员负面情绪的技术 89
　第二节　团体过渡阶段常用技术 90
　　一、处理防卫行为的技术 90
　　二、处理冲突的技术 90

三、应对特殊成员的技术 92
第三节　团体工作阶段常用技术 95
　　一、引导参与和介入技术 95
　　二、团体讨论的技术 96
　　三、角色扮演的技术 98
　　四、团体行为训练技术 100
第四节　团体结束阶段常用技术 103
　　一、结束的技术 103
　　二、团体结束阶段的活动选择
　　　　原则 104
　　本章小结 105
　　思考题 106

第六章　团体心理辅导评估 107

　第一节　团体心理辅导评估概述 107
　　一、评估的目的与作用 107
　　二、评估的类型 108
　　三、评估的执行者 111
　第二节　团体心理辅导评估的理论
　　　　　模式 114
　　一、陆弗的评估模式 114
　　二、戴伊的评估模式 115
　　三、卡尔卡的评估模式 116
　　四、斯塔夫莱比姆的评估模式 117
　　五、综合评估设计模式 117
　第三节　团体心理辅导评估方法 119
　　一、评估前的考虑 119
　　二、评估方法选择的原则 120
　　三、评估方式的选择 120
　　四、团体过程的记录方法 121
　　五、适用于团体的评估方法 123
　　六、评估应注意的事项 125
　　本章小结 125
　　思考题 126

第七章　团体心理辅导方案设计
　　　　与实施 127

　第一节　团体心理辅导方案设计 127
　　一、设计前需考虑的因素 127

二、设计原则 ……………… 128
三、团体心理辅导方案设计的
　　内容 …………………… 129
四、方案设计的一般步骤 …… 133
五、各阶段设计的重点 ……… 135
六、每次团体活动的设计内容 … 138
七、团体心理辅导方案设计应注意
　　的问题 ………………… 138
八、非结构式团体心理辅导方案
　　设计 …………………… 139
第二节　不同目的团体辅导方案设计
　　举例 …………………… 139

一、增强团体凝聚力方案设计 ……… 139
二、人际交往团体方案设计 ……… 147
三、时间管理团体方案设计 ……… 155
第三节　团体心理辅导方案实施 ……… 166
一、团体的形成 ……………… 166
二、团体的启动 ……………… 171
三、团体的运作 ……………… 173
四、团体活动的结束 ………… 174
本章小结 ……………………… 176
思考题 ………………………… 176

下 篇　团 体 实 务

实验一　团队全值契约 ………………179
一、活动主题 ………………… 179
二、团体活动目标 …………… 179
三、团体活动对象与规模 …… 179
四、团体活动时间 …………… 179
五、团体性质 ………………… 179
六、团体活动地点 …………… 179
七、领导者条件 ……………… 180
八、活动材料 ………………… 180
九、设计意图 ………………… 180
十、团体辅导方案 …………… 180

实验二　自我探索(一) ………………183
一、活动主题 ………………… 183
二、团体活动目标 …………… 183
三、团体活动对象与规模 …… 183
四、团体活动时间 …………… 183
五、团体性质 ………………… 183
六、团体活动地点 …………… 184
七、领导者条件 ……………… 184
八、活动材料 ………………… 184
九、设计意图 ………………… 184
十、团体辅导方案 …………… 184

实验三　自我探索(二) ………………188
一、活动主题 ………………… 188
二、团体活动目标 …………… 188
三、团体活动对象与规模 …… 188
四、团体活动时间 …………… 188
五、团体性质 ………………… 188
六、团体活动地点 …………… 189
七、领导者条件 ……………… 189
八、活动材料 ………………… 189
九、设计意图 ………………… 189
十、团体辅导方案 …………… 189

实验四　自我探索(三) ………………192
一、活动主题 ………………… 192
二、团体活动目标 …………… 192
三、团体活动对象与规模 …… 192
四、团体活动时间 …………… 192
五、团体性质 ………………… 192
六、团体活动地点 …………… 192
七、领导者条件 ……………… 193
八、活动材料 ………………… 193
九、设计意图 ………………… 193
十、团体辅导方案 …………… 193

实验五　团体凝聚力训练 196

　　一、活动主题 196

　　二、团体活动目标 196

　　三、团体活动对象与规模 196

　　四、团体活动时间 196

　　五、团体性质 197

　　六、团体活动地点 197

　　七、领导者条件 197

　　八、活动材料 197

　　九、设计意图 197

　　十、团体辅导方案 197

实验六　人际交往能力训练 202

　　一、活动主题 202

　　二、团体活动目标 202

　　三、团体活动对象与规模 202

　　四、团体活动时间 202

　　五、团体性质 203

　　六、团体活动地点 203

　　七、领导者条件 203

　　八、活动材料 203

　　九、设计意图 203

　　十、团体辅导方案 203

实验七　性格优势训练 208

　　一、活动主题 208

　　二、团体活动目标 208

　　三、团体活动对象与规模 208

　　四、团体活动时间 208

　　五、团体性质 209

　　六、团体活动地点 209

　　七、领导者条件 209

　　八、活动材料 209

　　九、设计意图 209

　　十、团体辅导方案 209

实验八　创造力训练 213

　　一、活动主题 213

　　二、团体活动目标 213

　　三、团体活动对象与规模 213

　　四、团体活动时间 213

　　五、团体性质 213

　　六、团体活动地点 213

　　七、领导者条件 214

　　八、活动材料 214

　　九、设计意图 214

　　十、团体辅导方案 214

实验九　家庭探索 217

　　一、活动主题 217

　　二、团体活动目标 217

　　三、团体活动对象与规模 217

　　四、团体活动时间 217

　　五、团体性质 217

　　六、团体活动地点 218

　　七、领导者条件 218

　　八、活动材料 218

　　九、设计意图 218

　　十、团体辅导方案 218

实验十　时间与压力探索 220

　　一、活动主题 220

　　二、团体活动目标 220

　　三、团体活动对象与规模 220

　　四、团体活动时间 220

　　五、团体性质 220

　　六、团体活动地点 221

　　七、领导者条件 221

　　八、活动材料 221

　　九、设计意图 221

　　十、团体辅导方案 221

实验十一　信任探索(一) 226

　　一、活动主题 226

　　二、团体活动目标 226

　　三、团体活动对象与规模 226

　　四、团体活动时间 226

　　五、团体性质 226

　　六、团体活动地点 227

七、领导者条件 227
八、活动材料 227
九、设计意图 227
十、团体辅导方案 227

实验十二　信任探索(二) 230

一、活动主题 230
二、团体活动目标 230
三、团体活动对象与规模 230
四、团体活动时间 230
五、团体性质 230
六、团体活动地点 231
七、领导者条件 231
八、活动材料 231
九、设计意图 231
十、团体辅导方案 231

实验十三　情绪探索 235

一、活动主题 235
二、团体活动目标 235
三、团体活动对象与规模 235
四、团体活动时间 235
五、团体性质 236
六、团体活动地点 236
七、领导者条件 236
八、活动材料 236
九、设计意图 236
十、团体辅导方案 236

实验十四　积极心理探索 240

一、活动主题 240
二、团体活动目标 240
三、团体活动对象与规模 240
四、团体活动时间 240
五、团体性质 241
六、团体活动地点 241
七、领导者条件 241
八、活动材料 241
九、设计意图 241
十、团体辅导方案 241

实验十五　感恩探索 244

一、活动主题 244
二、团体活动目标 244
三、团体活动对象与规模 244
四、团体活动时间 244
五、团体性质 245
六、团体活动地点 245
七、领导者条件 245
八、活动材料 245
九、设计意图 245
十、团体辅导方案 245

实验十六　价值观探索 248

一、活动主题 248
二、团体活动目标 248
三、团体活动对象与规模 248
四、团体活动时间 248
五、团体性质 248
六、团体活动地点 249
七、领导者条件 249
八、活动材料 249
九、设计意图 249
十、团体辅导方案 249

实验十七　职业生涯探索 253

一、活动主题 253
二、团体活动目标 253
三、团体活动对象与规模 253
四、团体活动时间 253
五、团体性质 253
六、团体活动地点 254
七、领导者条件 254
八、活动材料 254
九、设计意图 254
十、团体辅导方案 254

实验十八　大团圆 259

一、活动主题 259
二、团体活动目标 259

三、团体活动对象与规模 259

四、团体活动时间 259

五、团体性质 260

六、团体活动地点 260

七、领导者条件 260

八、活动材料 260

九、设计意图 260

十、团体辅导方案 260

参考文献 266

团体领导者手记 262

一、课程建设发展历程 262

二、课程目标 262

三、课程内容与资源建设 263

四、课程教学组织实施情况 263

五、课程成绩评定方式 264

六、课程特色与创新 264

上 篇

理论基础

第一章 团体心理辅导概述

本章学习目标

➤ 掌握团体心理辅导的概念。
➤ 了解团体心理辅导的目标。
➤ 了解团体心理辅导的功能。
➤ 了解团体心理辅导的类型。
➤ 了解团体心理辅导的未来发展趋势。

重点与难点

➤ 团体心理辅导的目标。
➤ 团体心理辅导的类型。

第一节 团体心理辅导的基本概念

一、团体和团体心理辅导的概念

从团体动力的观点来看，团体是由两个以上成员组成的，成员彼此之间产生交互作用，而且有统一的目标。构成团体的主要条件有 4 个，即有两人以上规模、彼此有相互的影响、有一致性的共识、有共同目标。

一般来说，团体心理辅导是指受过专门训练的团体领导者运用专业的心理学理论、技巧和方法，协助团体成员获得有关信息，使来访者改变其认识、情感和态度，从而解决其在生活、学习、工作等方面出现的问题，进而促进来访者人格的发展和社会适应能力的改善。

一般的团体心理辅导活动多由一位或两位心理辅导教师(称为团体领导者)主持，多个当事人(称为团体成员)参加。团体的规模因辅导目标和对象的不同而不等，少则 3～5 人，多则十几人，甚至几十人。

团体心理辅导活动往往通过几次或十几次团体聚会、活动，使团体成员互相交往、共同讨论大家关心的问题、彼此启发、相互鼓励，从而使成员不仅了解自己的心理和行为，也了解他人的心理，达到改善人际关系、增加社会适应性、促进人格成长的目的。

二、团体心理辅导与个别辅导的关系

一般而言，心理辅导的形式可分为个别辅导和团体心理辅导。团体心理辅导是通过团体来指导个人，通过团体活动协助参加者发展个人潜能，学习解决问题及克服情绪、行为上的困难。运用团体心理辅导时，心理辅导教师应当根据当事人问题的相似性，组成小组，通过共同商讨、训练、引导，解决成员共同的发展困扰或共有的心理问题。

(一)团体心理辅导与个别辅导的相似点

团体心理辅导与个别辅导的相似点主要有以下 5 点。

1. 对象相似

团体心理辅导与个别辅导的工作对象都是以正常人为主，他们在生活中遇到了一些发展的困难，需要通过一些专业方式帮助他们解决人生中的问题。

2. 目标相似

团体心理辅导与个别辅导都是为了帮助来访者了解自我、增强自信、接纳自我、促进自我发展、达到自我实现的目的。

3. 伦理准则相同

团体心理辅导与个别辅导都强调在辅导过程中遵守伦理道德和专业守则、尊重来访者的权利和利益、遵守保密原则。

4. 原则相似

团体心理辅导与个别辅导都强调领导者和咨询师需要为团体成员及来访者营造接纳、自由、宽容的气氛，从而消除来访者的紧张情绪和顾虑，促使其自由表达自己的感情和经验，培养其自我发现的能力，学会自我选择和自我决定。

5. 技术相似

团体心理辅导与个别辅导都需要心理辅导教师熟练掌握接纳、同感、澄清、反馈、对质等技术，从而使来访者能够更加深入地观察自己和他人，增强其了解自己和他人的能力。

(二)团体心理辅导与个别辅导的区别

团体心理辅导与个别辅导最大的不同在于当事人对自己的问题的认识、解决是在团体中通过成员间的交流、相互作用、相互影响来实现的。实践证明，团体心理辅导既是一种有效的心理治疗，又是一种有效的教育活动。团体心理辅导与个别辅导的区别体现在以下 5 个方面。

1. 助人氛围不同

在团体心理辅导中可以形成"我助人人，人人助我"的心理氛围，团体成员不仅可以得到他人的接纳、援助，并且他对别人也能够给予援助，这种合作的、参与的关系既有利于成员之间增进亲近感，促进互相教育，也能增强成员的自我价值感和成就感。

而在个别辅导中，来访者主要是被帮助的对象，不容易体现出他对别人的帮助作用。

2. 互动程度不同

团体心理辅导能为团体成员提供更多的交往机会，能满足成员社会性的心理需要，成员之间的人际互动是丰富的。但是团体心理辅导中的领导者与团体成员、成员与成员之间互动的深度没有个别辅导那么深。

个别辅导是一对一的人际沟通，心理互动深度有余却广度不足。

3. 问题类型不同

团体心理辅导对人际关系方面的心理问题调适更有优势。个别辅导更适合心理困扰较大的个人。

4. 辅导技术不同

在团体心理辅导中，人际互动丰富而多变，领导者面临的问题比个别辅导中的要复杂得多，这就要求领导者不仅要有较好个别辅导的基本技术，还要有团体心理辅导特有的技术。

5. 工作场所不同

团体心理辅导需要很大的空间，根据团体类型还有一些特别的设施和布置。

个别辅导需要的空间则在 $10\mathrm{m}^2$ 左右，有两个舒适的椅子或沙发、一个小茶几，房间布置得安静舒服即可。

三、团体心理治疗的内涵

(一)团体心理治疗的概念

团体心理治疗是以一系列心理治疗理论模式为基础，对团体成员的心理障碍进行矫治、治疗和人格重建的活动。团体治疗工作者通常是临床心理学家、精神病学家或临床社会工作者。

团体心理治疗的对象一般是有心理疾病的患者。他们可能是严重情绪障碍者、神经症患者 或是处于精神异常状态者，有些人可能表现出社会性偏差行为，他们需要的是矫治，而不是发展性和预防性的帮助。

团体心理治疗的主要技巧是让患者再度体验过去痛苦的情境或创伤性事件，帮助他们领悟并了解过去的抉择对其现在功能的干扰，使他们能够形成正确的情绪体验，重建外在的支持系统及学习适应行为，重新获得洞察事物的能力来面对现实。

(二)团体心理治疗的特征

(1) 团体各个成员的目的要比整个团体的目的更加重要。

(2) 讨论通常偏重情绪或感情的色彩，所讨论或感受的问题乃是个人的问题。

(3) 特别强调讨论的过程，然后才是讨论的内容。

(4) 团体只是手段，所注重的是个人。

(5) 营造自由、宽容的气氛，因此可以减少焦虑。团体内的各个成员可以自由表达任何感情。

    (6) 团体成员更能互相支持。

    (7) 团体成员更能接纳自己、了解自己，因此可以导致变化。

    (8) 团体治疗较倾向于"当事人中心"。

    (9) 团体治疗具有非形式的或非组织的类型。

    (10) 团体治疗的规模比较小，团体人数较少。

    团体心理辅导与团体心理治疗本质上没有重大区别，操作中也有许多相似之处，所以不必加以严格的区分，可以把它们视为一个连续体。

    从罗杰斯开始，已将"心理辅导"与"心理治疗"两个名词交替运用。现在人们将心理辅导与心理治疗看作是一个连续体，心理辅导关注的是正常的人，而心理治疗关注的是那些不正常和情绪受到严重困扰的人。

第二节　团体心理辅导的特点与功能

    团体心理辅导的特点是相对于个别辅导而言的。团体心理辅导的优越性主要体现在帮助人们改变对自己、对他人的观念和解决他们自己在情感、行为等方面存在的问题。

一、团体心理辅导的特点

(一)团体心理辅导效率高

    团体心理辅导的经济效能主要体现在利用集思广益的研讨方法，探求问题发生后的处理方式等方面，做到防患于未然，避免问题的发生，这是解决问题最经济的方法。开展团体心理辅导可以暂时缓解专业人员不足的矛盾，也能有效地满足社会的需求。

    个别辅导是心理辅导教师对来访者一对一进行帮助指导，每次辅导面谈需要花费五六十分钟。

(二)团体心理辅导效果持续性强

    团体心理辅导设定了一个类似真实的社会生活情境，为参加者提供了社交的机会。成员在团体中的言行往往是他们日常生活行为的复制品。在充满信任的良好的团体气氛中，通过示范、模仿、训练等方法，参加者可以尝试与他人建立良好的人际关系。如果他们的行为在团体中能有所改变，这种改变会延伸到团体之外的现实生活中。也就是说，实践的结果容易迁移到日常生活中去。

    团体心理辅导的基本原理是它提供了一种生活经验，参加者能将团体经验应用于日常同他人的互动中。通过团体历程，成员们经历了难以突破的瓶颈，也重现了先前做决定时的背景，因而学会做适当的新决定。团体历程可以帮助成员发现自己是如何扮演牺牲者的角色，并使成员在团体内和每天生活中开始表现与过去不同的行为，从而逐渐能控制自己的生活。

(三)团体心理辅导的影响力大

在团体情境下，成员可以同时学习和模仿其他成员好的行为模式，从多个角度洞察和认识自己的问题或烦恼。在团体心理辅导过程中，成员之间可以互相支持、集思广益、共同探寻解决问题的办法，既减少了对领导者的依赖，也增强了每个成员解决问题的能力和信心。尤其是当团体发展出建设性的动力时，每个成员都可以成为别人的成长资源，这样就会形成强大的积极动力推动团体发展，从而促进个人更加开放，获得更多的突破和更多新的经验。

需要注意的是，团体的动力也有负向的，一旦团体出现破坏和消极的行为，如果领导者不能及时调整和干涉，就会对团体成员造成很大的伤害。

(四)团体心理辅导适应范围广

团体心理辅导对于人际关系适应不良的人有特别的作用。一般的青少年缺乏社会化的经验，在学校或社会上常发生人际关系方面的冲突或躲避与人接触，而这些人可以受惠于团体心理辅导。那些长年与同学、同事不能相处的人，也可经由团体心理辅导来提高人际关系的适应能力。有些人因为缺乏客观的自我评价、缺乏对他人的信任，过分依赖或过分武断，难以与他人建立和保持良好的、协调的人际关系，这种问题也可以通过团体心理辅导矫治。

二、团体心理辅导的功能

(一)团体心理辅导的预防功能

团体心理辅导是预防问题发生的最佳策略。团体心理辅导提供了更多的机会，让成员之间彼此交换意见、互诉心声，讨论以后可能遇到的难题及其可行的解决办法，增强对问题处理能力的培养，以预防问题的发生或减少心理问题发生的概率。团体心理辅导中，领导者能发现那些需要进一步接受个别辅导的人，及时安排个别辅导工作，预防问题严重化。同时，所有成员对心理辅导也有正确的认识，以积极的态度在心理上有所准备，他们一旦需要帮助，可以主动求助专业机构，将心理辅导作为帮助个人成长的一条有效途径，这些均可起到预防心理问题发生与加重的作用，能防患于未然。

(二)团体心理辅导的发展功能

辅导心理学强调发展的模式，即要帮助辅导对象得到充分发展，清除其正常成长过程中的障碍。团体心理辅导活动不但能纠正成员不成熟的偏差态度与行为，而且能促进其良好的发展与心理成熟，培养其健全的人格，协调其人际关系。

团体心理辅导能启发和引导正常学生，满足他们的基本需要、社会需要与自我需要，促进他们自我了解，改善人际关系，学到建立充满信任的人际关系所需要掌握的技巧和方法，养成积极面对问题的态度，对生活和未来充满希望，能够规划自己的人生。所以说，团体心理辅导的积极目的在于发展的功能。

(三)团体心理辅导的教育功能

辅导学家本耐特(M. E. Bennett)曾提出成员在团体心理辅导中学习的 10 项内容,并强调了成员主动学习、自我评估和自我改进的重要性。可见,团体心理辅导有助于团体成员的自我教育。

参加团体心理辅导的人常常有共同的人生问题,例如学习压力问题、适应问题、家庭沟通问题、中年困惑问题等。在团体中,领导者的任务是教那些在应付日常生活中的压力和任务方面需要帮助的正常人模仿某些策略或产生新的行为,从而能够最大限度地发挥其已经具有的能力,或者形成更为适当的应变能力。同时,成员可以在团体中分享经验、相互学习,以获得正确的观念与适当的态度。

团体心理辅导的过程经常被认为是一个通过成员相互作用,促使他们增进自我了解、自我抉择、自我发展,进而自我实现的学习过程。

(四)团体心理辅导的治疗功能

许多心理治疗专家强调人类行为的社会相互作用。在团体方式下,由于团体情境比较接近日常生活与现实状况,以此处理情绪困扰与心理偏差问题,就容易收到良好的效果。目前在学校心理辅导中,广泛应用不同类型的团体心理辅导技术,虽然在学校心理疾病的患者人数很少,但情绪不稳、适应不良、有心理困扰的学生却为数不少。这些有心理困扰的学生,经过团体心理辅导,不仅使问题不再恶化,而且使心理问题得以减轻,即团体心理辅导既起预防作用,也起治疗作用,既矫治了偏差的心理和行为,也培养了新的能力。

三、团体心理辅导的局限性

团体心理辅导的局限性主要集中体现在以下几方面。

(一)团体情境中存在不适合团体的个人特质

团体心理辅导虽然其适应性非常强,但它绝对不是万能的,不可能适用于每个人。在某些情况下它的助人功能会受到限制,甚至会给不适合团体心理辅导的人造成很严重的伤害,所以,要意识到团体心理辅导的局限性,不能夸大团体的功能和作用。

(二)团体情境中难以照顾周全成员的个体差异

不同的成员因个性不同、问题差异,团体领导者在团体中就难以顾全每个成员。团体领导者要照顾每个成员,但在团体中成员所用的时间和解决的问题有很大不同,如果团体心理辅导将时间和注意力平均分配到每个成员身上,就会减少一些成员的参与和关注,甚至会忽视个别成员的需要。

(三)团体心理辅导对领导者要求高

团体心理辅导对领导者在人格特质、专业训练、技术方法、临床经验和伦理道德等方面要求很高。一个团体领导者应具备丰富的个别辅导知识,接受过严格的辅导技术的专业培训,不断接受专业督导和学习新的技术,并要有参加多个团体心理辅导的经验。

第三节　团体心理辅导的目标与类型

一、团体心理辅导的目标

团体心理辅导作为一种有计划的辅导活动，为了取得预期的效果，必须有明确的目标，同时也必须遵循一定的原则。领导者必须清楚地了解团体目标，并以此来引导成员，这也是团体心理辅导的基础。

(一)团体心理辅导的目标的功能

对团体领导者来说，团体心理辅导的目标可以作为引导成员的根据。这种目标可为团体和成员指明发展方向，可以帮助成员将注意力集中于某一方面。团体心理辅导的目标也具有评估的功能，领导者必须提供一把量尺，用以评估团体心理辅导的效果。由此可见，任何一次团体心理辅导活动都必须具有清晰而明确的目标。

(二)团体心理辅导的目标的层次

团体心理辅导的目标可以分为一般目标、特殊目标和过程目标。一般目标是指通过各种团体活动的方式，促使参加者获得成长发展的机会，加强他们的兴趣与经验，培养他们对社会的习惯态度与责任，更好地适应社会。特殊目标是指每一次团体心理辅导活动针对成员的类型所要实现的专门目标。过程目标是指整个团体心理辅导的特殊目标是通过几个分目标达成的，不同阶段目标有别。

1. 团体心理辅导的一般目标

团体心理辅导的一般目标是指无论为哪种特殊目标而组织实施的团体心理辅导活动，在团体活动过程中都会包含的目标。具体可概括为以下几项。

(1) 通过自我探索的过程帮助成员认识自己、了解自己、接纳自己，增强自觉，使他们能够对自我有更合理的看法。

(2) 通过与其他成员沟通交流，学习社交技巧和发展人际关系的能力，学会信任他人。

(3) 帮助成员培养责任感，关心他人，进而敏锐地觉察他人的感受和需要，更善于理解他人，更有效地和人交往，而且懂得与人分享的价值和重要性。

(4) 培养成员的归属感与被接纳感，使其更有安全感，更有信心面对生活中的挑战。

(5) 增强成员独立自主、自己解决问题和抉择的能力，探索和发现一些可行且有效的途径来处理生活中一般的发展性问题，解决冲突矛盾。

(6) 帮助成员确认个人的价值观，协助他们在自我评估的基础上做出修正与改进。

(7) 帮助成员增强自我方向感，培养他们独立自主、自己解决问题和选择问题的能力，同时协助他们把这些能力应用到自己的日常生活和工作领域中。

2. 团体心理辅导的特殊目标

团体心理辅导的特殊目标是指不同的团体心理辅导活动要实现的独特目标，比如自信心训练小组的独特目标是增强自信心；人际关系训练团体的独特目标是改善人际关系、掌握交往技能；戒毒团体的独特目标是帮助成员从吸毒的泥坑中挣脱出来。

3. 团体心理辅导的过程目标

团体心理辅导是一个发展的过程，需要经历若干发展阶段，每个阶段都有不同的目标。团体创始期的目标是协助成员互相认识，了解团体的目标和结构，觉察自我的感觉和行为，建立团体的契约以保证团体顺利建立。团体过渡期的目标是协助成员分享感受和经验，经由团体练习促进成员之间的信任，并觉察自己与他人的感受和行为。团体工作期的目标是协助成员检视自我困扰、焦虑的状况，觉察有效的社会行为，学习问题解决的方法，激发自我不断地改变与成长。团体结束期的目标是协助成员总结已有的积极改变成果，巩固习得的适应行为，并制订今后的成长计划，将团体中所学知识应用于实际生活。

二、团体心理辅导的原则

为了发挥团体心理辅导的作用，完成团体心理辅导的目标，获得理想的效果，团体心理辅导中应遵循下述各项基本原则。

(一)保密原则

在团体心理辅导过程中，团体成员出于对团体领导者和其他成员的高度信任，或者被团体真诚、温暖、理解的气氛所感染，而把自己多年不被人知道的隐私暴露出来。这从成长及治疗的角度来讲是非常有意义的，但是如领导者或其他成员有意无意地议论个人的隐私，不仅会给暴露隐私者带来极大的伤害，也会妨碍其他成员的自我探索，甚至严重损害团体心理辅导的形象和声誉，使成员对团体有所保留和担忧。

尊重每一个团体成员的权利及隐私，是团体心理辅导中最基本的原则。领导者在团体活动开始时必须向全体成员说明保密的重要性，并制定保密规定要求大家遵守，如"不在任何场合透露成员的个人隐私，如果需要研究或发表，必须征得当事人本人同意，并隐去真实姓名，确保当事人的利益不受损害"。

但保密不是绝对的，在当事人或其他人确实处在危险边缘时，应采取合理措施，通知有关人员或组织，并向有关专业辅导人员请教。这种做法从根本上讲，仍是为了保护当事人的利益。

(二)民主原则

团体的各种规则是根据成员的需要来制定的，而不是领导者来左右的。领导者更多的时候是扮演跟随者的角色，起到"催化"成员自由表达的作用，激发成员的能力和主见，使每个成员都承担起发展团体的责任。

在团体中每个成员都可以参与团体活动，都有权决定活动方式，领导者要鼓励成员发表自己的见解，并做与人平等沟通的楷模。虽然团体领导者在团体中是起引导的作用，但实际上在团体中他也是一个成员，应尊重每一位成员，努力营造安全的心理氛围，促使团体保持自由开放的气氛，增强团体的凝聚力。

(三)专业原则

团体心理辅导和一般的团体活动有很大的区别。团体心理辅导不是普通的聚会，它是由专业人员组织的有组织、有计划的活动，从团体准备、招募成员，到制定规则、开展各种活动，团体的过程发展以及结果评估等都有极强的专业性，领导者应通过丰富的临床经验和较强的技术来引导团体的发展。有些领导者因专业性较弱，容易将团体心理辅导变相为一般的团体活动。团体成员虽然在活动中感到愉悦和轻松，但不能促进成员进行有深度的自我探索，即只是起到娱乐的作用，而没有获得治疗的功能。

(四)引导原则

辅导的根本任务是助人与自助，因此在团体心理辅导过程中，应本着鼓励、启发、引导的原则，尊重每个人的个性，鼓励个人发表意见，重视团体内的交流与各种反应，适时地提出问题，激发成员思考，培养成员分析问题与解决问题的能力。

(五)发展原则

在团体心理辅导过程中，领导者要从发展变化的角度看待团体成员的问题，用发展变化的眼光看待团体心理辅导的过程。不仅要在问题的分析和本质的把握上善用发展的眼光做动态考查，而且在对问题的解决和辅导结果的预测上也应具有发展的观点。

(六)共同原则

有效能的团体心理辅导活动是根据成员共有的问题而组织的，如人际沟通问题、情绪管理问题、领导技能问题、压力处理问题等。因此，在团体心理辅导过程中，要注意成员共同的志趣和共同的问题。当某个成员谈论的是大多数成员不感兴趣的话题时，领导者要及时调整团体活动的节奏，以免其他成员感觉枯燥无味。领导者要使成员彼此关注，促进他们之间的互动，增强共鸣，达成成员共同的利益和共同的目的。例如，人际关系团体心理辅导活动的参加者都有学习与他人相处技术的共同愿望。

(七)综合原则

团体心理辅导的理论、方法、技术种类繁多，只局限于某种理论和方法往往难以使团体心理辅导获得满意的效果。因此，领导者应该了解各种理论和方法，根据团体心理辅导的任务和性质，综合选取有效的技术，以达成团体心理辅导的目标。

三、团体心理辅导的类型

(一)根据团体心理辅导所依据的理论和方法分类

依据不同的心理辅导理论与方法，团体心理辅导可以分为如下类型团体。

1. 心理分析团体

心理分析团体是将精神分析的理论、原则和方法应用于团体成员的一种治疗形式。治疗的过程是提供机会以协助成员重新反思其早期家庭关系，讨论和解释过去的经历，发现与过去事件有关联而对目前行为有影响的压抑感受，对于错误心理发展的根源产生顿悟，尝试处理成员在潜意识层面所产生的自卫和抗拒，以期可以化解成员由童年经验导致的适应失效的生活模式，并激励他们根据新产生的领悟做出各种新的选择。其目的在于揭示团体中每个成员的核心冲突，使之上升到意识层面，以此促进成员的自我了解，认识并领悟自己被压抑了的种种冲动和愿望，最终消除症状，较好地适应和处理各种生活情境与挑战。

在心理分析团体心理辅导与治疗中采用的主要技术包括启发并鼓励成员进行自由联想，对成员的梦与幻想进行解析、分析阻抗、揭示移情与反移情、解释等。

2. 行为主义团体

按照行为主义的观点，个体的不适应行为或各种神经症都是个体在其生活环境中学习获得的错误行为，它也可以通过重新学习而被改变或使之消退。在团体行为辅导与治疗中，团体是训练和学习的场所。团体应为成员提供更多的机会以提示和激励成员改变不适应行为，学习新行为。团体成员实施新行为而得到的强化不仅来自领导者，也来自成员之间的相互作用，这种社会环境的强化作用比个别行为治疗更有效。

行为主义团体心理辅导与治疗是指把行为疗法用于团体心理辅导与治疗，它具有 4 个特征，即用具体的行为主义的术语来阐述问题，并确定治疗目标；所有的方法与技术针对成员的外部行为或症状本身；对不良行为和新行为进行客观的测量与评定；采用学习原则促进团体成员的行为变化。

行为主义团体心理辅导与治疗的常用技术与方法包括集体系统脱敏、集体放松训练、示范疗法、角色扮演、社交技能训练等。

3. 当事人中心团体

当事人中心理论是由卡尔·罗杰斯创立的。罗杰斯强调人的价值和尊严，其人性观是绝对积极和乐观的。他相信人是理性的，能够自立，有能力为自己负责。人有正面的人生取向和自我实现的成长动力。他坚信人是建设性的、社会性的、值得信任的、能够合作的。所以，领导者只要在团体中发挥帮助和催化的作用，充分相信成员的能力和价值，成员就能够寻找到自己的方向和新的行为。领导者的主要功能是为团体营造出一种滋养性的和有治疗功能的氛围。罗杰斯重视的是领导者的个人素质和修养，并不看重领导者的技能。

当事人中心团体核心的条件是真诚、无条件的接纳和温暖、感同身受的同感，主要的技术有主动和敏锐的倾听、反应、澄清、摘要、个人分享、支持等。

4. 完形学派团体

"完形"是指对任何一个人、一件事情或物品都要整体地看。如果只研究一部分，就不可能明白事物的全部和真相。他认为人类最大的问题是将自己分裂得支离破碎，结果就会出现许多矛盾、冲突和痛苦。因此，完形学派团体的主要目标是帮助成员重新成为一个完整的个体。在团体中，领导者必须协助成员从"环境的支持者"转移为"自我的支持者"，不再依赖他人，帮助成员发现和肯定自己的潜质，在生活中可以采取主动，迈向成熟。

完形学派团体强调此时此地、觉察和责任，为解决问题和回避神经症层次的防卫模式，其主要技术有非语言表达、承担责仼的技术、对话实验、轮流交谈、想象法、预演、翻转、夸张活动等。

5. 交互分析团体

交互分析理论的创始人是伯恩。交互分析的基本假设是人类基于过去做出现时的决定，强调倾听分析的能力，旨在增强当事人的觉察能力，使人能够做出新的选择(重新决定)，并因此改变自己的生活进程。在团体中，领导者必须提供一种互动和契约的方法，协助成员去除自我和他人互动中所使用的不当脚本和游戏，对成员早期的决定做检视与挑战，并学习从功能上认识 3 种自我状态(儿童自我、成人自我和父母自我)，清楚自己的人生游戏，学习界定出个人的人生剧本，最终认识到自己可以做出新决定，以一种新的生活方式取代以前不好的生活方式。

交互分析团体的主要技术有设定契约、结构分析、沟通分析、游戏分析和生活脚本分析等。

6. 理性情绪团体

心理学家艾利斯是理性情绪理论的创始人。理性情绪团体心理辅导是指在团体情境下将认知疗法与行为疗法相结合，帮助团体成员产生认知、情感、态度、行为等方面的改变。理性情绪学派认为个体的心理障碍和行为问题产生于错误的思维方式以及对现实的错误感知。因此，只有帮助个体学会辨识并且改善这些不合理的信念、价值观、感知、归因等认知方式及其过程，才有可能有效地改变不适应的行为。

艾利斯在 20 世纪 50 年代创立的合理情绪疗法(简称 RET 法)应用最为广泛，在 20 世纪 80 年代他将这种方法与技术概括为 3 部分，即 RET 认知团体治疗技术、RET 情感团体治疗技术、RET 行为团体治疗技术。具体技术包括与不合理信念辩论、重新构想技术、认知家庭作业、合理情绪想象、角色扮演、脱敏技术、技能训练等。

7. 现实治疗团体

现实治疗理论的创始人是心理学家格拉塞。他发现人经常根据自己的需要而创造出个人独特的内心世界，以致真实世界似乎都不存在，而人们就生活在自己所营造出的世界中。因此，在现实治疗团体中，领导者要帮助成员对自己的行为负责，学习更有效地面对现实世界。协助成员澄清和界定生活目标，清楚自己的阻碍，探索出实现目标的不同途径，制订计划并坚持完成。

现实治疗团体的技术主要有 4 种，即有技巧的询问、个人成长计划中的自助技巧、使用幽默、矛盾的技术。

8. 心理剧团体

心理剧是 20 世纪 20 年代初由莫雷诺首创的一种团体心理辅导和集体心理治疗的疗法。该疗法通过特殊的戏剧化形式，让参加者自发地扮演某种角色，以某种心理冲突情境下的自发表演为主。在表演过程中，主角的人格结构、人际关系、心理冲突和情绪问题逐渐呈现于舞台，达到精神宣泄，消除思想上的压力和自卑感，激发其主动性，使主角及其他参加者从中找到自己的现实生活，增强其适应环境和克服危机的能力。

心理剧的诞生在心理辅导与治疗的发展历史上是一个重要的转折点，标志着从对个体进行一对一的治疗转向在团体中治疗个体。可以说，它是团体心理辅导与治疗的重要开端。现在已成为各种团体心理辅导和治疗最常用的技术。同时，也被广泛运用于职业训练中。

心理剧团体的基本要素有导演、主角、配角、观众，主要技术有自我介绍、角色交换、替身技术、镜像技术、魔幻商店、未来投射和独白等。

(二)根据团体心理辅导的性质和功能分类

根据团体不同的性质和功能，团体心理辅导可以分为以下几种类型的团体。

1. 成长性团体心理辅导

成长性团体心理辅导是应用最为广泛的团体心理辅导形式，特别是在学校教育中更受到关注。成长性团体心理辅导的主要目的是通过团体成员的主动参与、表达自己，从而找到大家共同的兴趣与目标，重点是自我成长与自我完善。成长性团体心理辅导基于这样的认知：在人生成长过程中，每个人都会不断遇到困难，如能克服一些不可避免的困难，人便获得心智成长。因此，在这种类型的团体心理辅导中一切活动都将有助于个人的成长，特别是通过成员互动可以互相学习和互相借鉴，取长补短，实现新的成长。

团体心理辅导的成长功能体现在：第一，使个别成员已失去的社会功能与技巧得到补充和修正。第二，使成员能够掌握社会技巧以便自我解决问题。第三，团体可以帮助成员迈向自我完善、发挥潜能的境界。这些成长功能可以通过以下条件得以实现。

➤ 让成员有宣泄的机会，通过团体活动，使个别成员埋藏于心底内的感受，如恐惧、愤怒、罪恶感等，在其他人面前充分表达，以消除他们的感情障碍。

➤ 团体给成员以支持，通过团体对成员的接纳、爱护及支持，使他们对团体产生归属感，以便尽量表达自我，从而提高自尊。

➤ 使成员对自己有新的认识，成员通过团体活动，观察到他人在相同情形下如何处理问题，了解到别人对自己的看法，从而可以对自己有更清晰、具体的认识。

改善适应，促进成长，当成员对自己、对他人有了更清楚的认识后，就可以找出更多方法来对事和对人，增强判断能力，适应社会生活。

成长性团体心理辅导应用范围广泛，尤其是在培养领袖人才、协助个人成长方面。同时，也适用于帮助那些缺乏自信或社会适应有问题的人。

2. 会心团体心理辅导

20世纪60年代中期，罗杰斯将当时存在于美国的许多性质相同的咨询团体统称为会心团体，包括人际关系小组、T-小组、敏感性训练小组、个人成长小组、人类潜能小组等。这些团体尽管名称各异，但本质上是相同的，都强调团体中的人际交往经验，都注重此时此地的情感问题。

团体心理辅导不是为了治疗，而是促进个人的成长，包括了解自我、增强自信、寻求有意义的人际关系等。会心就是指心与心的沟通和交流，这是会心团体心理辅导最根本的特点。因此，会心团体(又称交朋友小组)被视为发展性团体心理辅导。

会心团体正是在罗杰斯的推动下进入了一个新的发展阶段。罗杰斯这样评价道：会心团体也许是本世纪最重要的社会发明，对这一发展的需求远远超出了人们的预料。会心团体作为一种有实效且被广泛应用的团体心理辅导形式，具有4个主要作用。

第一，提供自我探究的机会。在会心团体中，成员摆脱了日常生活中角色的束缚，提供了触及自己内心深处真实自我的条件和气氛，有助于自我探究，加深了对自我的认识。

第二，提供在变化激烈的时代里再学习的机会。现代社会中传统的价值观受到冲击，家庭、人际关系、教育、婚姻等领域正在发生革命，人们探索着在价值观多元化的条件下新的生活方式。会心团体活动可使参加者有机会接触各种人，了解各种生活方式，从而对自己进行再发现、再认识。

第三，提供与陌生人交往的机会。人生的一大乐趣是能遇到各种类型的人。虽然在日常生活中也有与陌生人打交道的机会，但是不像会心团体这样有组织地、集中地提供与陌生人交往的机会和条件，使成员可以学习与陌生人交往，尝试建立良好人际关系的可能性。

第四，起到心理治疗的作用。会心团体以促进心智健康人心理进一步发展为目的，而不是以矫治心理障碍为目的。但是存在心理适应问题的人通过会心团体活动，也能认识到自己问题之所在，从而找到解决问题的途径与方法，实际上起到了矫治的作用。不过，对那些有严重心理障碍者则不适宜。

会心团体心理辅导可以集中活动，也可以分散活动。如每周聚会 1～2 次，每次 2～2.5 小时，在指定地点、指定时间活动。集中组织一般是利用 3～5 天时间，成员共同生活、集中住宿。团体从开始到结束，一般均会经历困惑探索阶段、信任接受阶段、自我探求阶段、变化成长阶段等。

3. 训练性团体心理辅导

训练性团体心理辅导所着重的是人际关系技巧的培养，强调通过团体环境中的行为实验来帮助成员了解如何解决问题、如何做决定、怎样表达自己的意见等。与发展性团体心理辅导相比，训练性团体心理辅导不注重个人成长，而重视团体发展的过程(每个阶段中成员互动的方式)，引导成员观察、改进自己的行为。

训练性团体心理辅导主要功能在于为成员提供一个实验室，着重帮助成员去学习新的行为，改变不适应的行为，并通过练习使新的行为得到巩固。

训练性团体心理辅导是在一个平和的环境中，帮助成员认识自己特有的行为，并亲身体验自身的行为能否实现自己预期的目标。例如一个希望得到别人同情的人，可以在训练性团体中表现出某一种行为，看看是否能获得别人的同情。同时，他也可以表现出相反的另一种行为，而从其他成员的反馈中，得知此种行为在他们心中的反应，从而找到适当的行为方式。严格地讲，团体成员在学习中不是以改变自己的行为为目的，而是了解“改变”能否使个人在团体及人际关系中生活得更加充实、更加满足。

由此可见，训练性团体心理辅导就是通过团体成员相互作用的体验，学习对自己、对他人、对团体的理解和洞察，并掌握如何处理这些人际关系的技能。它有 3 个特性：第一，强调此时此地，不涉及成员过去的行为。第二，强调过程，不强调内容。第三，强调真实的人际关系，尊重他人，有利于他人的成长。训练性团体一般人数不多，由 10～15 人组成。

4. 治疗性团体心理辅导

治疗性团体心理辅导是指通过团体特有的治疗方式，如团体中所提供的支持、关心、感情宣泄等，改变成员的人格结构，使他们获得康复的功能。治疗性团体心理辅导一般持续的时间较长，所处理的问题也较严重，往往针对某种异常行为，如焦虑、抑郁、性问题等，团体心理辅导的重点放在过去的经验影响以及潜意识的因素，同时或多或少必须改变个人的人格结构。因此，治疗性团体心理辅导对领导者的要求要比成长性团体心理辅导更严格。

需要说明的是，参加治疗性团体心理辅导的成员并不一定比成长性团体心理辅导和训练性团体心理辅导的成员更有问题。许多心智健康的人也可以参加治疗性团体心理辅导，而且也会有所收获。因为治疗性团体心理辅导非常注重提供一种特殊的团体气氛，使不健康的人走向健康，使健康的人更加健康。

5. 自助性团体心理辅导

自助性团体心理辅导是给有共同特点的人建立一个支持系统，这个系统可以帮助人们消除心理紧张和压力，为他们提供改变自己生活的动力。自助性团体心理辅导可以满足人们的重大需要，而这些需要是专业性的工作者或其他教育、宗教、社区机构所不能满足的。例如体形保持团体、心脏病康复团体、上瘾行为匿名团体等。自助性团体心理辅导的领导大多数不是专业人员，领导者是自发的，不是被指定的。其对象大多存在共同问题，或是生活中面临类似的困惑。自助性团体心理辅导往往以单一主题作为它的核心问题，如吸毒成瘾、疾病康复。在团体中成员们共享他们的经验，相互学习。自助性团体心理辅导强调鼓励、劝告和支持，注重利用他们的自助性和团体内部的资源。

(三)根据团体心理辅导的结构化程度来分类

按照团体心理辅导的结构化程度，团体心理辅导可以分为结构式团体心理辅导、非结构式团体心理辅导及半结构式团体心理辅导。

1. 结构式团体心理辅导

结构式团体心理辅导是指事先做了充分的计划和准备，安排有固定程序的活动让成员来实施的团体心理辅导。在这类团体中，团体领导者的身份易辨认、角色明确，经常需要采用较多的引导技巧，促进团体内互动。这类团体的优点是团体早期就能促进团体成员的合作，缓解参加者的焦虑情绪，容易增强团体的凝聚力。一般比较适合青少年，如大、中学生团体。

2. 非结构式团体心理辅导

非结构式团体心理辅导是指不安排有程序的固定活动，领导者配合成员的需要，根据团体动力的发展状况及成员彼此的互动关系来决定团体的目标、过程及运作程序。领导者的主要任务是催化、支持，多以非指导方式来进行。非结构式团体心理辅导也会适当运用团体活动和练习。一般适合年龄较长、心智成熟、表达能力较强的人。

3. 半结构式团体心理辅导

半结构式团体心理辅导是介于结构式团体心理辅导与非结构式团体心理辅导之间的一种团体心理辅导形式，一般有设计好的初步的团体方案和进程，但又不拘泥于已有的程序，在团体活动过程中给成员以一定的自由度。

(四)根据团体开放的程度和成员的构成来分类

按照团体开放的程度，团体心理辅导可以划分为开放式团体与封闭式团体；按照团体成员的构成，可以分为同质性团体与异质性团体。

1. 开放式团体

开放式团体是指成员不固定、不断更迭，新成员有兴趣可以随时加入的团体。开放式团体最大的特点是成员可以弹性地参与或不参与团体活动，成员被选择和进入团体的标准非常宽松，成员希望以不定期的方式来参加团体。

开放式团体的好处是可以有持续的成员流动，新成员的加入会使团体气氛产生大的变化，如果一个成员离开团体，会有新成员填补空缺，保障了团体成员的完整性。让成员自由地加入团体也是比较经济的做法。像医院这种团体就是开放式团体，病人不断地出院或入院，团体的成员也在不断地变化。而且开放式团体允许成员自己决定去留的时间，这对于那些需要紧急和暂时性帮助的成员特别有价值。例如正经历危机的人，没有多余时间等到新团体组成，他可以立即加入一个开放式团体接受帮助。

2. 封闭式团体

封闭式团体是指一个团体，从第一次聚会到最后一次活动，其成员保持不变，一起进入团体，一起结束。封闭式团体对成员有一些限制，成员之间会有较多的凝聚力，并且因为成员已经相处一段时间，彼此认识，相互之间有较高的和谐性和认同感，团体心理辅导有很大的效能。因为团体心理辅导必须经历一段相当长的过程，新成员的加入不但会影响团体的连续性，而且会阻碍团体的凝聚力，进入的新成员将强迫团体放弃已有的基础。另外，新成员没有团体经验，他会将团体的工作带离"此时此地"，阻碍团体成长，影响团体进展。所以，封闭式团体是团体辅导常用的方式。

但是，封闭式团体也有一些缺点，如果成员流失而没有其他成员替代，团体可能因此无法保持完整。另外，并不是每个成员都适合参加高亲密的团体，亲密可能会有威胁，有些成员会拒绝或暗中抗拒亲密。

3. 同质性团体

同质性团体是指团体成员本身的条件、背景或问题具有相似性。例如，大学生团体心理辅导参加者都是年龄相近、文化程度相同、生活环境类似、社会地位一致的大学生，本身的背景、年龄、知识、经验相似，又因同样的发展课题或同样的苦恼而来参加团体心理辅导。判断团体同质性的特性主要关系到性别、年龄、婚姻状况、智力程度、教育背景、社会地位、经济水平、问题类型等。

同质性团体的好处在于团体成员因背景、条件相似而有更多的共同语言、共同体验，使他们彼此容易认同，相互之间易沟通，能互相关心，不会感到孤独。成员可以从他人的经验中得到解决问题的启发，成员的共同点可以增进团体发展凝聚力。但同质性团体也有一些不足，如团体的相同性使他们不会像异质性团体那样提出挑战和质问，致使团体效能停留在表面层次。此外，同质性团体的变化也较少，谈论的主题对成员没有新鲜感。

4. 异质性团体

异质性团体是指成员的条件或问题差异很大，年龄、经验、地位极不相同的人组成的团体。具有不同经验和适应模式不同的人参加一个团体，会增加团体的趣味性和促进团体发展，这些差异为成员提供了不同角度的观点，形成不同的意见组合。不同观点、意见和批评的刺激，可以挑战成员从不同角度检查他们的问题，对他们的问题更积极地做出努力。同时，异质性团体可使成员学习与不同人建立关系。具有较多不同人格特质的团体，治疗转变较快，也有较多的支持与同情者。

但是，异质性团体也有明显的缺点。异质性团体的成员常因志不同、道不合、话不投机而难以沟通交流，难以建立相互信任关系，成员需要较长的时间才能表露他的问题进而在彼此间建立信任关系；在团体开始阶段，成员有较多的防卫和抗拒心理，部分成员可能因早期的挫折而离开团体，团体成员之间也容易出现次团体而妨碍团体发展。

团体领导者必须在相同和相异之间找到一个平衡点，团体应该有足够的差异以引起成员的兴趣；团体也应有足够的相同点让成员感到舒服，并有所认同。

(五)根据团体成员年龄和发展阶段来分类

根据团体成员年龄大小，以及其身心发展的阶段，可以将团体心理辅导划分为儿童团体心理辅导、青少年团体心理辅导、大学生团体心理辅导、成年人团体心理辅导和老人团体心理辅导。

1. 儿童团体心理辅导

在学校中对于经常表现不良行为的儿童，例如过于好斗、不能和同伴友好相处、爱攻击别人、缺乏基本的行为规则、被人歧视等儿童，对这类儿童举行团体心理辅导会起到预防性和治疗性的作用。这类小团体可以为儿童提供机会表达他们对自己问题的感受，活动组织者能从中鉴别有严重情绪问题和行为问题的儿童，对适应不好的儿童越早提供心理专业的帮助，越能培养和帮助他们应对以后日常生活中可能遇到的发展性心理问题。

2. 青少年团体心理辅导

青少年时期是人生一个孤独探索的时期，许多青少年在这个时期都会体验到没人帮助和无人理解的痛苦。青少年会面临依赖与独立的矛盾、接受与拒绝的冲突以及认同危机、寻找安全感、同伴压力等重大的课题。许多青少年在各种压力之下产生了较严重的精神负担。团体心理辅导很适合青少年，因为团体心理辅导可以提供一个情境，帮助他们了解经验冲突的情感、探索自我，由此认识到他们与同伴们共同存在的问题。在团体中，青少年能学习如何与同伴沟通，从团体领导者提供的榜样中获益，安全检查自身的限制，为他们的独特价值提供了一个成长的机会。由于在团体中有彼此沟通的机会，团体成员能表达自己所关心的内容，协助其他成员自我了解和自我接受。

3. 大学生团体心理辅导

许多大学重视知识教育，忽视了大学生的情绪和社会方面的发展，而团体心理辅导正是满足大学生发展需要的工具。大学生团体心理辅导在于为他们提供一个成长的机会，处理他们所关心的问题，诸如专业兴趣、生涯发展、男女关系、认同问题、人际冲突与疏离感等。现在一些大学提供多样化的结构式的团体心理辅导以满足学生各方面的需要，如培训自信心的团体、建立和谐关系的团体、培养领导能力的团体、发展情绪管理的团体、选择职业团体等。

4. 成年人团体心理辅导

成年人常常指 20~50 岁的人。这个阶段，人的性格发展趋向稳定、成熟，体力与耐力较强，是人生精力最旺盛、创造力最活跃、成就动机最强烈的时期。他们乐于接受挑战，努力建立及巩固个人的事业、选择配偶、建立家庭和养育子女；但同时也面临许多生活和工作的压力，如工作压力、经济压力、家庭维系压力、子女教育压力、成就期望压力、专业与地位压力等。为成年人组织的团体心理辅导是针对成年人的需求和面临的问题专门设计的。例如，增进夫妻关系的"夫妻恩爱营"、处理工作压力的"减压团体"、成为有效能父母的"亲子沟通快乐成长工作坊"、协助成年人进行职业发展规划的"生涯探索与决策团体"、面对工作与家庭冲突和矛盾解决的"家庭事业平衡团体"、处理婚姻危机的治疗团体"离婚妇女自强训练"等。

5. 老人团体心理辅导

团体心理辅导对年长的人也很有价值。随着年龄的增长，老人在许多方面体验到孤独，许多老人对未来生活看不到任何希望，自我价值感越来越低，经常感到自己不被重视、不被理解、对社会和他人没有用处，这可能使他们退缩到无意义的生活中。团体心理辅导能帮助老人完成自己的发展任务，使他们维持自己的整体性与自尊，团体环境有助于他们消除自己的孤独感并提供必要的鼓励，使他们彼此支持、共同探索，寻找生活的意义，能更充实地生活，而不只是活着。

第四节 团体心理辅导的历史、现状与未来发展趋势

团体心理辅导最早发源于欧美国家，其诞生和发展与团体心理治疗的探索与发展有着极其密切的联系。在 20 世纪初，许多心理学家和精神病学家都为它的发展做出过贡献。在第二次世界大战结束后，团体心理辅导得到迅速普及和发展。目前，团体心理辅导在世界各地都得到了广泛应用。

一、团体心理辅导的发展历史

(一)团体心理辅导的起源

最早尝试将团体形式用于辅导与治疗的是美国的内科医生普拉特(J. H. Pratt)。在 20 世纪初，由于医学发展水平及医疗条件的限制，一些患了肺病的病人缺乏有效的治疗方法，患者只能终身带病并有可能传染给他人，公众为之恐惧、回避，对他们难以接纳与理解，这对病人来说无疑是雪上加霜。因此，患了肺病长期住院的病人，经常情绪低落、意气消沉、心情抑郁。

1905 年，在波士顿做内科医生的普拉特将住院的 20 多位肺病患者组成了第一个团体，他称之为班级(class)，采取讲课、讨论、现身说法的形式开展团体治疗活动，团体每周聚会 1～2 次。

普拉特向患者讲解有关肺病的常识、治疗及疗养方法，鼓励大家，帮助他们树立战胜疾病的勇气和信心，并专门请几位适应较好的患者讲述他们面对疾病如何做到不气馁，如何克服身心适应不良，如何以积极态度对待疾病，从而为其他患者树立了榜样，大家从他们身上看到了希望。

通过团体讨论，成员在认识上相互启发，情感上相互理解支持，消除了因患肺病而产

生的沮丧情绪与消极情绪，改变了不适应的心理行为，能够乐观地面对疾病、面对现实、面对生活。普拉特的团体治疗的探索取得了成功，参加者纷纷报告自己的收获，反响强烈。因此，普拉特被称为团体心理辅导与集体心理治疗的先驱。他的实践和尝试具有重要的开创性意义，其当年采用的治疗方法与技术，目前仍在使用。

(二)"二战"中团体心理辅导与治疗的发展

第二次世界大战给人们带来了巨大的灾难。大量青年被迫入伍参战，许多战士惨死于战火之中，数以千万的人家破人亡、颠沛流离。战争期间，许多饱受战争创伤的士兵出现精神障碍，心理疾病发病率空前增加。但是心理学家和精神科的大夫人数有限，远远不能满足社会的需求。在这种医患比例严重失衡的情况下，怎样才能找到一种既经济又高效的治疗方法呢？在这种社会背景下，团体心理辅导与集体心理治疗受到了重视，并被积极运用于医疗实践，得到迅速而广泛的发展。

(三)"二战"后团体心理辅导与治疗的发展

提到"二战"后团体心理辅导的发展，必然要感谢在麻省理工学院从事团体研究工作的勒温。勒温认为，人际关系的敏感性及对他人的理解接受态度是可以通过训练而提高的。在他的指导下，他的集体动力学研究中心成立了团体人际关系技术训练实验室。这是一种借助于较自由的团体活动与讨论，使团体成员对人际关系问题变得更加敏感的训练，因此也叫敏感性训练。其目的在于帮助受训者(一般都是心理正常的人)提高和改善处理人际关系和人际交往的技能，以便使参加者修正自己的行为方式，建立良好的人际关系，促进工作效率的提高，改善生活质量。此方法一问世，首先进入产业界，以企业领导及管理人员为主要训练对象。在这个训练小组内，每个成员都可学会如何与他人交往，学会观察团体活动过程的价值变化，从而更好地理解自己的作用和所作所为，以及自己的言行对工作、对他人的影响，能够处理复杂的人际关系。此后，这种训练方法在政府机构、大专院校广为应用。应该说，敏感性训练在团体辅导发展史上具有重要的意义。因为从那时起，团体心理辅导这个词就开始为人们所熟知，团体心理辅导与治疗不再只是针对心理或行为有问题的人，也为正常人、健康的人提供了一种可以促进其人格进一步成长的学习机会。团体心理辅导与集体心理治疗在教育与发展方面的作用更被人们所重视。

1946年和1947年，在芝加哥大学咨询中心工作的罗杰斯及其同事们在训练培养心理辅导教师时注意到专题讨论会(work shop)是一种很有效的方法。这种团体以个人成长、人与人之间的交流以及人际关系改善为目的和特色，侧重于体验学习，其目标指向心理成长和发展。此后，以个人发展和人际关系训练相结合的发展性团体心理辅导在日本、美国，以及欧洲国家广为发展。

二、团体心理辅导在我国的发展现状与未来发展趋势

尽管我国有着长期通过团体形式进行思想教育活动的历史与经验，如班级活动、团支部生活等，但专业意义上的团体心理辅导只有几十年的历史。中国心理卫生协会大学生心理辅导专业委员会率先在高校引进发展性团体心理辅导的技术与方法。20世纪90年代后期，大陆出版了两本有关团体心理辅导与治疗的专著，即首都经贸大学出版社杨眉编著的

《社交焦虑、团体心理治疗》(1996)和清华大学出版社樊富珉编著的《团体咨询理论与实践》(1996)。

进入 21 世纪，全社会对心理健康的重视和需求不断增加，心理辅导和心理健康教育工作受到了政府高度重视。随着心理辅导职业化的发展，国家劳动和社会保障部出台了国家职业标准"心理辅导教师"，团体心理辅导成为必备的专业技能，要求二级辅导教师掌握团体心理辅导的技术。卫生部专业技术职称"心理治疗师"考核中也要求治疗师掌握团体治疗的技术。教育部学校心理健康教育骨干教师培训中，团体心理辅导也成为必须掌握的助人技巧，并明文规定在有条件的学校里要大力开展团体心理辅导工作。在我国心理辅导专业化发展的进程中，在心理系开设心理辅导课程的高校越来越多，应用心理学专业本科生和研究生培养课程中设置团体心理辅导课程正在成为趋势。现在，团体心理辅导已经成为心理辅导专业工作者必须具备的专业知识和能力，随着专业培训的推进和社会发展的需要，团体心理辅导在我国进入了蓬勃发展时期。

虽然我国开展团体心理辅导与治疗的时间不长，但随着社会发展的需要，团体心理辅导与治疗在心理保健、青少年成长发展、学校教育和心理疾患的治疗等方面将会发挥越来越积极的作用，也会在社会的各个领域得到充分的发展和应用。

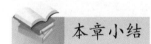 **本章小结**

团体心理辅导是在团体情境下进行的一种心理辅导形式，通过团体内人际交互作用，成员在共同的活动中彼此进行交往、相互作用，使成员能通过一系列心理互动的过程，探索自我，尝试改变不良的行为，学习新的行为方式，改善人际关系，解决生活中的问题。所以，许多人在参与团体辅导过程中能够得到成长、增加社会适应性和加快发展。不过，如果误用、滥用和盗用团体心理辅导，不仅会使团体成员受到伤害，学习错误的行为，加深其自卑感和挫败感，而且会破坏团体心理辅导的专业信誉。因此，从事团体心理辅导的领导者必须不断充实团体心理辅导的专业知识，掌握团体心理辅导的技巧，了解团体发展的过程，只有如此才能组织和实施有效的团体活动，协助成员真正解决问题，促进他们身心发展和生活适应。

团体心理辅导作为一种有计划的辅导活动，为了取得预期的效果，必须有明确的目标，同时也必须遵循一定的原则。团体目标犹如领导者带领团体的"地图"一样。领导者必须清楚地了解团体目标，以此来引导成员，这也是团体心理辅导的基础。另外，对团体的种类、大小、时间等的选择也要随着目标的不同而有所不同。

按照团体开放的程度，团体心理辅导可以划分为开放式团体心理辅导与封闭式团体心理辅导；按照团体成员的构成来划分，团体心理辅导可以分为同质性团体心理辅导与异质性团体心理辅导。

团体心理辅导因因素不同和设计内容的差异有不同的团体种类。如根据团体组成的目标、功能、性质、时间和成员的需要等因素可以划分为各种类型的团体；依据不同的心理辅导理论与方法，可分为 8 种类型团体；根据团体不同性质和功能，可分为成长性团体心理辅导、会心团体训练性团体心理辅导、治疗性团体心理辅导和自助性团体心理辅导；按照团体心理辅导的结构化程度，可以分为结构式团体心理辅导、非结构式团体心理辅导及半结构式团体心理辅导。

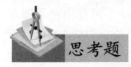 思考题

1. 团体心理辅导的概念是什么？
2. 会心团体的作用有哪些？
3. 结构式团体心理辅导方法有哪些？
4. 简述团体心理辅导在我国的发展现状。
5. 根据团体心理辅导的结构化程度，可将团体心理辅导分为哪几种类型？
6. 根据团体心理辅导所依据的理论和方法，可将团体心理辅导分为哪几种类型？

第二章 团体心理辅导主要理论

本章学习目标

➢ 掌握团体动力学理论的主要内容及其对团体辅导的贡献。
➢ 掌握社会学习理论的主要内容及其对团体辅导的贡献。
➢ 了解人际沟通理论的主要内容及其对团体辅导的贡献。
➢ 了解积极心理学理论的主要内容及其对团体辅导的贡献。

重点与难点

➢ 团体动力学理论的主要内容。
➢ 社会学习理论的主要内容。
➢ 人际沟通理论的主要内容。
➢ 积极心理学理论的主要内容。

第一节 团体动力学理论

团体动力学旨在探索团体发展的规律、研究团体的形成与发展、团体内部人际关系及对其他团体的反应、团体与个体的关系、团体的内在动力、团体间的冲突、领导作用、团体行为等。团体动力学产生于 20 世纪 30 年代末期的美国，其创始人勒温(Kurt Lewin，1890—1947)强调团体是一个动力整体，应作为一个整体来研究。他所研究的主要是小团体，团体动力学经过不断的发展，有着丰富的内容，如"怎样的团体是有效团体？""如何促进成员的成长发展？""团体领导者怎样创设和谐、温暖、理解的团体心理气氛，以使成员有强烈的安全感、肯定感、归属感"等。团体动力学的研究成果对团体辅导的发展有重要影响，所以，团体动力学是所有团体辅导的理论基础。

一、团体动力学的创始人

团体动力学的创始人勒温是德国心理学家，生于普鲁士的莫吉尔诺(今属波兰)，先后入弗莱堡、慕尼黑和柏林大学学习。1914 年获得柏林大学哲学博士学位；1922 年任柏林大学讲师；1927 年升任教授；1932 年赴美担任访问教授；次年移居美国，在康奈尔大学任教；两年后，担任艾奥瓦大学儿童福利研究所儿童心理学教授；1945 年前往麻省理工学院建立并主持团体动力学研究中心。

在柏林任教期间，勒温着重研究和分析了学习和知觉的认识过程、个体动机和情绪的动力学等，根据大量有关成人和儿童的实验，提出了动机理论。在艾奥瓦大学任教期间，勒温将理论兴趣和研究重点放在奖惩、冲突和社会影响等人际过程，并对一些团体现象进行了研究，如领导行为、社会气氛、团体标准及价值观等。重要研究成果之一是关于民主和专制领导条件下儿童团体研究。在麻省理工学院从事团体动力学研究期间，他考察了工业组织中的冲突和团体间的偏见与敌对等方面的问题，对现代心理学，特别是社会心理学，在理论和实践上都做出了重要贡献，被誉为"实践的理论家"。

二、团体动力学的主要内容

团体动力学的理论基础是勒温的场论(Field Theory)。这一概念最早出现于勒温1938年发表的《社会空间实验》一文中。场论是借用物理学中场的概念来解释心理活动的理论，它把人的心理和行为视为一种场的现象，是人与环境的函数，用公式表示为B=f(PE)。B是行为，P是个人，E是环境。环境是指心理环境，它是一个整体，其中每一部分都依存于其他各部分；对人而言，意志和需要等具有重要的动力作用。"场"具有复杂的非物理的力，力之间有错综复杂的变化，而这种变化所产生的动力结构使"场"成为动力场，随着动力场的千变万化，人的心理和行为也随之变化。场论把心理事件的原因归结于当前场的结构，既不推诿于未来，也不推诿于过去，这就使它不免对心理行为只注意横断面的分析，而忽视了纵向研究。场论坚持心理理论要研究个人与心理场之间的相互作用。它既反对过分强调环境影响，也反对过分强调内部决定因素的心理学倾向，具有一定的辩证因素。

场论的基本特征可以概括为：第一，场是将行为主体及其环境融为一体的整体。第二，场是一个动力整体，具有整体自身独有的特征。第三，场的整体性在于场内并存事实相互依存和相互作用关系。由此可见，勒温非常重视在生活环境中研究人的行为。

(一)团体气氛

团体动力学的研究是为了促进团体的功能发挥以及团体对个体和社会的作用。团体动力学最著名的实验之一是团体气氛的研究。20世纪30年代中期，勒温和利皮特为了研究民主和专制的团体气氛，从大学附属小学五、六年级志愿者中选出了10岁、11岁的孩子30人，组成两个制造面具的实验俱乐部，由大学生担任各俱乐部领导人，分别扮演民主和专制的领导角色，进行轮组实验(两个星期轮换)。按照这种做法，每个小组要体验两种不同的领导方式，从而形成两种不同的团体气氛。专制式与民主式领导方式的比较见表2-1所示。

表2-1 专制式与民主式领导方式的比较

专 制 式	民 主 式
所有政策的决定由领导操纵	所有决策都由集体决定，领导鼓励、支持，最后认定
实现目标的技术和步骤由领导独断，每次做一个，成员无法知悉团体未来的方向	领导解释工作的步骤与行动方案，需要技术指导时，领导会提出两到三种可行方案
领导经常控制每个团体成员的活动，即由领导决定与谁一起干活	成员可以自由选择和自己一起干活的人，分工由大家决定
领导批评和表扬成员个人的活动，但他不与成员待在一起	领导不参加实际工作，只对关系到整个团体的工作进行表扬或批评

实验结果发现，成员在不同团体气氛中的行为有很大差异。

第一，专制式团体中成员的攻击性言行显著，而民主式团体中成员彼此友好相处。

第二，专制式团体中成员对领导服从或出现引人注目行为的现象多，而民主式团体中以工作为中心的现象多。

第三，专制式团体中成员多以自我为中心，而民主式团体中"我"字使用频率低，注重"我们"的感情。

第四，当实验遇到"挫折"时，民主式团体成员团结一致试图解决问题，而专制式团体成员则会彼此推卸责任或进行人身攻击。

第五，领导不在场时，民主式团体的成员仍继续工作，而专制式团体成员的工作效率则大大降低。

第六，民主式团体成员对活动的满意程度与满足感比专制式团体成员高。

第七，同一成员的民主式团体内攻击言行少，而调到专制式团体内，攻击性言行明显增加。

实验结果证明，在不同的团体中，民主式的领导方式营造的团体气氛能提高工作效率；而专制式的领导方式营造的团体气氛虽能保证一定的工作效率，但成员缺乏信任感和创造力，相互间充满敌意和冲突。

(二)团体凝聚力

团体凝聚力是指团体对其成员的吸引力和团体成员之间的吸引力，以及团体成员的满意程度。社会心理学家利昂·费斯廷格(L. Festinger)指出，团体凝聚力是"为使团体成员留在团体内而施加影响的全部力量的总和""团体凝聚力是团体巩固与稳定的社会心理特征，对团体的存在、活动、效率有重要作用"。勒温、卡特莱特(D. Cartwringt)、阿尔文·赞德(A. Zander)等学者对此进行了深入的研究。

团体凝聚力往往以团体共同活动为中介。在团体活动中，成员经过互动，彼此诉说自己的喜怒哀乐，从而增进了成员之间的感情和思想交流。这时，如果彼此产生认同感，互相满足心理需要，就会产生亲密感和互相依赖感，加大成员间的相互吸引力，以及团体对个人的吸引力。在这样的团体中，成员心情愉快，精神振奋，行为、认知、情感一致，凝聚力就高。相反，如果团体成员之间经过交流，在思想、情感上不能产生共鸣或有严重的分歧、冲突，相互不能满足心理上的需要，成员感到心情压抑、相互隔离，团体对个人的吸引力必然小，凝聚力自然很低。可见，团体凝聚力高低取决于团体内人际关系的好坏。

克瑞奇(D. Krech)等人认为，凝聚力强的团体有 7 个特征：①团体的团结非起因于外部的压力，而来自团体内部；②团体内的成员没有分裂为互相敌对的小团体倾向；③团体本身具有适应外部变化的能力，并具有处理内部冲突的能力；④团体成员彼此之间有强烈的认同感，成员对团体有强烈的归属感；⑤每个团体成员都能明确团体目标；⑥团体成员对团体的目标及领导者持有肯定的、支持的态度；⑦团体成员承认团体的存在价值，并具有维护此团体继续存在的倾向。

一个团体的凝聚力对于团体活动有重要的影响。首先，团体凝聚力会使团体成员紧密团结在一定的目标之下，使团体成为一个具有高度整合性的团体。其次，团体凝聚力对团体的工作效率有重要影响。一般来讲，高度的凝聚力会提高团体成员的士气，明确活动的动机、自觉地努力完成团体工作，提高工作效率。如果一个团体有许多内在的冲突，成员彼此不合作，精神受压抑，不但不能激发工作热情，甚至还会有意制造麻烦，工作效率自然降低。

团体凝聚力要受到许多因素的影响。概括地讲，影响因素可分为两大类，即团体内部因素及外部因素。团体内部的影响因素包括团体的规模、成员的相似性、信息沟通情况、成员对团体的依赖程度、领导者与团体成员的关系等；团体外部的影响因素主要来自团体间的竞争。当团体面临压力或威胁时，如果成员为保护团体的利益而相互配合、相互协调、一致对外，就会使团体凝聚力大大提高。

三、团体动力学对团体辅导的贡献

团体动力学不仅为团体辅导提供了理论依据，而且为团体辅导过程中团体气氛的创设、领导者作用的发挥等提供了重要的理论指导。团体动力学提供的一些训练方法，如敏感性训练等，已直接成为团体辅导的方法、技术，广泛应用于教育、管理、医疗等领域。

第二节　社会学习理论

社会学习理论(Social Learning Theory)是在行为主义"刺激—反应"学习原理基础上发展起来的一种理论，着重阐明人是怎样在社会环境中学习的。它最早在 1941 年由米勒(C. Miler)和多拉德(J. Dollard)提出，他们以社会刺激(他人的行为)取代物理刺激，运用刺激回报和强化的基本概念来解释人们的模仿行为。其基本假设是：①就像大多数人一样，模仿也是学来的；②利用一般的学习原理也可以理解社会行为和社会学习。这一观点奠定了现代社会学习理论的基础。

后来，班杜拉(Albert Bandura)发展了社会学习理论的观点，他主张把依靠直接经验的学习和依靠间接经验观察学习整合起来说明人类的学习，强调人的思想、情感和行为不仅受直接经验的影响，还受间接经验的影响；强调行为与环境的交互作用；强调认知过程的重要性；强调观察学习；强调自我调节过程。社会学习理论的研究成果对团体辅导中如何改变成员不适应行为提供了有效的方法。

一、社会学习理论的创始人

班杜拉是美国社会心理学家。他 1925 年生于加拿大；1947 年入哥伦比亚大学；毕业后考上衣阿华大学研究生，1952 年获得博士学位；1953 年到斯坦福大学从事儿童心理学研究；1964 年当选美国心理学会主席。20 世纪 50 年代末和 60 年代初，他在关于儿童攻击行为的系列性研究基础上，潜心从事行为矫正技术的探究。他认为，人的行为模式实际上都是从观察别人的行为及其后果，在替代性基础上发生的直接经验那里得来的。在他看来，模仿学习过程是一种信息加工理论与强化理论相结合的综合过程。班杜拉的主要著作有《社会学习与人格发展》(与 R. 沃尔特合著)、《社会学习理论》等。

二、社会学习理论的基本内容

(一)个人与环境的交互作用

社会学习理论的基本观点是个人的行为不是由动机、本能、特质等个人内在结构所决定的，也不是早期行为主义所说的由环境力量所决定的，而是由个人与环境的交互作用所决定的。即人的行为受到内在因素与外在因素的交互作用影响，行为与环境、个人内在因素三者互相影响，构成一种三角互动关系。行为同时受到环境和个人的认知与需要的影响，人的行为又创造、改变了环境，个人的不同动机以及对环境认识使人表现出不同行为，这种行为又以其结果使人的认知和动机发生变化。

社会学习理论认为人的大部分社会行为是通过观察他人、模仿他人而学会的，"通过观察而学习的能力使人们能够获得较复杂的、有内在统一性的、模式化的整体行为，而无须通过行为主义设想的那种沉闷的尝试错误逐渐形成这些行为"。按照信息加工的模式来分析观察过程，可以将观察学习分为4个过程，即注意、保持、动作再现以及动机激励过程。不同于早期社会学习论者，现代社会学习理论认为，人并不仅仅受到自己行为的直接后果的影响，还受到观察他人所遇到的结果(替代强化)，以及由个人对自己的评价、认识所产生的强化(自我强化)的影响。

在观察学习中起决定性影响的因素是环境，如果环境发生变化，人的行为也会相应地发生变化。如社会文化关系即榜样等客观条件对人有很大的影响，因此人们只要控制这种条件，就可以促使社会行为向着社会预期的方向发展。榜样，特别是得到人们尊敬的榜样行为具有替代性的强化作用。对榜样的观察是学习新行为的必要条件，榜样人物的行为被观察仿效而成为模仿者的榜样，新的行为就是行为的榜样化。

(二)关于模仿的实验研究

模仿是在没有外界控制的条件下，个体受到他人行为的刺激，自觉或不自觉地使自己的行为与他人相仿。模仿是对外显行为的模仿，内隐心理是不能模仿的。在模仿的过程中，模仿者是主动的、自觉的。例如，模仿者为了积极地达到目的而观察学习别人的行为。根据人们模仿意识的程度，自觉模仿可分为适应性模仿和选择性模仿。适应性模仿指人为了适应新的生活而模仿他人的行为，如新生入学后，会自觉模仿高年级学生的学习方式与生活习惯。选择性模仿指人们经过思考而有选择地选取模仿行为。因为人的思想行为纷繁复杂，多种多样，有合理的，也有不合理的，所以模仿者通过思考进行选择，就会将那些有利于个人发展和社会进步的行为作为模仿对象，以使个人更成熟。

社会心理学中关于模仿的研究最早始于20世纪初，将模仿作为人的本能来解释人的社会行为，曾经产生过较大的影响。20世纪50年代后，班杜拉结合人类认知过程来研究人类的模仿行为，认为模仿不是先天的，而是在后天的社会化过程中逐渐习惯的。他认为，先前的理论缺陷在于忽略了人与人之间的相互影响过程。于是，他就攻击行为、亲社会行为等进行了深入的实验研究，在模仿领域的研究中做出了贡献。

一项著名的实验是班杜拉和多索西娅·罗斯把参加实验的儿童分成若干组。把其中一组带入一间有玩具的房间，玩具中有一个充气大娃娃。一会儿，进来一个成年人，他开始攻击塑料娃娃，用铁锤狠狠地敲击玩偶的头，抓起来摔、压，嘴里还不时喊"打"，时间大约 10 分钟。这组儿童在后来的游戏中表现出更多的攻击性行为。另一组儿童在另一间玩具室看到一个成人静静地做事，10 分钟后离开。这些没有看到攻击行为的儿童来到游戏室玩玩偶，攻击性行为出现得少。另外，还有一组儿童是通过电视录像观看到攻击行为，他们也表现出更多的攻击性行为。班杜拉认为，许多社会行为通过观察、模仿即可习得。无论是直接还是间接观察，观察习得的是某种行为方式，环境条件允许时，就会转化为行为表现。

三、社会学习理论对团体辅导的贡献

社会学习理论认为，人通常是通过对他人的行为进行观察和模仿学习而形成一种新的行为方式，尤其是对人在社会生活中的各类行为进行观察学习。攻击行为和适应行为都如此。如果为那些心理适应不良的团体成员提供多个可以模仿的榜样，将有助于他们改变不适应行为。团体辅导为成员创设了一种特殊的情境，团体中充满理解、关爱和信任，这种环境的变化必将促进个体行为的改变。

第三节　人际沟通理论

人际沟通(Interpersonal Communication)是指人与人之间运用语言或非语言符号系统交换意见、传达思想、表达感情和需要的交流过程，是人们交往的一种重要形式和前提条件。团体辅导过程就是人际沟通的过程，了解人际沟通理论有助于认识和把握团体发展的过程，有效地引导团体发展。沟通概念使用非常广泛，从个人信息传递，到各种大规模的社会文化制度、大众传播及其影响等都可以用沟通概念来解释。

一、人际沟通的特点与功能

心理学研究证明，当人清醒的时候，70%以上的时间都是在沟通，沟通不良将使个人无法表达情感，团体难以运作，组织不能完成任务。人际之间的冲突经常是沟通不良造成的。马丁·路德认为，"人与人不能相处，是因为他们心存害怕；他们心存害怕，是因为彼此不了解，是因为他们彼此没有好好沟通"。所以，沟通对个人和团体都是很重要的。

人际沟通的特点主要体现为：沟通双方互为主体，都以积极主动的态度参加交流；沟通能够调整双方的关系，沟通的结果可以改变行为；沟通的双方具备统一或相近的符号系统，如果符号不一致，就会出现沟通障碍；沟通中可能出现社会性、心理性、文化性的障碍。

人际沟通是个体适应环境、适应社会生活、形成健全个性的基本途径。因此人际沟通既有传递信息的功能和心理保健的功能，还有自我认识的功能和人际协调的功能。在团体辅导过程中，良好的沟通可以发挥表达情感、建立关系、相互理解、齐心协力、彼此鼓励、传递信息的作用。

二、人际沟通的形式

(一)沟通的一般模式

各种沟通理论都有其沟通模式,形象地表现出沟通过程。早期的研究有申农(C. E. Shannon)和韦弗(W. Weaver)提出的有影响的沟通模式。他们提出,先有一个信息源发出各种信息,经过信息传送者或者转换器成为可接收的信号,接收器收下信号后转换为信息,送到目的地。从这个沟通模式可以看出,沟通过程至少有 5 个要素,即信息源、传送者、通道、接收者和目的地。此外,申农和韦弗还提出了噪声,即信息传送过程中的各种干扰和障碍。后来经过改造,又加入了反馈概念,具体内容见图 2-1。

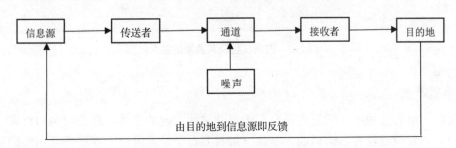

图 2-1 沟通过程模式

尽管申农和韦弗的模式对沟通研究影响很大,但也有其不完善之处,如该模式的单通道假设。

20 世纪六七十年代,美国心理学家拉斯韦尔(H. D. Lasswell)提出了沟通的"五 W 模式"最具有代表性,能较明确地说明人际沟通的过程,"五 W"为谁(Who)、说什么(Says what)、通过什么渠道(In which channel)、给谁(To whom)、取得效果(With effects),见图 2-2。

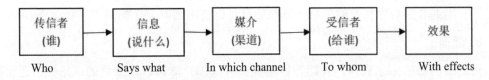

图 2-2 拉斯韦尔的五 W 模式

近年来沟通理论的研究主要集中在沟通过程,出现了以下 3 个新特点。

第一,把沟通看成一个共有的社会系统,这个系统不仅可以涉及(或包括)两个或更多的人,而且还可以涉及(或包括)这些人的期望和意向。

第二,沟通是一个不断发展的动态系统,研究行为关系要比研究孤立的刺激—反应关系更重要。

第三,言语沟通与非言语沟通是同一系统的组成部分,常常同时发生。不能只局限于研究孤立、单一的沟通形式(如讲话、目光、体态等)。

(二)人际沟通的过程

沟通过程由信息源、信息、通道、信息接收人、反馈、障碍与背景等 7 个要素构成。

如图 2-3 所示是沟通过程及其要素的关系。

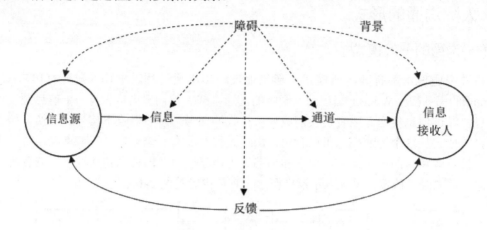

图 2-3　沟通过程及其要素的关系

1. 信息源

在人际沟通的过程中，信息源是具有信息并试图沟通的个体。他确定沟通对象，选择沟通目的，始发沟通过程。沟通前，个体一般需要一个准备阶段，明确需要沟通的信息，并将它们转化为信息接收人可以接受的形式，比如口语、文字、表情等。沟通的准备过程，实际上是个体对自己的身心状态更明确化，整理思路的过程。

2. 信息

信息是沟通者试图传达给他人的观念和情感。个体的感受要为他人所接受，就必须将它们转化为各种不同的可以为他人觉察的信号。在沟通使用的各种符号系统中，最重要的是词语，词语可以是声音符号，也可以是形象符号(文字)；面对面沟通除了词语本身的信息外，还有沟通者的心理状态的信息，这些信息可以使沟通双方在情绪上互相感染。

3. 通道

通道是沟通的信息载体。人的各种感官都可以接受信息。人接受的信息中，通常视听信息的比例较大，所以人际沟通是以视听沟通为主的沟通。

日常的人际沟通以面对面的沟通为主，但也可以通过广播、电视、报刊、网络、电话等媒介进行沟通。在各种沟通方式中，影响力最大的还是面对面的沟通形式。因为面对面的沟通除了词语信息外，还有交流双方的整体心理状态的信息，并且沟通者和接受者还有互动和反馈，这些因素综合起来，可以保证沟通顺利进行。

4. 信息接收人

信息接收人是沟通的另一方。个体在接收带有信息的各种音形符号后，根据自己的已有经验把它"转译"和理解后的信息内容是有差异的。沟通的质量取决于这种差异的大小。信息接收人有责任认真倾听，并核对信息是否准确。

5. 反馈

反馈可使沟通成为一个双向的交互过程。在沟通时，双方都会不断把信息回送给对方，这种信息回返过程叫反馈。反馈可以告知发送者，接受者所接受和理解信息的状态。此外，反馈也可能来自自身，个体可以从发送的信息过程或已经发送的信息中获得反馈。这种自我反馈，使沟通得以顺利进行，也是达到最终目的的重要前提。

6. 障碍

人际沟通常常发生障碍，例如信息源的信息不充分或不明确，编码不正确，信息没有正确转化为沟通信号，误用载体及沟通方式，信息接收人的误解以及信息自然的增强和衰减等。此外，沟通双方的主观因素也可能造成障碍。如果彼此缺乏共同经验，会难以沟通。

7. 背景

背景是沟通发生时的情境。它影响沟通的每一个要素，以及整个沟通过程。沟通中，许多意义是背景提供的，词语和表情等的意义也会随背景不同而改变。沟通的背景包括心理背景、物理背景、社会背景和文化背景。

三、团体内的沟通

社会心理学家从 20 世纪 50 年代开始研究团体沟通形式及其效率问题。巴维拉斯(A. Bavelas)首先提出了团体交往的沟通网络，即指一个小团体中成员之间较固定的沟通模式。后来莱维特(H. J. Leavitt)以 5 人小团体为研究对象，发现了团体内的 4 种形态：链式、Y 式、轮式和圆型。

(一)团体内沟通的形式

1. 团体内正式沟通网络

在正式团体中，成员之间的信息交流与传递的结构被称为正式沟通网络。正式沟通网络一般有 5 种形式，即链式、轮式、圆周式和 Y 式，还有全通道式，见图 2-4。

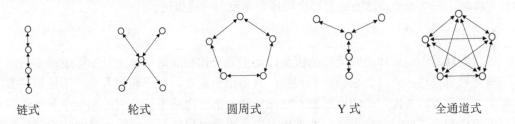

| 链式 | 轮式 | 圆周式 | Y 式 | 全通道式 |

图 2-4　团体内正式沟通网络的形式

如图 2-4 所示是团体内正式沟通网络的形式。其中，〇代表信息传递者，箭头表示信息传递方向。假设沟通是在无人团体中进行的双向信息交流，比较 5 种沟通网络质量的常用指标有信息传递速度、准确度、接受者接受的信息量及其满意度。很显然，全通道式的沟通网络，信息的传递速度比较快，团体成员的满意度比较高。

2. 团体内非正式沟通网络

团体中的信息交流，不仅有正式沟通，也存在着各种非正式沟通。有学者通过对"小道消息"的研究，发现非正式沟通网络主要有 4 种形式，即流言式、集束式、单线式和偶然式，见图 2-5。

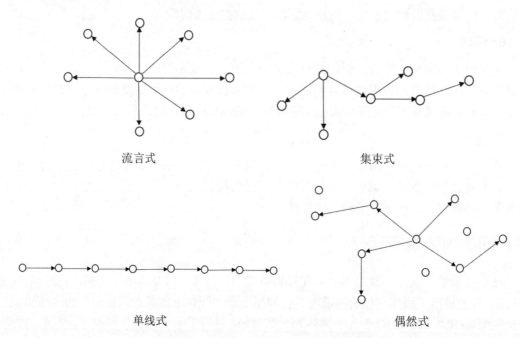

流言式　　　　　　　　　　　　　集束式

单线式　　　　　　　　　　　　　偶然式

图 2-5　团体内非正式沟通网络的形式

团体辅导的效果与团体内沟通状况是密切相关的，领导者须了解如何建立一个有效的团体沟通模式。

(二)团体内的沟通渠道

团体内的沟通渠道包括语言及非语言。语言在沟通中是最有效、最便捷的媒介及渠道，但目光接触、面部表情、体态语言等也同样是重要的沟通渠道。

1. 语言沟通

语言沟通是不同个体之间交流的桥梁，是不同个体心理活动彼此发生影响最有效的工具。马克思曾说过："语言也和意识一样，只是由于需要，由于和他人交往的迫切需要才产生的。"语言的功能在于沟通思想、交流情感。语言沟通不仅靠词汇和句子，还可以通过口语声调和修饰性口气来表达。人类语言中，声调及口气是语言的一个组成部分，它有助于人表达各种语言含义，因此被称为副语言。语言沟通的研究涉及人说的是什么，而副语言沟通的研究涉及人怎样说话，包括音高、节奏、强弱、扬抑、停顿等。在每一次沟通的过程中，副语言形式都可以表达特定的含义，例如声调低沉表示悲伤的心情，提高嗓门说话大多表示愤怒，等等。

语言交谈方式是多种多样的，任何一句话都可以有不同的说法，所谓"一句话可以让人笑起来，一句话也可以让人跳起来"，说法不同，效果便截然不同，具体内容如下所述。

(1) 寻找共同点。也就是寻找和对方共同的话题、共同的爱好等相同点，从而使对方认同自己，产生一种最初的共情。比如说都是音乐爱好者，或都喜欢足球，或都喜欢吃辣的，或都是浙江人，等等。这是交往中让对方初次就接纳自己的一种最基本的沟通技巧，特别是在和陌生人之间的第一次交往中，非常有效。在最初的交流中，即使是一点点的相同也会带来惊喜和共鸣。如果是同陌生人或不熟悉的人沟通，常常使人感到不自在。这时，沟通可以从一般性话题入手，即从沟通对方那里找到与自己相似的地方，如老乡、相同观点、共同的爱好等。

如果是关系比较好的同学之间沟通，应该注意定期的沟通与交流，经常与他们交谈，交换看法，讨论感兴趣的问题，从事共同喜欢的体育活动等。缺乏沟通，再好的关系也不易维系，并可能淡化。掌握这一技巧的分寸很重要。如果毫无诚心、随口胡编，甚至不分场合、不分对象，说些与自己年龄和身份不相符合的话，就不但起不到沟通的作用，反而会影响自己的形象了。

(2) 共情。共情是心理辅导的术语，也叫同感，指能从对方角度看问题，能设身处地考虑问题。共情可分为初级共情和高级共情。初级共情指个体从思想上理解他人的思想和行为；高级共情指个体不仅可以从他人的立场考虑问题，而且能站在对方立场上来感受这些问题所带来的情绪体验，并在交往中自觉地把这种体验用语言或非语言的方式传递给对方。

人际沟通的关键性问题是能否用"共情"来认识和处理问题。交往中的共情会帮助我们进一步理解别人。人们通过共情把自己和对方融合在一起。但对别人有共情并不是一件容易的事，它要求一个人对自己很敏感，能够清晰地从自己的经历中找到与别人相似的经历，并能将这种经历与具体的情绪反应联系起来，从而体验到别人的情绪状态，在对方说话和做事时，很有分寸地向对方表示自己的理解和同情。生活中，人与人之间的误解和问题，常常源于人们缺乏共情。如果在交流中，你能处处体会到对方的心情，能设身处地地为对方着想，又怎么会不受欢迎呢？

(3) 真诚赞美。人们都希望得到欣赏和赞美，这是一种心理需求。因此称赞别人，会使你赢得不少朋友。然而，赞美对不少人来说是需要学习的。赞美别人和谄媚奉承完全是两回事。赞美别人是智者的行为，是真诚的；而谄媚奉承是小人所为，是为了获取私利，是虚伪的。

赞美别人要遵循以下原则。首先，你必须以真诚的微笑去接纳别人。你的笑容就是你好意的信使，行动比言语更有力量，而微笑所表示的是："我喜欢你，你使我快乐，我很高兴见到你。"然后去发掘别人的长处，任何人都有自己的优点，只要你真诚地去欣赏，你就会发现。其次，要真正有爱心。有爱心的人，爱自己也爱别人，他最能发现别人身上的优点和长处，爱的心理就是欣赏和赞美。最后，勇敢地说出赞美的话。有人不习惯说赞美的话，但埋在心底的赞美不能给人亲身的感受，就大大失去了它原有的价值，所以，为了营造良好的人际氛围，必须学会表达，用语言来表示出内心的欣赏和认同。

(4) 学会拒绝。良好人际关系的建立并不意味着要一味地迎合对方，人际沟通中适当的拒绝也很重要。因为每个人的能力都是有限的，各人也都有各自的喜好，如果盲目地顺从对方，就会使这种交往变成一种负担，给自己造成不必要的压力。有不少人在和朋友交往中，怕朋友说自己小气、不讲义气或别的什么，对朋友要求的事不敢拒绝，结果自己做起来又非常吃力，或者根本难以做到，造成心理负担。所以，适当拒绝是必要的。

怎样拒绝是一门艺术。人们之所以拒绝对方，总有一些不得已的原因或困难，而对方并不一定知道。因此，我们不妨直接清楚地说出我们的难处，求得对方的理解。但有时没有时间解释或实在不便解释，面对这种情况，就可以用一些委婉的、巧妙的语言化解。比如对方邀请你参加郊游而你不想去时，你可以这样说："真想和你一起痛痛快快地玩一玩，可惜我手头有一些重要的事要做，否则我不会放弃这次好机会的。"

为了长远地、真诚有效地发展人际关系，在我们做不到的时候，我们要有说"不"的勇气和信心。这时的拒绝不仅不会使你失去朋友，反而会让朋友觉得你很诚实、可靠。但记住，表达否定的时候，一定要尊重对方，说话要适当、得体，让对方容易接受。

(5) 幽默。幽默是一种人生态度，更是一种生存技巧，培养自己幽默的性情，能使人放松心情、减轻压力、提高愉悦性，还可以使人的满意度增加。在与人交往中，如果你有幽默的语言，往往会激发别人对你的兴趣，并且幽默可以启发你和别人的智慧。或许你会说自己天生缺乏幽默感，但没有人注定是必须严肃刻板的，幽默感也可以培养训练。首先，你应认识幽默的特质、源泉，内心想让它成为你人格的一部分。其次，保持愉快的心情。如果一个人总是不开心，心情抑郁，难以想象他会产生出让人快乐的幽默感。再次，使自己的胸怀开阔，去接触不同的人和事，让心灵充满阳光。胸怀宽广的人才会给自己和别人带来快乐。最后，积累幽默的素材。如果你不是那种随时随地可以展示幽默的人，你可以在平时多看些有趣的故事、笑话，从中体会幽默的魅力，时间长了，你自然会从中获得一些启示。

可见，在运用语言沟通时，选择什么词汇，运用何种句型，加上哪些副语言形式都会直接影响沟通效果。此外，大量的非语言沟通也可直接参与沟通过程，影响沟通效果。

2. 非语言沟通

(1) 目光接触。目光接触在非语言沟通中应用最广泛。"眼睛是心灵的窗口"，目光能传情达意。目光在人际沟通中的主要用途体现在以下几个方面。

第一，目光接触可以作为一种认识手段。直接的目光接触表明你对沟通对方感兴趣，期望继续交谈的话题。例如，当你知道习题正确的答案时，在课堂上你会用目光正视老师，并期待他的反应。

第二，目光接触可以控制、调整沟通之间的互动。例如，在心理辅导过程中，咨询者期待的、鼓励的目光注视，会使求询者继续他的叙述。

第三，目光接触可以用来表达人的感情。从一个人的眼神中可以观察出他在沟通时的情绪状态。例如，长时间注视可以传递喜欢的、有兴趣的含义。

第四，目光接触可以用作提示或告诫的手段。例如，当你因贪玩而没有预习时，若老师的目光接触到你，你可能要回避这种接触，并会从老师的目光中读出一种含义：下次必须预习。

(2) 面部表情。有关面部表情的研究有悠久的历史，最早可以追溯到达尔文的经典著作《人类和动物的情绪表达》(1872 年)。达尔文以后，许多心理学家对面部表情传达情绪和态度的方式进行了系统研究。美国心理学家施洛斯贝格(H. Schlosberg)把戏剧演员各种面部表情拍成照片进行面部表情的系统研究，提出了第一个辨认面部表情的系统图——表情环，并找出了人们最容易辨认的六种基本表情：喜、惊、惧、怒、厌恶、轻蔑。

克劳特和约翰斯顿对微笑也作过研究。他们在滚木球厅、曲棍球赛场和马路上观察人们微笑的频率，并且试图把每次微笑和当时发生的各种事件联系起来。他们的研究结果表明，人们在和别人交谈时最容易出现微笑的表情；相反，当他们单独经历某种积极肯定的情绪性事件时，他们微笑的次数就要少得多。他们认为，微笑的主要功能是要把喜悦或快感传递给另一个人。换句话说，像微笑这种面部表情与其说是对某种特定刺激的不随意反应，不如说是用来影响信息传达的有意识的一种选择。

(3) 体态语言。大量研究表明，人身体的其他部分也可以用于沟通过程。头、手、腿、脚和躯干的运动都可以用于沟通信息。伯德惠斯特尔为了搞清躯体运动复杂的规律，提出了"运动 8 模式"，认为它与语言沟通同样重要，相辅相成，从而形成了一门新兴学科——体语学。通过对体态语言的观察，可以反映个体内在的心理活动，表达情绪状态和对现实的态度。

躯体运动及姿态也可以用于传达吸引。相互喜爱、相互关心的人相见时，常常向前略欠一点身子，而且，往往是面对着对方，摆出了一种轻松、随便的样子。这些动作容易理解，也很容易给对方一种喜欢的感觉。

非语言的沟通渠道极大地方便了人际沟通，而且比语言沟通更深刻更含蓄。在团体辅导中，成员的非语言表现经常蕴含着丰富的信息(见表 2-2)，领导者必须善于观察，从中发现和了解成员对团体的态度和行为反应，以便更好地引导团体。

表 2-2　团体辅导中的非语言沟通(P. R. Walters,1989)

	头	脸	嘴	视线接触	手	姿 势
失望	低	眉尾下垂	往下撇	很少接触	自闭性行为	胎儿蜷缩之态
幸福	有韵律地动	生动	开口笑	到处迎接别人的目光	扩张性动作	常改变,诱惑性的
焦虑	不安地动	紧张	磨嘴	窥视(回避视线的直接接触)	紧握,流汗	不安地律动,耸颈抖肩
反对	头与下巴向前耸起	眉心打结	唇向前突出	防卫的	紧握空拳	坐在椅子边缘
依赖	头微低但保持视线接触	轻微地表达	带着微笑	多	接近的动作	有点求婚的样子
抗拒学习	转过身去	严肃	紧	逃避	看表	四肢僵硬

(4) 触摸。触摸被认为是人际沟通最有力的方式，人在触摸或身体接触时，对情感融洽的体味最为深刻。隔阂的消除、深厚的友谊，也常常需要通过身体接触才能充分表达。人不仅对舒适的触摸感到愉快，而且会对触摸对象产生依恋心理。有过恋爱经历的人会有体会，爱情是从身体接触(哪怕只是牵手)的那一瞬间发生质变的。团体辅导进行过程中成员之间发生的互相握手、搀扶等行为，往往可起到此处无声胜有声的作用，可以增进成员的关系、促进团体良好氛围的建设。握手便是团体中使用最多、适用范围最广泛的沟通行为之一。握手的初衷是向别人表示友好和接纳，短短几秒钟的握手，会把你对别人的态度传达给对方。例如，老友重逢时两人的手握住后常来回拉扯，以此表达兴奋的心情；好友分

别时常常以左手轻拍对方被握住的手，以表示别情难舍；上级对于自己欣赏的下级，握手时常常以左手轻拍对方的手臂或肩膀，以表示赞赏和尊重；等等。心理学家曾总结出社交场合握手的一般规则，以便使人们能够通过握手成功地给别人留下良好的印象。这些规则主要有：握手者必须从内心真诚地接纳别人；作为主人、上级或女性，应主动伸手与人相握；不要戴手套与人握手；男性一般不抢先与女性握手；握手时必须保持适当的目光接触。

四、有效沟通的原则和方法

(一)有效沟通的原则

人际沟通不仅是一种科学，需要掌握一定的方法，了解一定的规律。它也是一门艺术，掌握得当有助于消除沟通障碍，改善人际关系。有效沟通的原则如下所述。

1. 培养良好沟通的心理品质

要保证人与人之间进行正常的沟通与互动，除了沟通情境的因素外，还需要具备一定的心理品质。成功沟通的心理品质包括真诚、热情、自信、谦虚、谨慎、宽容、助人、理解，这些都是沟通的艺术，是取得较好沟通效果的前提。真诚能使沟通的双方心心相印、肝胆相照，能驱赶误会；热情给人以温暖，促进人相知，增强人际吸引力；自信能使沟通主动积极，表现从容不迫、落落大方；谦虚使人能常常看到自己的不足与他人的长处，从而取长补短、不断完善自我；谨慎不是拘谨，而是有选择的沟通；宽容是指承认人与人之间的差异，尊重他人的存在方式；助人就是给朋友提供帮助、支持；理解是人际沟通的基础，沟通的双方能把自己置于对方的位置去认识、体验和思考，设身处地地替别人着想、将心比心，这样就会理解别人的感情和行为，从而改善待人的态度。具有以上良好的心理品质，就能增加人际间的吸引力。

2. 克服沟通中的心理障碍

在人际沟通的过程中，不良心理作祟，导致沟通难以进行的现象在生活中并不少见。常见的沟通心理障碍有羞怯、自卑、猜疑、嫉妒、恐惧、厌恶、自负、依赖等。羞怯心理使人羞于与陌生人打交道，害怕变换环境，沟通中由于紧张不安而难以充分表达自己的意见；自卑心理使人在沟通中首先怀疑自己的沟通能力，因担心被人瞧不起而在沟通中畏首畏尾，遇到一点挫折就怨天尤人、自我贬损；猜疑心理是沟通的拦路虎，正常的沟通因疑心作祟而产生裂痕，甚至发展为对立；嫉妒心理使人心胸狭窄、鼠目寸光，沟通关系难以维系；自负心理使人傲气轻狂，过分相信自己而使周围的人与之疏远……因此，要保持正常的人际沟通，必须通过努力，克服以上不良心理。

3. 确立良好的第一印象

任何人际沟通都是从首次印象开始的。第一印象常常鲜明、强烈，影响深远，直接决定着沟通发展的方向，并在今后的沟通中起到心理定式的作用。如果给人留下诚恳、热情、大方的印象，沟通就有了基础，沟通关系就能发展；相反，如果给人留下虚伪、冷漠、呆板的印象，别人就不愿意接近。当然，第一印象不一定就准确，俗话说"路遥知马力，日久见人心"。但由于第一印象心理效应的存在，我们可以利用第一印象的心理效应，以及第一印象的作用，在与人的沟通中产生一个良好的开端，给人留下深刻的印象。这在今后的求职择业、交友恋爱中都有着不可忽视的重要作用。因为陌生人见面时，第一印象常常来自外部特征，外部特征常常反映出一个人内在的气质和修养，所以应从仪表风度做起，衣着整洁、仪表大方、语言不俗、举止得体、优雅潇洒。如果初次见面，夸夸其谈、浓妆艳抹、轻浮粗鲁，或过分拘谨、面红耳赤，都会使人厌恶而远离。

4. 利用支持性的沟通行为

支持性的沟通行为包括描述式、问题导向式、自发式、同理式、平等式、协定式。同时，应尽量减少引起对方防卫的沟通行为，包括评价式、控制式、中立式、谋略式、优越感和专断式，因为这 6 种沟通行为会引起防卫反应。另外，可以强化沟通的技能，如专注、提问、口语表达简洁、比喻恰当、积极倾听等。

(二)有效沟通的方法

有效沟通通常包含四大步骤，即注意、理解、接受、行动。

第一，注意，即接受人认真倾听沟通的信息。接受人对信息的注意力集中程度与沟通效果关系很大。这与信息对接受人的价值大小及接受人当时的心情等有关。

第二，理解，即接受人能掌握信息的含义。接受人对注意到的信息是否理解对信息沟通效果有极大影响，而理解程度则与接受人的水平、主观立场等有关。一般来说，接受人容易根据个人的主观立场和认识来解释他所获得的信息。

第三，接受，即指接受人同意或遵循信息的要求。

第四，行动，即根据信息要求采取的措施。

(三)良好沟通十要

为了帮助人们建立良好的沟通方式，美国管理协会提出过"良好沟通十要"，具体如下所述。

(1) 沟通前先澄清概念。

(2) 明确沟通的真正目的，希望得到什么。

(3) 考虑沟通时的背景、环境及条件。

(4) 重视双向沟通，正确理解。

(5) 沟通中运用通俗易懂的语言，条理清楚有层次，少有长句，意思要明确，注意非语言的表达。

(6) 注意倾听对方讲话，耐心、不轻易插话或打断别人的表达。

(7) 善于提问、搞清问题。

(8) 言行一致、心平气和、感情真挚。

(9) 有必要的反馈。

(10) 不仅着眼于现在、更着眼于未来，不要只顾一时的满足。

良好沟通行为与不良沟通行为的比较见表 2-3。

表 2-3　良好沟通行为与不良沟通行为的比较

良好沟通行为	不良沟通行为
专心，有目光交流，有面部表情；	不用心，回避目光，缺乏表情；
有诚意，重视；	无诚意及漠视；
说话清楚，声音适中；	说话语速太快，声音太小或太大；
开放，坦诚地让人了解自己；	封闭，隐瞒，不让别人了解自己；
尊重别人意见，对事不对人；	强词夺理，不顾别人感受；
流露个人感受；	喜怒不形于色；
坐姿大方，适当的身体距离；	坐姿不雅，不适当的身体距离；
多聆听	不让别人多说

五、人际沟通理论对团体辅导的贡献

人际沟通研究领域广泛、内容丰富、成果显著，它为团体辅导过程中人与人之间如何交往、怎样增强沟通效果、建立良好的人际关系、避免或减少交往障碍提供了大量有价值的参考信息，也为团体领导者选择怎样的团体沟通方式，如何观察、指导团体成员的沟通，增进自我了解和他人了解，在协调的人际关系中获得成长提供了具体的方法和技巧。团体辅导的过程就是一种人际沟通相互作用的过程，因此人际沟通研究的成果大多适合于团体辅导的过程。

第四节　积极心理学理论

积极心理学(Positive Psychology)是 20 世纪末兴起的一种心理学。其倡导者马丁·塞利格曼(Martin E. P. Seligman)一直主张心理学家在新的历史转折时期必须扮演极为重要的角色和担负新的使命，那就是如何促进个人与社会的发展，激发与开掘人的积极力量，帮助人们走向幸福。至今，这场声势浩大的积极心理学思潮已经演变成为一种时代精神，对心理健康的理念、研究方式与实践导向产生了深远的影响。

一、积极心理学的创始人

积极心理学的创始人马丁·塞利格曼是美国心理学家和临床咨询与治疗专家，1998 年以史上最高票数当选为美国心理协会(APA)主席，他基于习得性无助的研究思考，发起积极心理学运动，被称为"积极心理学之父"。积极心理学是揭示人类优势和促进其积极机能的应用科学，致力于识别和理解人类优势和美德，帮助人们提升幸福感和生活得更有意义。马丁·塞利格曼将幸福确定为自己的研究对象，使关于幸福的讨论成为一门显学；同时突破了幸福只在哲学领域内探讨的局限，拓展到了实证研究层面，把日常生活中的"幸福"概念转变成一种方法严谨、结论可靠的科学概念。

二、积极心理学理论的主要观点

积极心理学的研究主要有三大理论基石：第一是积极情绪的研究。第二是积极人格特质的研究，其中最主要的是优势和美德，当然，能力也很重要，如智慧和运动技能等。第三是积极的组织系统的研究，例如团结的家庭、气氛融洽的团体等，这些都是美德和优势形成的保障条件。

(一)积极情绪

积极情绪是积极心理学研究的一个主要课题，它主张研究个体对待过去、现在和将来的积极体验。在对待过去方面，主要研究满足、满意等积极体验；在对待现在方面，主要研究幸福、快乐等积极体验；在对待将来方面，主要研究乐观和希望等积极体验。

1. 回顾过去——幸福而满足

1) 迪娜的幸福感研究

心理学对幸福的研究主要用主观幸福感作为幸福的指标。主观幸福感是指个体自己对于本身的快乐和生活质量等感受的指标。对于幸福感的研究始于 20 世纪 60 年代，但在当时并没有引起太多关注，到 1969 年仅有 20 多篇研究论文。但现在对于幸福感的研究引起了越来越多研究者的兴趣，最近 10 年间这方面的研究论文已有几千篇，这些研究中有相当多的部分是集中在生活事件和人格因素对个体幸福感的影响这一领域，也有一部分是金钱与幸福感之间关系的研究。20 世纪 90 年代以来，随着积极心理学影响的逐渐扩大，一些心理学研究者对幸福的含义进行了新的解释，形成了心理发展意义的主观幸福感研究。在他们看来，幸福不仅是获得快乐，而且还包含了通过发挥自身潜能而达到的完美体验。迪娜(Diener)就是这一领域著名的研究者之一。他对与主观幸福感有关的气质和人格以及主观幸福感强烈的群体的个人背景进行回顾，然后进行更为广泛的跨文化研究，揭示了宏观社会环境与幸福之间的关系。这些调查研究发现，并不是发生的事情决定了人们的幸福，而是取决于人们如何看待所发生的事情。包括婚姻关系、家庭成员关系、朋友关系、邻里关系等在内的社会关系和人格特质也是影响幸福感的重要因素。

2) 马丁·塞利格曼的幸福五元素理论

马丁·塞利格曼认为用"well-being"比"happiness"来形容幸福更贴切，更能表达出人生繁荣、蓬勃发展(flourish)的状态，他称之为全面可持续的幸福。他认为幸福是一个构建的概念，由五个元素组成，每个元素都是真实的，都能够促进幸福，但是不能单独定义幸福。这五个元素构成了人的终极追求，每个元素都必须具有以下 3 个特征：它对幸福有所贡献；它是人的终极追求，而非追求其他元素的途径；它的定义及测量与其他元素无关。这五个元素可测量，可创造，分别是积极情绪(positive emotion)、投入(engagement)、人际关系(relationships)、意义(meaning)、成就(accomplishment)，简称 PERMA，一个拥有足够 PERMA 的人生即蓬勃幸福的人生。

2. 面对今天——快乐而充盈

研究发现，在每个年龄阶段虽然都存在着不快乐的人，但必须承认，同时也有着许多快乐的人。柳博米尔斯基比较了那些快乐的和不快乐的人，发现他们在认知、判断、动机和策略上有所差异，并且这种不同经常是自动化的，是并未被其意识到的，主要表现在快乐的人对社会性比较信息较那些不快乐的人稍微迟钝些。学者们对快乐与金钱的关系、快乐与信仰的关系以及快乐随着社会发展而有所变化等主题也有不少研究。比如，迪娜等人调查了福布斯排行榜中最有钱的 100 位美国人，结果发现，他们仅比一般美国人多一点点快乐而且还有一些人感到非常不快乐，甚至有人说自己已经不记得快乐的感受了。财富对快乐的影响如此小，有学者认为，主要是由于生活事件、环境及人口组成等因素在幸福感中所起的作用被差异中和了。为此，一种解释快乐理论提出，要想知道为什么有人比其他人更快乐，那么就必须了解保持和提高长期快乐以及个体感情产生的认知过程和动机水平。

3. 憧憬未来——现实而乐观

拥有乐观精神是促使希望和乐观增长的关键，因为乐观可以让人更多地看到好的方面。克里斯托弗·彼得森认为，乐观涉及认知、情感和动机成分。乐观的人更容易拥有好心情，更加不懈努力和成功，并且拥有更好的身体健康状况。大量对如患有艾滋病等危及生命的病人的研究表明，那些始终保持乐观的人活得更长久一些。乐观的作用主要是在认知水平上起调节作用。一个乐观的人更可能养成促进健康的习惯并获得更多的社会支持。

当然，乐观有时会产生"乐观的偏差"(optimisticbias)，即判断自己的风险要比判断他人的风险小，从而表现为盲目的乐观而不现实。这样就产生了矛盾：现实主义会提高成功适应环境的可能性，而乐观则会使个体具有较好的主观感受。为了解决这一矛盾，桑德拉·施耐德探讨了"现实的乐观"，认为"现实的乐观"与现实并不相互抵触。从原则上说，人们能做到乐观而又不自欺。这种对"现实的乐观"的研究是积极心理学的诠释：让生活更加富有意义。

(二)积极人格特质

积极人格特质是积极心理学得以建立的基础，因为积极心理学是以人类的自我管理、自我导向和有适应性的整体为前提理论假设的。积极心理学家认为，积极人格特质主要是通过对个体各种现实能力和潜在能力加以激发和强化，当激发和强化使某种现实能力或潜在能力变成一种习惯性的工作方式时，积极人格特质也就形成了。积极人格有助于个体采取更有效的应对策略，这方面具体研究了 24 种积极人格特质，包括自我决定性(self-determination)、乐观、成熟的防御机制、智慧等，其中引起关注较多的是自我决定性和乐观。积极心理学家认为培养这些特质的最佳方法之一就是增强个体的积极情绪体验。随着积极心理学的发展，人格特质的研究范围也会越来越广。自我决定性是指个体自己对自己的发展能做出某种合适的选择并加以坚持。积极心理学从 3 个方面研究了自我决定性人格特质的形成：先天学习、创造和好奇的本性是其形成的基础。这些先天的本性还必须与一定的社会价值和外在的生活经历相结合，转化为自己的内在动机和价值；心理需要得到充分满足是其形成的前提，这里包括 3 种基本的心理需要，即自主性、胜任和交往。

(三)积极的组织系统

积极心理学把积极的组织系统分为积极的社会大系统，如建立使公民有责任感、有职业道德的国家法律法规；还有积极的小系统，包括健康的家庭、关系良好的社区、有效能的学校、有社会责任感的媒体等。创造力研究的兴起可追溯到 1950 年吉尔福特的研究,吉尔福特认为,发散思维和变换能力是创造性思维的核心,这至今仍是许多创造力研究和测量的重要理论基础。许多积极心理学家认为,创造力更多的是来自培养而非与生俱来,很多研究者提出了自己的培养方案,比较著名的有斯滕伯格等人依据创造性投资理论提出的发展创造性潜能的 12 种策略:鼓励假设性的质问、允许含糊和不明确、允许犯错、鼓励他人对问题进行定义或重定义、对创造性的想法和产品进行奖励等。关于创造性的生理激活,前人曾做过创造性个体皮肤电、心率、EEG 波等方面的研究。最近有人从脑机制方面进行了实验研究,首次发现在完成发散思维任务时,高创造性被试(创造性测验得分高者)两侧额叶都被激活,而低创造性被试则只有单侧额叶被激活。由此看来,创造性是有其特定的生理激活特点的。

三、积极心理学对团体心理辅导的贡献

首先,团体心理辅导将激发人的潜力、促进成员的成熟和发展作为自己的任务。同时,积极心理学倡导积极的人性观,将使所有人的潜力得到充分的发挥并寻找到一种使普通人生活得更幸福、更有意义的规律作为自己的使命。在这一点上,积极心理学可以为团体心理辅导提供理论上的支持,而团体心理辅导则可使积极心理学的重要命题得以更好地践行。

其次,团体心理辅导强调整体的重要性,团体作为一种内在关系组成的系统,其影响力或作用远大于孤立的个体。积极心理学也认为外界群体系统不仅是个体产生积极情绪体验的最直接来源,也是构建积极人格的支持力量。

最后,团体心理辅导关注的对象主要是广大的心理健康的人群,焦点是指向对象的未来,重点是预防,根本目标是防止未来问题的发生,继而提供知识性服务,促进成员形成良好的心理素质,实现社会心理预防。而积极心理学反对传统主流心理学一直以问题解决为核心的病理学观点,而从预防的角度,倡导心理学应该把注意力转移到对普通人的发展性辅导上,从而在理论上给团体心理辅导提供了一种有力的理论支持。

本章小结

本章主要介绍了 4 种团体心理辅导的相关理论,即团体动力学理论、社会学习理论、人际沟通理论与积极心理学理论。

团体动力学旨在探索团体发展的规律,研究团体的形成与发展,团体内部人际关系及对其他团体的反应,团体与个体的关系,团体的内在动力,团体间的冲突,领导作用,团体行为,等等。

社会学习理论是在行为主义"刺激—反应"学习原理基础上发展起来的一种理论,着重阐明人是怎样在社会环境中学习的。班杜拉是社会学习理论的领军人物,他主张把依靠直接经验的学习和依靠间接经验的学习(观察学习)整合起来说明人类的学习。强调人的思想、情感和行为不仅受直接经验的影响,也受间接经验的影响;强调行为与环境的交互作用;强调认知过程的重要性;强调观察学习;强调自我调节过程。社会学习理论的研究成

果对团体辅导中如何改变成员不适应行为提供了方法。

人际沟通是指人与人之间运用语言或非语言符号系统交换意见、传达思想、表达感情和需要的交流过程，是人们交往的一种重要形式和前提条件。团体辅导过程就是人际沟通的过程，了解人际沟通理论有助于认识和把握团体发展的过程，有效地引导团体发展。

积极心理学是 20 世纪末兴起的一种新的心理学。其倡导者马丁·塞利格曼一直主张，心理学家在新的历史转折时期必须扮演极为重要的角色和担负新的使命，那就是如何促进个人与社会的发展，激发与开掘人的积极力量，帮助人们走向幸福。这些观点与团体心理辅导的终极使命不谋而合。

这 4 种理论既可以是团体心理辅导的重要理论基础，同时又可以为团体心理辅导的实践提供技术和方法的支持。

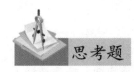 思考题

1. 不同团体氛围下，团体成员的行为表现有什么样的差异？
2. 团体凝聚力对团体活动有什么具体影响？
3. 社会学习理论的主要内容是什么？
4. 人际沟通理论的主要内容是什么？
5. 积极心理学理论的主要内容是什么？

第三章　团体心理辅导阶段

本章学习目标

➢ 学习并实践团体过渡阶段领导者的任务。
➢ 了解创始阶段团体成员的功能。
➢ 了解团体结束阶段领导者的任务。

重点与难点

➢ 明确团体准备阶段团体成员的准备内容。
➢ 掌握团体工作阶段团体成员的任务。
➢ 了解团体过渡阶段可能出现的问题。

任何一次团体心理辅导活动都会经历一个启动、过渡、成熟、结束的发展过程。在整个团体活动的过程中，每一个阶段都是连续的、相互影响的。作为一个成功的团体领导者，只有对团体的发展阶段及特征有清晰的了解，才能把握住团体活动的方向，有效地引导团体活动向健康的既定目标前进。

第一节　团体准备阶段

任何团体辅导的成功都与开始前的精心准备密不可分。在团体形成之前，领导者要有详细的思考和计划，要花大量的时间来做准备工作。领导者应根据团体目标、成员特征、领导者和成员各自的责任、团体活动与过程、预期成效等几个方面来撰写好计划书，同时必须对团体大小、聚会次数、时间和场所、甄选成员等，都有妥善的安排和考虑。

如果领导者在团体辅导之前没有充分的准备，考虑得不周到，在实际团体辅导过程中就很有可能发生领导者难以处理的问题，妨碍团体发展，导致成员不能从团体辅导中获益。

一、团体准备阶段的工作

(一)了解团体成员的需要

要实施团体辅导，必须先了解服务对象(如中小学生、大学生、企业员工、教师、公务员、神经症患者等)对团体的需求有哪些？辅导人员可以通过所接个案的困扰问题，或各类服务对象存在的比较普遍的问题，看看团体辅导方式是否有组织的必要。例如，对那些人际关系欠佳的人通过团体辅导进行社交技巧训练，为他们提供更丰富的人际互动和模仿及演练的机会，可轻松获得显著的成果。

(二)确定团体的目标

针对团体成员的年龄、职业、性别等特点评估他们的需要，然后再决定他们要解决的问题、他们参加团体的目标。

(三)收集相关文献资料、完成团体辅导计划书

当团体性质和目标确定后，团体领导者就要通过查找相关资料，阅读书籍和杂志，为团体设计提供理论支持。

资料准备充分后，设计者就要思考和讨论解决问题所涉及的各类因素。例如明确带领团体心理辅导的人员及其助手的要求及条件；领导者与助手分工；团体心理辅导形式；团体心理辅导进行的地点、环境条件；团体成员招募采用的方法；团体心理辅导效果如何评估，并在此基础上，完成团体辅导计划书。

(四)规划团体辅导整体框架及流程

通过完成团体辅导过程设计表和团体活动单元计划表，编制出团体辅导详细过程，认真安排每次聚会活动，即进行辅导方式及活动的设计。由于领导者的带领、成员的反应、活动引发及累积的效果均会自然而然地影响团体辅导的过程，所以同样的设计实施于不同团体时，可能会有不同的问题及结果出现。因此领导者需要准备一些备用的活动，并视团体发展的状况来弹性调整原先的计划。同时，还要准备每一项活动进行的大纲及必要的材料。

(五)设计招募广告

团体辅导计划书完成后，就应开始设计团体成员招募广告。一般情况下，发展性、教育性、预防性的团体针对人格健全者，团体目标也是比较共性的，广告招募可行。

团体形成前在筛选成员时，应协助其了解团体导向与结构内容，最好向其呈现真实的团体计划，避免给予任何不实的承诺或夸大团体辅导的功效，如"参加我们这个团体之后，一定可以增加你的交往能力，解决所有的人际冲突，使你成为最受欢迎的人……"

(六)对团体辅导计划书进行讨论或修订

将设计好的团体辅导计划书在同行之间先行组成试验性小团体试用一次，与同行、督导讨论试用的结果，再加以修改完善。

二、团体准备阶段领导者的准备

领导者在开始进行团体辅导之前需先与成员个别会谈或作一团体说明，说明的事项有团体的性质和目的、团体活动的过程和方法、领导者带领团体的实务经验和专业背景、团体成员需配合的事项(包括成员写团体辅导心得)、团体费用(免费还是收费)、团体记录(是否录音、录像或摄影等)的运用等。

在个别面谈时，领导者应化解成员对团体不确实的期待和参加动机，促进双方沟通，使他们更了解团体的性质。

三、团体准备阶段团体成员的准备

团体辅导进行前，除了领导者和成员个别会谈之外，成员可在接到通知面谈前，事先整理自己要解决的问题，以便在会谈时可以和领导者沟通。成员需准备的问题有自己参加团体的目的；如果在团体中感到不适应，甚至出现问题时，是否可以退出；是否有参加团体的经验，如果参加过的话效果如何；自己打算为参加团体做的努力。

领导者在团体辅导进行前和成员交换意见，有助于团体动力的发展，厘清成员对团体的期待，并有助于领导者初步了解成员的参加动机、人格特质、过去经历和参加意愿，进一步建立良好的互动关系，以便据此设计或修正团体活动的内容和方向。

特别是非自愿的团体，成员被迫参加可能会产生抗拒、冷漠的行为，可以事先加以疏导，也可适时表达领导者的期待与团体规范，必要时也可让成员决定自己是否参加团体。

第二节　团体创始阶段

这一阶段团体成员最重要的心理需求是获得安全感。领导者的主要任务是协助成员相互间尽快熟悉，增进彼此了解，澄清团体目标，订立团体规范，建立安全和信任关系。这是团体进行下去的前提条件。

在这一阶段，有些成员常因担心自己的言行会不会被他人接受而小心翼翼。有的成员会故意表现出令人不快的言行，试试到底团体里气氛是否安全，考验团体是否能接受他所有的行为和情绪。有时候，团体还可能会出现沉默、尴尬的气氛，这是成员在思索问题、寻找方向的表现。

团体的创始阶段是一个定向和探索的时期，需要确定团体的结构、促进成员相互熟悉、建立和了解团体的规则、建立信任感、探讨成员的期望、形成团体的规范等。在这一阶段，成员们要了解该团体如何发挥作用，确定他们自己的目标，明确他们自己的期望，并寻找他们在团体中的位置。领导者在创始阶段的主要任务是帮助成员充分参与到团体中，促进、鼓励和鞭策成员从团体中获得最大收益。

一、团体创始阶段的特征

(一)团体结构松散

团体初创时，团体成员都不了解团体要做什么、他们能够做什么、哪些行为是团体不允许的。成员被他们的自我所占据，无法关心团体，他们与其他成员的接触是很有限的，团体尚未形成结构。

(二)人际沟通表面化

团体创始阶段的特色是接近与逃避。成员们开始接触、互相认识，但同时也不想太亲密，他们还要保持距离以保护自己。成员初进入团体时往往保持一种"公众形象"，他们会表现出社会接受的行为和观点。

团体创始阶段，成员们在一定程度上对团体结构又感到不安和焦虑，他们以尝试性态度探索和检查团体的局限性；大多数成员对团体有许多误解和好奇，领导者要清除成员的错误观点，消除团体的神秘性。

(三)成员有多种情绪体验

对于从来没有参加过团体的人，许多团体规则、期望和活动都是陌生又新鲜的，他们也有许多不确定的焦虑和期待。一方面成员对于将对他们有影响的团体经历充满希望，另一方面他们也会产生害怕和未知的焦虑。

团体创始阶段，成员有许多的疑问：领导者是否喜欢我，我在团体中所说的话是否会被人笑话；我在团体中是被攻击还是得到保护、是被人支持还是被人威胁；团体中其他人是否理解我的意思、其他人会怎样看我的问题、他们是否值得信任……

二、团体创始阶段领导者的任务

(一)建立信任感

在团体创始阶段团体成员会感受团体的气氛是否安全；成员会考验团体是否能接受他所有的行为和情绪；成员有时还可能会出现一阵沉默和尴尬的情形，因此，领导者尽可能建立团体成员的信任感，这对团体发展是至关重要的。

(二)领导者自我介绍

首先，领导者自我介绍的方式会对团体的气氛产生一种深远的影响，因此，领导者给成员的印象应是精力充沛、坦率有亲和力，在心理上给人以亲近感。

1. 领导者的态度

领导者的态度直接影响着信任感的建立。如果领导者是热忱的，成员参加团体的积极性会被调动起来。领导者对团体的热忱表现在他对团体有很大的兴趣和兴奋度，否则，团体就可能是沉闷、散漫和无聊的。

2. 说明团体规则

领导者要为团体发展做完善的准备，需要清楚、明确、简洁地说明团体的基本规则和要求。

制定团体规则是领导者在团体创始阶段的任务之一。在团体的第一次集会中，领导者要帮助成员明确团体中的基本规则，如出席和缺席的情况，集会时是否可以吸烟或吃东西，成员的权利和责任，保密问题和限制，等等。领导者以自己的行为严格遵守这些规则，有些规则需要的话，可以反复提出，如某个成员在团体中表达了他的个人问题，团体结束时领导者可以提醒每个成员遵守保密的规定，不要因好奇或热心而破坏了规定；当成员迟到的时候领导者除了询问原因之外，还可以再次重申准时出席的规定。当领导者对团体的规范做出清楚详细的规定并加以确定(如使之成文)之后，团体成员将会适应这些规范，并肩负起自己的责任。具体的规则可以保障团体的发展，保护成员的利益。

3. 鼓励成员表达

领导者鼓励成员表达他们的感受，表达出自己在团体里的担心、困惑和不安等情绪，可以使成员了解到接纳自己和别人的感受是正常的。如果成员看到表达消极或负性的情绪是可以接受的，他们就会更努力地探索对自己有意义的事情，更容易表达在团体中此时此地的感受和看法。

随着团体成员向别人更多地表露自己，团体会变得越来越有凝聚力，而这种不断滋生的力量加强了团体的信任，并为成员可以在团体中尝试新的行为方式提供了恰当的气氛。当成员相互信任时，他们也会相信自己所接受的回馈。

4. 示范的作用

在团体初期，大部分成员相当依赖团体领导者。因此，领导者应时刻意识到自己被团体成员视为一个权威人物和行为的榜样，以保持对团体的良好控制。领导者带领团体时，不仅是一个技术专家，也是一个树立榜样的参与者，为团体确定步调和形成规范。领导者在第一次活动中，向团体公开说明你的期望，示范人际互动的诚恳和自发性，让成员体会到领导者真诚的关心，看到领导者对团体的投入和热忱，激励成员尽快地加入到团体中来。

(三)确定团体目标和个人目标

领导者向成员阐明团体目标，并帮助成员确定、澄清和建立有意义的个人目标。让成员认识到团体目标是自我探索、自我尝试，通过参与此时此刻的活动，使自己被别人了解，激励自己和别人沟通，勇于冒险，给予并接受回馈，倾听别人的见解，对别人做出真诚、具体的回应，应付各种矛盾冲突，处理在团体中产生的各种问题，实践新的领悟，把新的行为应用到团体之外。

(四)明确团体成员的责任

在团体中领导者和成员都要承担团体发展的责任。领导者不要以为只是自己在对团体方向和效果承担责任，只是自己在采取策略使团体向计划书确认的方向发展。因为这种看法实际上剥夺了成员的责任。如果成员被认为是没有能力的，他们很快就会依赖领导者，放弃自己的责任。更多时候是成员不知道自己在团体中要担当哪些责任，需要领导者来明确告诉他们团体中的每个人对团体发展都有积极作用，团体需要每个人的积极参与和投入。

(五)提供适度的指导

在团体辅导初期，因为成员通常不清楚哪些行为是团体所期望的，所以，他们会产生焦虑。指导既可能促进也可能抑制团体的发展。过多或过少的指导都会损害团体的自主性和团体成员的发展。过少的指导会导致团体的盲从，成员变得过分焦虑，抑制他们的自发性；而过多的指导会限制成员的发展，会助长成员的依赖心理和行为，成员们可能会等待领导者来安排一切，而不是自己承担起寻找自己发展方向的责任。所以，领导者在团体辅导初期要对成员进行一般性的指导，同时也要警惕此举是否会助长成员对领导者的依赖。随着团体凝聚力的增加，成员逐渐对有意义地表达自己做出回馈，对他人提出支持和鼓励等方面会感到安全。

(六)签订团体契约

契约也称协约、合约，是指团体成员与领导者的协议，主要是为了引导团体成员实现团体目标。契约的签订可以是口头的，也可以是书面的，视团体成员的习惯、领导者的要求而定，书面的形式比较正规。契约的内容应包括成员的权利和责任、在团体内应遵守的规则等。签订契约是一个协商的过程，通过这个过程能够加强成员与领导者、成员与成员之间的沟通，协商体现了团体中所有人的平等参与，使成员在领导者的鼓励下，增强自信心和对团体的兴趣，并使他们了解在团体中的具体行为，清楚团体的真正运作方式及团体对他们的要求，以消除成员紧张、不知所措的情绪。契约的内容一般包括以下 9 个方面。

(1) 清楚说明团体目的和团体是因什么目标而设。

(2) 个别成员的目标和希望是在团体内获得一些东西，这些都要与团体的整体目标相配合。

(3) 团体运作的方式(例如讨论、游戏等)，以及成员是否有权利随时放弃参与不喜欢的项目。

(4) 团体的聚会时间、地点和次数。

(5) 有关守则、奖励与惩罚细则。

(6) 要求成员对团体有投入感，包括准时到会、不能无故缺席、帮助其他成员等。

(7) 要求保密，若由于特殊原因要将团体内资料向外呈报，要说明原因及所涉及的范围。

(8) 确认个别成员若有需要时，能否独自约见团体领导者。

(9) 清楚说明团体与机构的关系(如学校、社会服务机构等)，团体成员的参与与机构期望需要配合的范围等。

三、团体创始阶段团体成员的功能

团体创始阶段成员会有许多担心和疑惑，以致或多或少地存有戒心，出现抗拒行为，成员互动表面化，影响到团体内的交流深入发展。为了营造安全的团体氛围，团体成员需要发挥以下功能。

(一)用行动营造一种信任的气氛

有部分团体成员对团体充满了好奇和希望，他们会在开始阶段积极参与团体活动，此时，领导者应采取积极的步骤以营造一种信任的气氛，带动团体发展。

(二)学习表达个人的感受和想法

团体初创阶段，成员会有担心、害怕、恐惧、焦虑、期待等内心的感受。有些成员通过观察或与人互动，学习如何讲述自己的真实情感和想法，因为团体是一个特别营造的社会环境，与日常社交场所有所不同，成员感受到接纳和安全时，他们会表达出平时难以启齿的愿望和情感，而当他们有了自我表达的突破之后，会加强他们与团体的联结，以促进团体的凝聚力。

(三)愿意表达与团体有关的期望

无论成员在团体中的感受是怎样的，只要他们愿意表达就会促进团体的发展，如当他们在团体中感到无聊或失望，或者他们认为团体的规则对自己是很大的约束，或者感到在团体中非常孤立无助，感到压抑等，对团体的改变有许多期望时，愿意表达出来。当领导者接纳并促使成员表达任何感受和想法时，成员会更愿意参与到团体活动中。

(四)参与团体规则的建立

团体规则的制定不只是领导者的事情，如果成员参与规则的制定，会增强他们对团体的责任和热情。因此团体第一次聚会，领导者都会安排时间让成员自己制定规则，这种方式更有利于遵守规则。

(五)了解团体的基本历程

团体辅导初期，成员常常会主动向领导者了解团体辅导的内容和过程，确认团体如何运作、进展，熟悉自己的责任和权利，明白如何参与到团体互动中去。

四、团体创始阶段可能产生的问题

(一)成员可能被动等待

团体成员在团体辅导开始阶段不知道该做些什么，会有许多的顾虑和担心，他们经常会以观察者身份被动地等待团体活动。如果等待的成员较多的话，会影响团体的发展。

(二)成员对团体不信任或恐惧，表现出抗拒行为

因为团体尚未出现信任的气氛，团体成员会因缺乏安全感而导致对团体的不信任或害怕，他们会以多种方式表现出对团体的抗拒行为，如长久的沉默、谈论社交话题或故意转移重要的主题。此时，领导者对成员的抗拒行为报以接纳和理解的态度会减轻他们的不安和猜疑。

(三)成员对团体模糊的认识和误解

有些成员以为在团体中自己只是一个听众，听从领导者的教导和安排；有些成员以为团体中可以解决自己所有的问题，对团体抱有过高的期望；有些成员会以为团体就是一群人开展一些好玩的活动，打发时间等。在团体开始阶段成员可能对团体的规则、内容或目标不甚了解，领导者就需明确团体的宗旨以消除成员的误会。随着活动的逐渐深入，成员之间的关系也开始由表及里、由浅入深，变得愿意表达情感，开放自己，对团体的目标表示认同，团体凝聚力和信任感就会慢慢形成。

第三节　团体过渡阶段

团体在过渡阶段时，成员的互动大多是表层的，多数成员不会对当前的感受进行描述，而通常只会将过去的经历作为讲述的话题，话题中也很少涉及团体中的人。在这个阶段，团体成员将面临抗拒的情绪以及矛盾和冲突，会产生一些焦虑和不安。团体领导者要主动介入，鼓励成员认识并表达他们的焦虑，帮助他们了解如何处理他们的问题。

一、团体过渡阶段的特征

(一)团体成员的情绪特征

过渡阶段的一个显著特点是焦虑和防卫不断增加。成员会以对自己和对团体的怀疑来表达他们的焦虑。

成员的焦虑源于害怕别人在超出一般公众认识的程度上了解自己，也产生于害怕被批评和被误解，也因成员缺乏对团体情境中的目标、规范、所期望的行为的明确认识。随着成员逐渐充分地信任其他成员和领导者，他们就逐渐能够公开袒露自己的个人问题，逐渐地这种坦率减少了他们对于让别人了解自己真实目的的焦虑。

(二)团体成员出现矛盾冲突与控制行为

过渡阶段是以消极的评估和批评为主要特征的。团体成员可能对别人采取相当批判性的态度，但不愿意了解别人对自己的看法。这个阶段是在团体成员中与团体领导者之间争取权力并建立一种社会秩序时期。成员努力获得控制支配权力，这些矛盾冲突的表现很复杂，"它无时不在，有时悄然无声，有时如文火焖烧，有时又如大火冲天"。

成员控制的行为包括竞争、敌对，运用各种手段谋求利益、争取领导地位、频繁地讨论决策和责任分派的程序。所以，在这个阶段，领导者首先要认识到矛盾冲突，才有可能处理和解决它们。如果领导者认为矛盾冲突总是消极的，反映着一种不良的关系，或者忽视团体中的矛盾冲突，那么产生这些矛盾冲突的因素会更恶化，甚至破坏真诚交流的机会。只有当矛盾冲突被认识，并使那些有关的人能够维持他们自身的整体性时，各方之间信任的基础才会建立。所以，矛盾冲突虽然是不可避免的，但通过解决矛盾冲突可以增强相互的信任。

其实，团体成员表达负面情绪也是检验团体自由度和信任度的一种方法。成员们会考察团体是否是一个能表达不同意见、产生并表达负面情感，以及体验人际冲突的安全场所，他们在尝试当自己并不友善时会在多大程度上被接受。因此，认识、接受并处理冲突对团体发展有着关键性的影响。如果矛盾冲突不能适当解决，团体就可能退步，甚至会无法达到一个有成效的工作阶段；如果领导者能真诚地关心并积极地处理矛盾冲突，那么成员之间的关系就会变得牢固，足以经得起考验。

(三)团体成员挑战团体领导者

团体中的矛盾冲突经常和领导者有关，团体领导者可能会在个人和专业方面受到挑战。领导者可能被批评为"太过于理性，太严厉"，或被指责为"和团体中其他成员没什么区别，没有特别能力"，领导者还可能被要求袒露过多的私人信息，或者被成员反对其控制范围，等等。

团体成员向领导者提出异议和挑战，经常是团体成员走向自主的第一个重要步骤。在这个过程中绝大多数成员会体验到一种依赖与动力的冲突。成员依赖领导者是团体初期的特征，如果希望成员能脱离这种依赖，领导者就必须允许并坦诚地处理团体成员袒露的对领导者的异议。如果恰当地领导团体，成员会变得越来越自主，最终与其他成员和团体领导者达成一种伙伴共识。

领导者能够接受并处理成员的挑战，会在很大程度上决定团体将进入更高的层次。领导者要重视成员的挑战，直接地、真诚地处理成员的异议和批评，表达自己对这些意见的看法和感受，以促使团体沟通的渠道畅通无阻。

(四)团体成员表现出抗拒行为

抗拒行为是使自己或别人避免对个人问题或痛苦体验作深入探索的行为。在团体中出现抗拒行为是一种不可避免的正常现象，领导者如果不尊重成员的抗拒行为，犹如不尊重成员本身一样，因为抗拒行为是成员保护自己的方法。

处理抗拒行为的有效方法是把它们看成是团体历程中正常的事情，领导者承认抗拒行为是成员对自身参与冒险行为或改变新行为的一种自然反应。领导者要以开放的心态、接纳的态度，鼓励成员承认并解决他们所体验到的任何彷徨和焦虑。当成员意识到他们具有的抗拒倾向并讲出他们的困惑时，团体就进入了一个建设性关系形成的新阶段。

二、团体过渡阶段领导者的任务

(一)领导者的基本任务

团体领导者在过渡阶段面临的核心问题是要在团体中以谨慎敏感的方式在恰当的时机采取介入的措施。领导者既要提供支持，又要予以挑战，这是团体成员面对并解决在团体中的冲突，以及他们之间的抗拒和焦虑时所必需的。领导者如果成功地解决充满防卫和冲突的困难，就可使团体工作向前推进到真正的凝聚力阶段。

领导者最基本任务是协助团体建立自我表达的模式、提供鼓励和挑战。如果领导者处理该阶段成员的焦虑、矛盾冲突和抗拒，接受成员的挑战的话，就能够帮助成员学习面对和处理团体中的矛盾冲突，并使之前的焦虑和导致的抗拒及防卫行为也有所改变。

要想使一个团体有效率，必须在支持与挑战之间建立一种恰如其分的平衡。研究表明，领导者的攻击性对质是团体中最大的危险，领导者不应在过渡阶段对成员进行强烈的对质干预，只有当团体出现充分的信任基础，成员们才可能开放式地接受对质。在过渡阶段领导者应尽力地营造一种支持性和挑战性平衡的氛围。

(二)领导者的主要策略

1. 同感的理解

接纳团体成员的负性情绪，鼓励成员承认和表达自己真实的感受。领导者应了解成员在此阶段的负性情绪产生的背景，给予同感和接纳，使成员在了解、支持和接纳的氛围中，不受指责与批评，进而学习如何接纳自己和肯定自己。一个能正确看待自己、接纳自己的人，也较容易尊重别人、接纳别人。一个团体里成员能够自我接纳又能接纳别人，团体的氛围就能由冲突转换成凝聚力，团体得以向前发展。

2. 鼓励成员认识自己的焦虑、矛盾和挣扎，并协助其表达出来

帮助成员明白自己的保护行为和心态。领导者不仅应鼓励成员学习表达内心的感受，还可以帮助成员学习随时觉察自己此时此地的感受和心态，并表现出能够促进团体成员的

自我开放及真诚的互动。有时领导者的示范或自我表露可以引起成员的共鸣和自我表露。

3. 鼓励成员面对自己的防卫性行为，并将之转化为建设性的行为

领导者首先要能够敏锐地觉察成员的抗拒行为和防卫心理，创造处理抗拒的条件，并在适当的时候协助成员面对，妥善处理、教导和鼓励成员公开地处理矛盾冲突，协助他们认识和肯定这么做的重要性。

4. 直接而坦诚地面对并处理成员的挑战

面对成员的挑战领导者如果无法接受，觉得是自己的失败，或是领导者自我防卫，极力辩护，甚至予以攻击，会使双方关系更加恶化。领导者处理挑战的态度，对于团体是否能进入更高层次的发展有很大的影响，这对于初学者来说会是很困难的。领导者要明白的是，成员挑战的是领导者的角色，而不是领导者本人。领导者也要明白，成员的挑战是团体发展的过程，因此，领导者应面对而不是回避成员的挑战。

领导者首先要检查自己是否有被挑战的事实，把自己被挑战的感受表达出来，并请成员检查他的挑战或假设是否确实。领导者和成员之间公开坦诚的沟通，不但处理了问题，而且也为成员将来如何面对攻击、挑战提供了好的示范。如果领导者逃避攻击、挑战，或用领导者的角色来压制成员，只会增加不满和攻击。

三、团体过渡阶段团体成员的任务

在这个时期，团体成员的一个重要角色是要认识并处理各种形式的抗拒行为，他们的任务包括认识并表达任何负性情感；尊重抗拒，但要解决它；从依赖向独立发展；学习如何以建设性的方式向别人提出问题；乐于面对并解决团体中发生的事件和矛盾冲突，而不是回避它们。

四、团体过渡阶段可能出现的问题

(一)成员被归类和贴标签

成员可能被划分为不同的"问题类型"，也有成员可能会自己贴上标签约束自己。如果团体成员的焦虑、抗拒被视为是成员的"问题"，他可能会被其他成员或领导者划分为某种类型的问题成员，如挑战领导者时可能被认为是不懂礼貌的人，或者桀骜不驯的人；如和其他成员有冲突的行为可能会被划分为"神经症"之类的。有时成员因自己的抗拒行为不能被人理解，也会认为自己是某种另类而给自己贴上负性的标签。

(二)成员拒绝表达负向情绪

成员害怕表达内心负面的情绪而将真实的情感隐藏起来，他们在团体中的表现可能会是应付的、假装的正向现象，而团体内缺乏真正信任的关系，因此导致不信任的氛围蔓延。

(三)成员以防卫方式掩盖其问题

领导者不仅应认识到成员的防卫心理和行为，而且应采用适当的方式解决这些矛盾冲突和防卫行为。领导者在用对质技术处理这些问题时必须特别小心，因为对质技术使用不

当的话,反而会增加成员的负担,起到消极的作用,团体成员仍会以防卫方式来掩盖其问题。

(四)团体成员可能形成次团体

问题类似的成员可能会形成次团体,在团体之外表达各种负性情绪,而在团体中保持沉默或防卫。次团体对团体的发展有很大的破坏力,它有可能会阻碍团体凝聚力的形成,容易造成不同次团体成员之间的矛盾冲突。

在过渡阶段里团体会有许多的冲突,成员之间争取控制,也会出现抗拒行为,甚至脱离团体不肯参与。因此,领导者应该清楚地认识到此阶段成员的特征,必须冷静沉着面对,小心谨慎地处理自己的行为和语言,主动、真诚而积极地关心每一个成员,协助他们了解自我防御的行为方式及处理冲突的情境,鼓励成员谈论与此时此地有关的事情,协助他们成为团体中独立自主的一分子。一方面,希望可以促进彼此的信任和关系建立;另一方面,要避免与成员发生对抗和敌视行为,以便团体可以平稳地经过该阶段,向下一个阶段发展。

第四节　团体工作阶段

团体工作阶段也称凝聚力阶段,此时团体已经出现了有效沟通的模式:团体发展稳定,团体内气氛自由且安全,该阶段是团体 4 个发展阶段中工作过程最长的时期。置身在这个阶段的团体中,成员之间可以彼此信任、相互尊重、相互支持、坦诚相待,因此关系亲密,成员能够认同团体和领导者,主动积极投入团体,可以自由表达自己,包括负性感受以及与他人不同的意见,能够作深入的个人分享。在团体中,成员能彼此接纳各自的问题,相互帮助解决问题,也会将各自从团体中获得的感悟转化为行为和人格的改变。

一、团体工作阶段的特征

(一)团体凝聚力增强

团体凝聚力包括了团体对成员的吸引程度、归属感、包容和团结。团体凝聚力虽然在团体初期就开始形成了,但在工作阶段才成为团体过程中一个关键因素。如果团体已经确立信任,成员的矛盾冲突和负面情绪也容易被解决,那么这时的团体就有了凝聚力。从某种意义上来说,团体只有经历过考验阶段,才能进入有效的工作阶段。

团体凝聚力产生于成员坦诚相待并敢于冒险的时候,因为此时成员会真诚地表露他们深藏的重要的个人问题。这使团体成员了解到别人也和自己有同样的问题而与他人认同,团体也因此更有凝聚力。凝聚力为团体提供了向前发展的动力,所以它是团体成功的前提。但是团体凝聚力不会自动产生,它是团体成员和领导者共同投入,逐步地引导出团体整体感的结果。

(二)成员对团体充满信心和希望

经历了过渡期的冲突、挣扎之后,成员感受到团体对自己的接纳:不但自己对团体产生了信赖感,也看到别人的真心表露、坦诚相待、互相分享、关怀和承诺,对团体有更强的信心，相信团体会促进自己的成长，能帮助自己解决困难，心中充满了希望。

(三)成员愿意自我表露

当团体到了工作阶段，成员的自我表露是内在自我即真实自我的表露，或者表达较冒险的和极具挑战性的问题，这样的探索才是深刻的、有意义的。成员不但有机会真实地认识自己，也使别人更了解自己。成员通过整合自己的自省和他人的回馈、协助，成为其成长和突破的最佳方式。团体中的其他成员也同样以相同的过程，学习成长和发展。

(四)此时此地

团体在工作阶段产生的信任、接纳和同感，使成员不再担心和顾虑，他们可以说真话，把实际感受表达出来，把团体当下的情况与气氛，不掩饰地反映出来。这是真实地面对自己、真实的人际互动、自己与环境的真实共存，是真实的人生。这对成员而言具有与以前很不相同的意义，因为能够并且敢于忠于真实的自己，并表达出来与团体分享，这对许多成员来说，是很大的超越和突破。评估团体信任度和亲密感也是以团体"此时此地"程度的高低而定的。

(五)承诺与改变

成员已从矛盾中挣脱出来，他们不愿再防卫和掩饰自己，而是更愿意与团体在一起，与之成为一体，为团体和自己负责。当初进团体时所抱有的成长和改变的希望逐渐从内心深处浮现出来，当希望能够实现时，改变的动机比以前任何时候都强烈。

(六)认知重建

在关怀、接纳和温暖的团体氛围里，成员有机会把内心的情绪表达出来。情绪宣泄虽然有治疗作用，但只是情感宣泄并不足以改变成员的行为，所以，成员必须对自己的困扰及失败进行深入的分析和检讨，并加以重新认识和解释，以增加对自己的客观了解以及对问题的正确认知，这样对行为的改变和问题的解决才有实质的意义。

(七)实验的自由

成员参加团体的目的之一是想要学习更适应、更有效的行为，使自己能够突破日常的限制或解决生活中面临的问题。团体在工作阶段就为学习新行为提供了合适的机会。我们在日常生活中行为是僵化的、例行公事的、缺乏弹性和想象力的，因为我们不敢改变熟悉的行为方式，担心做不好或无法预测新行为的结果。团体提供了一个安全的场所，在接纳、同感的理解和支持的氛围中，成员可以大胆地发挥创意，改变自己，练习或实践新的行为，并将学到的新行为应用到团体之外的实际生活中。

二、团体工作阶段领导者的任务

(一)协助成员更深入地认识自己

认识自我是完善自我的前提。在和谐的接纳性的团体气氛中，成员更愿意深入地探索自己、表露自己，领导者应该借此机会协助成员进行更进一步的自我探索、自我认识、自我接纳、自我肯定、自我改善、自我评估，使其了解到自己的问题或行为的形成原因及相互关系，作为自我突破、自我发展的重要基础。

(二)鼓励成员彼此尊重给予关怀

在工作阶段，团体成员比以前更愿意表露较深层的自我，大多数人都会以真我示人，每个成员都表现出了自己的独特性，因此彼此相互尊重，不但能鼓励成员敢于继续自我表达，也使彼此能维持独特性。

当有成员表露自己的困扰或伤痛时，如果其他成员能适时地给予其关怀和支持就可以减轻其痛苦，并使其有勇气和信心继续前行。领导者需要适时地鼓励成员彼此尊重、彼此关怀。

(三)鼓励成员相互帮助

团体的特征之一是拥有多方面的信息和资源，所以应鼓励成员互为资源，鼓励他们分享自己的经验、知识和技能，彼此交流，相互帮助，因为每个人在帮助其他成员的同时，也可得到他人的协助。

每个成员都有自己的背景和生活经验，相互帮助可以协助他人获得多方面的信息，扩大视野，丰富生活，更了解自己并解决问题。领导者应协助成员从团体经验中重建认知，协助成员分析、检讨自己的认知重建，改正不适用或不合理的信念，取而代之以合理的健全的信念。

(四)善用对质技术

对质是心理辅导的技术。在团体辅导中，可以说工作阶段之前没有真正的对质出现。对质不是敌意的攻击和惩罚，而是出自关心、同感与真诚的建设性挑战，需要以充分的信任为基础。其目的是协助成员洞察阻碍自己成长与自我实现的矛盾、防卫和盲点，以开发个人的潜能，实现个人成长目标。

(五)协助成员把领悟转化为行为

成员通过在团体中自己的自省和别人的反馈，对自己和环境的关系有了新的了解和领悟。此时领导者应协助成员把这些领悟和认识具体化为行为，如某个成员领悟到自己的失败不是运气不好，也不是老师不公平，而是自己学习不努力时，如果只是领悟还不能改变他的行为，必须有实际行动才行，因此领导者可以协助成员将新的认识具体化为行动。

(六)协助成员解决个人问题

解决困扰是成员参加团体的最重要的目的之一，领导者有必要协助成员达成这个目标。领导者应通过澄清、分析和诊断问题，协助成员建立合理目标，共同提出解决的策略和方法，评估策略和方法的价值，并促使成员付诸实践。

(七)继续示范有效的行为

团体领导者需要自我开放，检查自己为成员提供的示范是否有作用，与成员分享自己的感受，继续为成员树立榜样。同时领导者要采取一些有效的活动方式，如组织大家熟悉的有兴趣的主题讨论，使团体成员参与其中，协助成员在感觉、态度、认识和行为上产生有益的改变，并将在团体中学习的内容运用到日常生活中。

三、团体工作阶段团体成员的任务

(一)全身心投入团体

工作阶段成员的相互作用比以前两个阶段要多得多，相互关系的性质也较真诚，成员也不再只与领导者互动，而是在所有人之间产生互动。此时，团体对成员产生了相当的影响力，因为成员比以前更能接受团体目标、团体决议和团体规范了。在团体中成员发现自己不是孤立的，许多成员有类似的问题、相同的感受，他们因察觉到彼此的相似与共同的命运而促进了认同感，这种认同感不仅是对领导者，也是对整个团体的认同。成员有了认同感，会对团体有所承诺和贡献。

(二)坦诚讨论关心的主题

工作阶段的特征是成员愿意探索对个人具有重要意义的内容。此阶段，由于对自己的接纳和确认，成员敢于表达自己，也能坦然面对他人，并且对团体有承诺，有改变和行动的意图，整个团体的互动变得很真诚、实在，且充满了希望和活力，团体本身也变得有方向、有效率。成员不再依赖领导者，自己也学会运作团体，主动关心别人、挑战自己，把自己愿意讨论的问题带到团体中来。

(三)提供和接受回馈

由于彼此都经历了相同的团体历程，所以对于其他人的心情、感受很容易产生共鸣性的了解，或是在团体中通过自己去体会别人的感受，把自己的感受更清楚地表达出来，既能为别人提供回馈，也能开放性地接受回馈，而且彼此之间的回馈是非常真实的，有价值的，具有参考作用，从而为每个成员提供了解自己的有意义的资料。

(四)承担部分领导功能

经过过渡阶段的冲突之后，成员看到自己能够被团体中的其他人接受，即使意见不同也会被接受，成员会感到团体是安全的、相互信任的、彼此接纳的，原来站在团体之外的成员会逐渐进入到团体里面，并认同自己是团体的一员，甚至会抗辩外人对团体的批评，维护团体的权益。团体中的人际关系不再是依赖性的，也不是独立或各自为政的，而是相互帮助、互相依存的。这是团体效能发挥得最充分的时期。此时领导者可适时分出领导权，由所有成员共同承担一些领导功能，共同担负团体的运转任务。

(五)为其他人提供挑战和支持

由于团体中大家都很坦诚和信任地表达与互助，成员已安心地卸下个人的防御与伪装，抛掉种种面具，开始享受一种充满了关爱、诚实和开放的深挚关系，逐渐对自己和对别人有更大的接纳，看到每个人虽然有不足和限制，但各有所长。由于成员彼此关心、彼此支持，建立起新的支持系统，成员愿意尝试用自己的方法来为他人提供帮助。当有需要时，他们会对质别人、协助别人澄清和处理矛盾，积极面对自己的问题，往往能发生建设性的转变。

(六)在团体中做出行为改变

当成员在团体中可以具体感受到彼此之间的亲密和高度的共情时，就发展出很深厚的人际关系：一种人与人的真实接触，一种难能可贵的"我一你"关系。随之而来的，就是个人态度和行为的改变。成员会变得很体谅人，很有同感，对人接纳、温暖、诚挚且真实。他们不但积极行动，尝试改变自己，使个人的问题得到解决，在人际关系上也得到有益的改善。具体来说，团体成员开始踏上自我实现之路。

(七)在生活中实践新的技能和行为

团体成员应该在日常生活里实践团体中学到的新技能和新行为，并在团体聚会时向团体报告自己改变的实际效果。同时，由于成员间的关系更加密切，除了在团体内彼此帮助外，也会将团体帮助延伸到团体之外，在生活中有交往和彼此支持。这种行动，对正在经历一种可能很痛苦的自省的成员，往往很有意义，对他们的改变也有很大帮助。

第五节　团体结束阶段

在所有的团体领导技术中也许没有什么比帮助团体成员总结经验，整理团体中所学到的内容，将零散的收获组合起来，并将学习到的东西运用到现实生活中去，改善他们的适应能力，积极健康地生活更重要。结束阶段的目的是要巩固团体辅导的成果，做好分别的心理准备。实际上，团体成员能否深入掌握在团体内取得的经验，对团体留下美好的回忆，以及能否把团体中的学习成果应用到日常生活中，实现真正的成长目标，很大程度上取决于团体的结束阶段。

一、团体结束阶段的特征

(一)出现离别的情绪

团体辅导的结束阶段，由于分离在即，一些成员心中充满离愁别绪，同时想利用最后的机会表露自己希望、害怕的情绪，以及对别人的感受。团体发展越成功，成员依依不舍的情绪越强烈，甚至会有依赖、遗弃、失落、伤心、恐惧、沮丧、忧虑的心理。因为经过艰难的努力建立起来的友谊和情感马上就要结束了，这种分离的事实会使有的成员产生负面和消极的情绪，认为领导者和成员不喜欢自己，要抛弃自己，因而有强烈的落寞感和孤独感，也有成员不愿意结束，要求延长团体辅导的时间。

(二)对外界的担心

在进入团体之前，许多成员在外面的世界有适应不良的问题，当他们在团体中感受到温暖和尊重时，对团体产生了强烈的归属感，舍不得离开大家，不愿意离开团体。当他们面临要回到原来的世界，与原来的人接触时，会对外在世界产生许多担心、焦虑和不安。

成员对团体的情感越强烈，对外界的担心也越明显。

(三)团体联结开始松散

一般而言，在结束阶段团体目标已经达成，成员意识到团体就要结束了，每个人都在思考自己以后的打算，成员之间互动频率和强度会降低，团体的影响力也会减弱，团体规则也有所松散，甚至会有人缺席，或者有人因害怕结束而带来的伤感而离开团体，不愿再投入情感，避免将来因难舍难分而痛苦。

二、团体结束阶段领导者的任务

(一)认真处理离别情绪

团体结束阶段离别的情绪不仅成员有，领导者也有。首先，有些领导者很享受带领团体的成就感而舍不得结束团体，和成员生活在一起，团体就会充满非理性的伤感。所以，领导者要调整好自己的情绪。其次，领导者要把握好机会处理成员的情绪，抚平成员心中的离愁，为分别做好心理准备。领导者在团体结束前要告诉成员团体即将结束，让成员在心理上有接受离别的准备。同时要鼓励成员将担心、伤感和失落表达出来，并提醒成员团体结束的积极意义所在，即团体所以有目前的和谐和进步是因为成员们的积极参与、坦诚沟通、真诚投入。成员在自己的真实生活中，只要采用同样的态度和行为，也会有建立和谐关系的机会。领导者如果能够协助成员处理好离别时的各种感受，成员会转而表达团体经验带来的积极感受，彼此感谢，肯定团体对个人的积极影响和价值，分享个人面对团体结束的感受，将团体中领悟和学习到的东西付诸行动，并延伸到日常生活中，学习在没有团体的支持下，继续保持新的改进。

(二)协助成员预备适应外界的情境

团体成员往往希望外面世界的人也像他们一样改变，和团体中的成员一样真诚相待、彼此接纳和互相尊重。领导者必须让成员了解，期望别人改变，必须自己先改变，并通过自己的改变去影响他人。

(三)协助成员整理学习成果，并应用到实际生活中

团体结束时领导者需要协助成员认真总结整个团体辅导的过程，做出恰当的个人评估，清楚地了解在团体中学习到了什么，是否真的有收益，有多大的收益，是否真的改变和成长了。

(四)处理尚未完成的工作

团体过程中，领导者或者成员有些预先要做的事情，或想做但来不及做的事情，需要在最后结束的时刻处理。这里的处理并不是一定要实际解决，因时间的限制，更多的是提供相关的信息，或做原则性的处理。

(五)继续给予和接受回馈

在整个团体发展过程中，成员一直彼此回馈，到了团体快要结束时，也会彼此给予最

后的回馈，作为成员改善自己的参考资料。有意义的回馈应该是具体的、明确的，而不是抽象的。有不少团体在结束时，成员已建立了深厚的感情，所以会自发地商量结束后何时再聚会，以保持友谊，并继续相互支持，在生活中实行他们所做出的改变。团体领导者应该鼓励这样的行为。

(六)提醒保密

保密是团体最重要的规则，除了团体开始阶段要有保密的承诺外，领导者在整个团体活动过程中都需要不断提醒成员恪守保密原则。到团体最后结束时，领导者需要再次提醒大家遵守保密的承诺，即离开团体后，不议论和公开团体中成员个人的隐私，继续尊重他人和维护他人的权益。维护他人的权益也是维护自己的权益，尊重他人也可以得到他人的尊重。

(七)提供继续学习或进一步服务的资源

有些成员有兴趣或有必要继续学习和接受进一步的咨询或治疗服务，领导者应提供相关资源以供成员选择和使用。团体经验会给成员以积极的启示，如果他们遇到困难，可以继续从团体或者其他途径来获得帮助和支持。

(八)评估团体效能

一般每次团体活动结束后，领导者都需要检讨团体目标是否实现、团体动力的变化情况、发生的事件对团体的影响、处理问题的方法是否合适等。评估不仅可为下次带领团体辅导提供参考，也是学习的好机会。到整个团体结束时，更需对团体全过程做完整的评估。评估的方法可以是定量分析，也可以是主观的报告，还可以听听成员对团体的意见和感受，比如"团体经验对你有哪些启发""参加团体对你有什么负面的影响""在你与其他人的关系方面，团体对你有什么帮助"。

三、团体结束阶段团体成员的任务

团体成员在最后阶段所面临的重要任务是调整好自己离开团体的情绪，整理和巩固团体中的学习成果，并把所学到的内容迁移到日常生活中去。在这一时期，成员要回顾团体活动的过程，总结自己的改变，并将其纳入自己的认知结构中。

成员在结束阶段的具体任务主要有以下几项：第一，处理他们对分离和结束团体的情绪；第二，准备把所学习到的知识、观念、态度、行为等迁移到日常生活中；第三，对于在团体中未解决的问题，做好继续解决的准备；第四，评估团体对自己的影响和个人的实际收获；第五，对自己想要发生的变化以及如何发生这些变化做出选择和制订具体的计划。

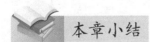 本章小结

任何一次团体心理辅导都会经历一个启动、过渡、成熟、结束的发展过程。在整个团体过程中，每一个阶段都是连续的、相互影响的。作为一个成功的团体领导者，必须对团

体的发展阶段及特征有清晰的了解，才能把握住团体的方向，有效地引导团体向健康的、既定目标的方向前进。

团体准备阶段是团体心理辅导的重要阶段。如果领导者在团体辅导之前没有充分的准备，考虑得不周到，在实际团体辅导过程中就很有可能发生领导者难以处理的问题，妨碍团体发展，导致成员不能从团体辅导中获益。

团体的创始阶段是一个定向和探索的时期，需要确定团体的结构、促进成员相互熟悉、建立和了解团体的规则、建立信任感、探讨成员的期望、形成团体的规范等。在这一阶段，成员们要了解该团体如何发挥作用，确定他们自己的目标，明确他们自己的期望，并寻找他们在团体中的位置。领导者在创始阶段的主要任务是帮助成员充分参与到团体中，促进、鼓励和鞭策成员从团体中获得最大收益。

团体在过渡阶段时，成员的互动大多是表层的，多数成员不会对当前的感受进行描述，而通常只会将过去的经历作为讲述的话题，话题中也很少涉及团体中的人。在这个阶段，团体成员将面临抗拒的情绪以及矛盾和冲突，会产生一些焦虑和不安。团体领导者要主动介入，鼓励成员认识并表达他们的焦虑，帮助他们了解如何处理他们的问题。

团体工作阶段也称凝聚力阶段，此时团体已经形成了有效沟通的模式：团体发展稳定，团体内气氛自由且安全，该阶段是团体 4 个发展阶段中工作过程最长的时期。置身在这个阶段的团体中，成员之间可以彼此信任、相互尊重、相互支持、坦诚相待，因此关系亲密，成员能够认同团体和领导者，主动积极投入团体，可以自由表达自己，包括负性感受以及与他人不同的意见，能够作深入的个人分享。在团体中，成员能彼此接纳各自的问题，相互帮助解决问题，也会将各自从团体中获得的感悟转化为行为和人格的改变。

在所有的团体领导技术中也许没有什么比帮助团体成员总结经验，整理团体中所学到的内容，将零散的收获组合起来，并将学习到的东西运用到现实生活中去，改善他们的适应能力，积极健康地生活更重要。结束阶段的目的是要巩固团体辅导的成果，做好分别的心理准备。实际上，团体成员能否深入掌握在团体内取得的经验，对团体留下美好的回忆，以及能否把团体中的学习成果应用到日常生活中，实现真正的成长目标，很大程度上取决于团体的结束阶段。

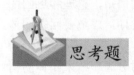
思考题

1. 团体结束阶段具有什么特征？
2. 结束阶段团体成员应完成什么任务？
3. 团体创始阶段可能产生什么问题？
4. 简述团体形成初期契约的内容。
5. 简述团体结束阶段领导者的任务。
6. 团体过渡阶段可能出现什么问题？

第四章　团体心理辅导领导者

本章学习目标

- ➢ 掌握团体领导者应具备的条件。
- ➢ 了解团体领导者的角色内涵。
- ➢ 了解团体领导者的任务。
- ➢ 了解团体领导者的专业伦理。
- ➢ 了解团体领导者的成长心路。

重点与难点

- ➢ 团体心理辅导对领导者的要求。
- ➢ 团体领导者的任务与职责。
- ➢ 团体领导者必要的专业训练。

第一节　团体领导者的条件、角色与任务

一、团体领导者应具备的条件

团体领导者是指在团体运作过程中负责带领和指引团体走向的人。任何一个团体都需要有一位胜任的领导者。团体领导者是团体心理辅导成败的关键因素，其素质、条件、能力、经验、训练等已成为团体心理辅导的主要影响因素。因此，必须了解团体心理辅导对领导者的要求，以及领导者的任务、职责、必要的专业训练。

(一)领导者与领导行为

1. 领导者

从团体动力学的角度来看，领导是指拥有一定权力和地位的个人或集团，通过自身的作用，指引和影响他人或组织，在一定条件下实现某种目标的行为过程。领导也是一种影响团体或组织实现目标的能力。领导是领导者、被领导者以及环境的函数，即领导的效能取决于领导者个人(人格、能力、权力等)、被领导者特性(人格、知识、能力、地位等)以及环境。领导者是领导过程的关键，他通过权力的影响力和非权力的影响力带领团体朝向一定的目标前进。领导者产生的方式有两种，分别是任命和自然形成。由于产生方式不同，角色功能也有差异。第一种被指派任命的领导者必须了解团体的目标，并以团体目标引导

成员前进方向；了解成员特性、能力和特长；激励成员士气，增强团体凝聚力；鼓励成员发挥才干，担负领导任务；以才德服人，争取成员的认同；视领导为服务，以促进成员共同成长。而第二种自然形成的领导由于是团体成员拥戴而产生的，是民主理念的具体反映，是团体发展过程中的自然成果，所以任命领导应注意发挥自然领导的作用，以便取长补短，充分发挥领导的功能，让团体顺利发展。

2. 领导行为

团体领导者所采取的领导行为直接影响着团体效能的发挥。因此，优秀的领导者应具备什么行为就成为心理学家们关注和研究的问题。美国密歇根大学、俄亥俄州立大学的学者进行了系统的研究，提出了双类型理论和双层面理论，将领导行为分成工作导向和关系导向两类。工作导向指领导者的行为强调工作规范的制定，关注工作任务的落实，重视工作目标的达成。如果是生产单位则适于采用此种领导行为。关系导向指领导者注重人际关系，了解成员的需要，接受成员的个别差异，重视成员的参与感与自主性，与成员关系融洽，互相信任。如果领导者自信高，而且具有民主式经验，就适合采取这种领导行为。非生产单位较适合关系导向的领导行为。

在团体心理辅导过程中，领导者有如下常见的领导行为。①介入指导型行为。此类领导行为包括使用对质、劝诫、解释、询问等，间接地要求成员反应，或者领导者以具体明确的语言，直接要求成员按照其所希望的方式来反应。②契约管理型行为。此类领导行为注重在团体开始时形成一定的契约，明确团体过程的规范、原则，成员会按照预定的契约来行事。③支持同理型行为。此类领导行为包括领导者采取关怀、鼓励、接纳、赞赏、尊重的态度与行为来运作团体，使成员在开放的、安全的、积极的、正面的氛围中，主动投入团体，积极与他人良性互动。心理辅导团体发展过程中领导者最多使用的就是这类行为。④澄清引导型行为。此类领导行为包括澄清问题、引导讨论等。在团体中表现为领导者给予成员较大的空间让其自行决定团体导向、个人参与度、团体目标、活动内容、辅导地点等事宜，领导者只是协助。采用这种领导行为的领导者一般具有客观判断、精确分析、清晰思考等特点。⑤认知教育型行为。此类领导行为表现为运用讲解、说明等传统式教学方法来指导团体成员。领导者的角色就像教师。这在一些专业型的学习团体中较为多见。

(二)美国团体领导者的专业标准

美国团体工作专业协会(ASGW)在 1983 年制定的《团体领导者训练的专业标准》(*Professional Standards for Training of Group Counselors*)中规定了一个合格的团体领导者必须有知识能力(knowledge competencies)和技术能力(skill competencies)，并提倡领导者要有在督导下的临床团体经验(clinical practice)。

1. 知识能力

在知识能力方面，ASGW 的观点是一个合格的团体领导者要在以下团体实务方面证明有特殊的专门知识：了解各种团体心理辅导的主要理论，包括它们之间的差别及其共同概念；团体动力学的基本原理以及团体历程的关键内容；个人自身的优点、缺点、价值观及其他对团体领导发挥作用的能力有所影响的个人品质；团体工作所特有的伦理与专业问题；有关团体工作研究的最新信息；团体成员们可能会采纳的促进性或妨碍性的角色和行为；

团体工作的优点与缺点，以及作为一种治疗干预形式所适宜或不适宜的情景；团体发展的各个阶段中成员相互影响的特质和身为团体领导者的责任。

2. 技术能力

在技术能力方面，ASGW 的观点是合格的团体领导者能够证明自己掌握以下技术：能够筛选和评价欲参加一个团体的当事人的准备情况；对团体辅导有明确的定义并能够对团体成员解释它的目的和方法；诊断团体成员中的自我破坏行为，并能对表现出这些行为的成员以建设性的方式采取干预措施；为团体成员示范适宜的行为；以正确及适当的方式来诠释非语言行为；以适时有效的方式运用技术；在团体历程的关键时刻采取措施；能够运用团体辅导的主要技术、策略与方法；促进那些能引起团体中及个人自身改变的治疗性因素；能够使用辅助性的团体方法，如家庭作业；能够与协同领导者一起有效地工作；了解如何能有效地终结一次团体活动，以及如何结束整个团体；运用追踪过程来维持及支持团体成员；运用评估方法评价一个团体的效果。

3. 在督导下的临床团体经验

美国 ASGW 非常强调团体辅导师的专业培训，而且强调这种培训必须在督导条件下进行。在临床实务方面，ASGW 列举了以下几种在督导协助下的团体工作经验：评价团体历程的录像；观察团体辅导的过程；作为一名团体成员参加一个团体；在督导下协同领导团体；单独领导一个团体，既能得到督导者的指导反馈，也能对自己的表现进行评估与自我分析；在督导下作为一名团体领导者进行实务工作。

(三)成功团体领导者的人格特征

团体心理辅导过程中有效能的领导者必须是具有特殊的人格特质的人，应该是一位受过训练的、有足够能力的、专业的团体带领者。只有这样，才能真正发挥团体的功能，让团体顺利运作，成员获得改变与成长。团体领导者是专业的助人者，他必须了解团体辅导的理论，掌握团体辅导的方法与技术，有丰富的经验。但是学者们一致认为，在整个团体辅导过程中，最重要的并不是领导者的学位、资历、理论和技巧的纯熟，而是领导者本身的人格特征和修养，这些可以直接对团体的形态产生影响。

1. 林孟平的观点

林孟平教授在团体心理辅导的教学、研究和实务方面具有丰富的经验，她(1992)认为，成功的团体领导者应具有 11 项特征：①认识自己、接纳自己、自爱自信；②敏锐的自觉，知觉自己，把握环境；③自我肯定，了解并欣赏自己；④投入并参与，身体力行，以身作则；⑤个人的协调和表里一致，心口如一；⑥愿意做典范，严于律己；⑦愿意接触和面对个人的需要；⑧清楚了解个人的价值观；⑨信任团体过程的功能；⑩保证自己不断更新成员；⑪个人力量与勇敢，勇于创新。

2. 柯里等人的观点

柯里(Corey)和卡拉南(Callanan，1994)曾明确列出成功领导者的 17 项人格特征：①良好的意愿，对他人有真诚的兴趣，与人相处时处处尊重、信任他人；②有能力与人分忧共乐，以开放的态度对团体成员充满感情；③认识并接纳个人的能力，致力帮助当事人发现个人的能力和学习自立；④一种个人性格的辅导风格，向不同治疗学派学习理论和技巧，综合发展而成自己的风格；⑤愿意开放和冒险，乐意与他人分享自己的感受和看法；⑥自我尊重和自我欣赏，对自己的价值十分肯定，以自己的长处和别人建立关系；⑦愿意做当事人的典范，发挥示范作用；⑧愿意冒可能出错的风险，并承认曾经犯过错；⑨具有成长的取向，不断拓展自己的视野，不断探索自我；⑩具有幽默感；⑪对人生模糊性的忍受力；⑫能不占有地去同理他人的经验；⑬真诚关怀他人的福利；⑭投入工作寻得意义；⑮以现在为导向；⑯持续和深入地觉察自己和他人；⑰诚信。

斯莱文(Slavson，1962)指出，团体领导者的个人特质包括"精神健康、泰然自若、成熟、有判断力、有认同感、具想象力、懂得避免先入为主的偏见、想帮助人、对沮丧有容忍能力"等。帕克(Parker，1972)提出能够增进团体辅导成效的团体辅导师个人的 5 种特质是广泛的个人经验，自觉，接纳，善于表达情感，个人的安全感。雅各布斯、哈维尔和马森(1988)认为，富有成效的团体领导者的特征包括关怀、坦白、灵活、温和、客观、值得信赖、诚实、强壮、耐心和敏感，以及接纳自己，与他人和睦相处，喜欢他人，在权威的位置上感到舒适，对自己的领导能力有信心，对他人的情感、反应、情绪、言语产生同感的能力。要想成功地领导团体，辅导师就必须努力去满足这些要求。

3. 樊富珉的观点

1) 健康的自我形象

一个成功的团体领导者应具备的最基本的条件是认识自己，了解自己，接纳自己，肯定自己，欣赏自己，相信自己。因为当一位领导者自信自爱时，他才有能力去信任他的成员和爱护他们；当他接纳自己的局限时，就不会陷入完美主义的圈套，就能坦然面对成员的真实的自我参与和领导团体。

2) 敏锐的自我意识

在团体辅导过程中，领导者的自觉能力非常重要。团体领导者只有对自己的身体、心理、精神等各方面有清晰的知觉，才能对成员的状态做出准确的判断，给予恰当的回应和适时的个人分享。

3) 建立良好关系的能力

团体领导者面对的是个性、能力表现各不相同的多个成员，能否尽快与他们建立协调的人际关系，尊重、接纳每一个成员是团体心理辅导能否顺利进行的前提。这就要求领导者不仅要有真诚、尊重、无条件积极关注、同感等基本态度，也要营造理解、支持、鼓励、欣赏、温暖、信任的团体气氛。

4) 不断成长的意愿

团体心理辅导是一项非常用心、需要全身心投入的工作，领导者必须保持良好的心理健康水平。但团体领导者也是普通人，在生活中也会遇到种种压力，面临不同困扰。因此，应该不断成长，不断完善自己的内在愿望，在繁忙的工作中能有机会独处内省、劳逸结合，得到情感的滋润，努力学习新的知识和方法，充实自己，提高能力。团体领导者走得有多远，带领的团体就能走多远。一个身心健康、言行一致、表里如一、开放自我的领导者在团体中会起到积极的示范作用，成为成员学习的楷模。

(四)成功领导者应具备的条件

樊富珉教授根据带领团体的经验以及多年培训团体领导者的实践，总结出一名团体领导者取得成功必须具备以下几个条件。

1. 良好的人格特质

有勇气和自信心，关怀他人，平易近人，热情开朗，不自我防卫，充分的想象力和判断力，有幽默感，真诚、坦率、友善。具备建立良好人际关系的能力。对团体成员信任、理解，创设尊重和自由的团体气氛，接纳每一个人。

2. 对团体辅导理论有充分的了解

了解各种理论、学派的观点以及独特之处，并能选取精华，融会贯通成为自己的东西。且尝试构建自己的团体心理辅导理论。

3. 掌握基本的领导才能与专业技巧

接受过专业训练，善于运用支持、指导、鼓励、同理、关怀、接纳、尊重等技巧，参与和影响团体发展；能妥善处理团体中发生的各种问题，带领团体顺利发展。

4. 有丰富的团体辅导经验

不仅要有个别心理辅导的经验，也要有团体心理辅导的经验。熟知团体发展的各个阶段及领导者的角色与职责。同时有过作为团体成员参加团体辅导的体验。

5. 遵守职业道德

美国心理学协会和美国团体治疗协会特别制定了团体领导者的道德规范。团体领导者要以成员的利益为重，保守秘密，尊重成员的隐私权。

为此，培训合格的胜任的团体领导者，内容必须包括团体领导者个人成长；团体辅导的理论知识；团体辅导的技巧与方法；参加团体辅导的经验；督导下的团体辅导实习经历；团体领导者的专业伦理。

二、团体领导者的角色

在团体心理辅导过程中，关于领导者的角色是什么，不同类别的团体辅导者、不同目标的团体辅导者有不同的回答。一些学者提出，在团体心理辅导中领导者扮演着多种角色，如领导、专家、成员、朋友、老师、医生、桥梁等。领导者应有能力敏锐地觉察团体所传递的信息，自然恰当地发挥所需角色的功能并避免其角色可能的缺点，领导者也需从经验中不断考验自己扮演各种角色的能力与效果，综合自己作为团体领导者的角色与功能，从而做最适当的介入。根据团体辅导过程中团体领导者所发挥的作用，可以将其所扮演的角色概括如下。

(一)领导者的角色

团体辅导中领导者的领导作用是显而易见的，他必须利用自己的知识和技巧使团体成员发挥他们的能力，实现他们的个人目标。为此，他要制订一套团体心理辅导的计划，提供适当的学习机会，控制整个情境，为团体成员建立行为模式，促进意见交流，让成员尽量表达他们的思想、情感、意见。在团体辅导过程中，团体领导者始终是个舵手，把握着方向，包括活动前的动员，活动中的启发、鼓励、引导，活动结束时的总结和事后的效果追踪、反馈等。

(二)教育家的角色

团体心理辅导中领导者常常扮演教育工作者的角色。在必要的时候，像教师一样为团体成员讲授新概念、理论与方法，提供新信息，介绍新经验。同时，他还要以身作则为团体成员作示范，以适当的行为为团体成员提供模仿的榜样。一般而言，凡是主动要求参加团体辅导的人都希望在团体中学到一些社交技巧和社会生活能力，通过学习，找出自己的问题，改变自己的形象。

(三)好朋友的角色

团体心理辅导中成员之间的互相依赖非常重要，而这种依赖感的产生要靠领导者自身在团体中的表现。团体领导者切记，自己并不是一个控制者，也不是团体的主角和团体所有动力的来源。虽然他承担指导任务，但同时他也是一个团体成员，应该与其他人一样积极地参与互动。因此，常常需要领导者把自己当作团体内一个普通成员，感情投入地专心聆听他人的表达，专心地观察成员的一举一动，全身心地接受，不妄加判断。在必要的时候，做真诚的自我剖析，让成员了解自己。在这种互动中领导者是团体成员的知心朋友，这种平等的、依赖的、尊重的、亲密的、融洽的气氛，可使团体成员减轻自我防卫心理，真实地表现自己，安全地探索自己。

(四)调解员的角色

在团体心理辅导过程中，团体成员之间在沟通上可能会产生矛盾，引发冲突，甚至个别成员不遵守团体规范的现象也可能出现。这时，领导者就要做一个调解人，去协助调解这些矛盾与纷争。妥善处理好这些矛盾，团体才可能发展。

(五)治疗师的角色

在治疗性团体中，领导者常常需要扮演治疗师的角色。领导者利用支援技巧、澄清技巧、移情、反移情、阐释等心理治疗方法及一些行为改变方法来帮助成员矫正偏常的认识和行为。

综上所述，团体领导者在团体辅导中扮演的角色是多样的，需要根据团体的性质，因时、因地、因环境以及团体活动做出灵活的选择，扮演最适宜的角色，以便有助于团体发展。有时，在团体心理辅导过程中，团体领导者的角色是相互矛盾的。我国台湾的蔡坤荣和王淑卿认为，成长团体的领导者有 3 对角色必须处理好。

(1) 团体领导者必须扮演专家的角色，也需要扮演成员的角色。

(2) 团体领导者必须既扮演"局外人"的角色，也必须扮演"局内人"的角色。

(3) 团体领导者既是团体中的中心人物，又要做到以团体成员为中心。

这 3 对矛盾的角色说明在团体辅导过程中领导者的角色所具有的多样性与矛盾性，他所处的情境是非常复杂的，要把握好并非易事。

三、团体领导者的任务

(一)团体领导者的基本职责

团体心理辅导中领导者的基本职责可以概括为下述 4 项。

1. 注意调动团体成员的参与积极性

团体领导者应积极关注团体内每一个成员，认真观察他们的心态变化，鼓励成员大胆表达自己的意见、看法，并相互交流，开放自我，积极讨论，激发大家对团体心理辅导活动的兴趣。

2. 适度参与并引导

团体领导者应根据团体的实际需要，把握自己的角色定位，发挥领导者的作用。在团体形成初期，成员相互尚不了解，团体气氛尚未形成，领导者要以一个成员的身份参与活动，为其他成员做出榜样。当引导成员开始讨论共同关心的问题时，领导者应注意谈话的中心及方向，随时适当引导。对不善于表达的成员给予适当的鼓励，对过分活跃的成员适当制止，始终把握引导团体活动朝团体辅导目标的方向发展。

3. 提供恰当的解释

在团体心理辅导过程中，当成员对某些现象难以把握或对某个问题分歧过大而影响活动顺利进行时，领导者需要提供意见、解释。解释的时机和方式因团体活动形式不同而不同。比如，在以演讲、讨论、总结形式活动的团体内，领导者可以在开始时就成员共同关心的问题进行系统讲授。在提供解释时应注意表达简洁、通俗易懂、联系实际、深入浅出，避免长篇大论，避免过分专业化。同时，在整个辅导活动中应避免因解释过多而影响成员的独立思考。

4. 营造融洽的气氛

在团体心理辅导过程中，领导者最主要的职责之一是营造团体的融洽气氛，使成员之间相互尊重、互相关心，使团体充满温暖、理解、同情、安全，在这种气氛中，团体成员可以真实地、毫无顾忌地、坦率地开放自己，在成员彼此互相接纳的气氛中获得成长。

(二)团体领导者的任务

作为一个团体领导者，对自己的职责必须明了，同时还要熟悉团体心理辅导发展的各个阶段的特征，知道自己在不同阶段的主要任务是什么，以便自如地引导团体前进、发展。团体领导者在团体辅导过程中最主要的任务是运用自身专业的知识促使整个团体与成员的互动，注重成员们此时此刻的表达与回馈，并引导团体营造最具建设性与治疗性的气氛。

1. 团体辅导的准备阶段

在团体辅导的准备阶段，领导者的主要任务是制订详细的团体辅导计划书，对团体辅导进行过程中可能遇到的问题有一定心理准备，并慎重选择团体成员，形成团体。在团体准备阶段，团体领导者常常会有以下担忧：①担心自己的理论与学识不够充实；②担心自己缺乏创意，团体计划不完善，无特色；③担心自己缺乏经验，无法应付团体的复杂局面；④担心自己在甄选成员时看不准，而使不适宜的人进入团体；⑤对时间控制感到有困难，不懂得如何去组建一个团体；⑥担心自己没有能力营造和维持一种安全而温暖的氛围。对于初学者而言，这些担心是正常的。正因为如此，就更需要领导者有针对性地做好充分带领团体发展的心理准备。

2. 团体辅导的创始阶段

在团体辅导的创始阶段，成员会有许多担心。尤其是第一次团体聚会时，成员会表现出种种担心和疑惑，以致或多或少地存有戒心，出现抗拒行为，使成员互动流于表面化，影响团体内的交流深入开展。成员常有如下担心：我是否会被他人接纳；我是否应该直接讲出我的感受；我会不会暴露自己太多；我担心会被伤害；别人知道我的问题后会不会看不起我；我担心自己一触及内心的痛苦会无法控制情绪；我的问题很多，团体真能帮助我吗？其他成员真能做到保守秘密吗？等等。此阶段团体领导者要教导成员一些团体的基本规则，并告诉他们如何才能积极参与团体。同时，要让成员了解团体的基本过程，帮助成员建立具体的个人目标。领导者要鼓励团体成员表达内心的感受，如害怕、恐惧、焦虑、期待等，也要做适当程度的自我开放，表达自己内心的情绪，推动团体建立信任感。

3. 团体辅导的过渡阶段

在团体辅导的过渡阶段，成员可能出现的问题有成员注意力分散、谈话没有中心内容、话题跳来跳去、有人试图控制讨论、成员对领导者发怒、强迫他人讲话、成员间缺乏信任等。过渡阶段领导者所面临的主要挑战是如何以适时而敏感的态度对团体进行催化，主要任务是提供鼓励与挑战，使成员能面对并且解决他们的冲突和消极情绪以及因焦虑而产生的抗拒心理，增强团体凝聚力，激发成员思考，促进团体成员互动，引导团体向成熟阶段发展。为此，领导者要注意指导成员了解和处理冲突的情境，了解自我防卫的行为方式，有效地克服各种形式的抗拒行为，鼓励成员谈论与此时此地有关的事情。领导者应该想方设法创建和营造团体信任的气氛。

4. 团体辅导的工作阶段

在团体辅导的工作阶段，领导者的重要工作是自我开放，分享成员的感受，为成员树立榜样；鼓励和支持团体成员，使他们有信心有勇气认识自我，尝试新的行为方式；同时及时引出、把握和深入探讨核心问题，引发团体成员积极讨论，通过团体合作，寻找解决对策，鼓励成员从团体中学习并获得最大收益。为此，领导者可以采取一些有效的活动方式，或大家熟悉的、有兴趣的主题讨论，使团体成员参与在内，利用产生治疗效果的因素，协助成员在感觉、态度、认识和行为上做出有益的改变。此外，还要关注团体内每一个成员的表现与反应，评估成员对团体的兴趣与投入的程度。团体工作阶段领导者容易犯的错误有干预过多或过少；热身阶段持续时间过长；关注转变得太频繁，不能聚焦；对某个成员的关注时间太长；只关注少数几个成员，过多或过少集中在一两个人身上；活动选择不恰当；活动过多或太少，未引起成员的兴趣；不能有效地掌握时间，保证主要问题有充分的讨论时间；把团体聚会变成互相提建议的会晤。

5. 团体辅导的结束阶段

在团体辅导的结束阶段，领导者的任务是回顾与总结团体经验，评价成员的成长与变化，提出希望，协助成员对团体经历做出个人的评估，帮助团体成员整理他们在团体中学到的东西，鼓励他们坚定信心，把学到的东西应用于自己的日常生活中。并且，要使团体成员对马上到来的离别做好充分的心理准备，鼓励成员表达对团体结束的个人感受，让全体成员共同商议如何面对及处理已建立的关系，检查团体中未解决的问题。团体辅导结束后，领导者还要对团体辅导的效果做出评估，进行总结，吸取经验，找出不足，以便今后加以改善。团体结束后的追踪调查也是领导者需要考虑的。

(三)团体辅导中领导者应注意的问题

团体心理辅导过程非常复杂，对领导者要求很高，成功地带领团体获得满意的效果并非易事。特别是由于一些领导者受个人种种因素局限，在团体辅导过程中，常常会出现一些过错，而这些过错又影响了团体辅导的进行。

1. 事无巨细、包办代替

有些领导者对团体成员和团体辅导过程总是放心不下，事事都要亲自过问，忙于应付，而忽略了冷静观察、细心体会、适当参与。事事包办代替不利于发挥团体其他成员的积极性，包办太多，影响了他们的发展。

2. 权威自居、说教过多

团体领导者是团体辅导的领导、专家，但不能以专家自居，不能有长官意志，处处按自己的意愿干预团体活动。不需要解释、评价的地方尽量不解释、不评价，多听听团体成员的看法、意见，发扬民主作风，引导团体成员自我教育、自我启发。说教过多会影响团体成员参与的积极性。

3. 过度自我开放、角色混淆

在团体辅导过程中，为了表现领导者的真诚、坦率，为团体成员做示范，领导者有时需要适当自我暴露。但有的领导者没有经验，过分投入，角色混淆，本末倒置，过多自我暴露，结果使团体成员成了听众，不仅占用了团体活动的时间，而且损害了自身的形象。

第二节　团体领导者的专业伦理

团体领导者在团体心理辅导过程中的态度、言行，往往会对接受辅导的人产生重大影响。每一个专业的团体领导者必须愿意去审视自己的伦理水准和自身能力。近年来，随着团体心理辅导的逐渐推广，从事和打算从事团体辅导工作的人越来越多，如果对领导者的能力、素质、资格、专业训练等不作规定，将难以维持专业服务的质量。

一、团体专业伦理的功能与内容

(一)团体专业伦理的功能

伦理是建立在专业价值基础之上的一套规范和行为标准。团体伦理之所以重要是因为：第一，团体心理辅导是一种助人的专业工作，团体成员是否得到帮助，是否会受到伤害，与团体领导者的能力水平直接相关，为了保证专业服务的质量，对团体领导者必须进行一定的规范；第二，团体心理辅导涉及多个人互动，要想使成员建立互动关系并从中受益，必须共同遵守一些行为准则。

团体专业伦理可能产生的重要功能体现在以下 5 个方面。

(1) 团体领导者应有足够的专业能力与资格，有效地带领团体前进，从而使团体成员受益。

(2) 团体领导者在带领团体过程中有实施规则，从而能顺利带领团体前进。

(3) 团体专业伦理规范有助于明确团体辅导过程中领导者与成员之间以及成员与成员之间的权利与义务，各自负起应负的责任。

(4) 团体专业伦理规范可协助领导者与成员在团体辅导过程中对出现的问题做出决定，从而解决可能面临的道德问题。

(5) 团体专业伦理规范可协助希望成为团体领导者的人审视自己的伦理水准和自身能力，从而谨慎地、负责地运用辅导技巧。

(二)团体专业伦理的内容

对于团体专业伦理应该包括哪些内容，专家们有不同的意见和描述。

1. 格莱丁的观点

格莱丁(Gladding，1995)列出了团体工作中的主要问题，共下述 9 项。

(1) 团体领导者的训练。

(2) 团体成员的筛选。

(3) 团体成员的权利。

(4) 保密的权利。

(5) 团体成员与领导者的个人关系、双重关系、成员之间的个人关系。

(6) 团体技术的应用。

(7) 领导者的价值观念。

(8) 照会与转介。

(9) 团体结束与追踪。

2. 柯里的观点

柯里(1995)认为团体伦理应该包括以下 4 个方面。

(1) 团体成员的各种权利，包括对信息的承诺和保密、团体的心理冒险、团体技术的使用和滥用、团体领导者价值的影响作用。

(2) 与当事人的个人关系。

(3) 社会的法律准则。

(4) 培养和训练团体领导者的标准，以及如何经由教育来维持发展能力。

虽然专家和辅导专业团体组织提出的团体伦理标准内容各有不同，但体现出的团体工作的专业精神和基本要求是一致的，即自主性(增进团体成员自己做决定的能力)、无害性(避免任何伤害)、公平性(所有人一律平等)。

二、美国团体领导者的伦理标准

领导一个团体，领导者应确保所有团体成员的利益，因此，应特别留意遵守相关的伦理守则。美国非常重视心理辅导与咨询工作的伦理，制定了心理咨询与治疗专业伦理标准和伦理指导纲领的学术组织很多，包括美国团体工作专业人员学会(1980，1983)、美国团体心理治疗学会(1978)、美国咨询与发展学会(1981)、美国心理学会(1973，1981)、国家社会工作者学会(1979)、美国婚姻与家庭治疗学会、美国临床社会工作学会国家联盟、美国精神医学学会、国家咨询师证照委员会、国家康复咨询学会、国家训练试验所等。许多州对咨询师证照制度的法规也都包含有专门的伦理准则。

(一)美国团体工作专业协会制定的团体领导者伦理准则

ASGW 设有专业伦理委员会，1980 年制定了《团体领导者伦理准则》(*Ethical Guidelines for Croup Leaders*)，1989 年又重新修订和更新。

1. 常反省自己的个人身份

他们要反省自己的需要和行事的风格，以及这些因素对成员的影响。此外，他们也需要清楚了解并帮助成员了解领导者在团体过程中的角色和功能。

2. 清楚地了解自己设计的团体

领导者应清楚地了解自己设计的是什么样的团体，他们必须能够说出团体的目标及参加者的资格。

3. 发展出甄选成员的方法

领导者必须发展出一套方法，以便可以甄选符合资格的成员，并剔除不符合资格者。领导者有责任去要求未正式进入团体而正在接受深切心理治疗的准成员，要先征得他的治疗师同意，才可将其正式加入团体。

4. 让成员预先知道他们的责任

准成员可以预先知道他们作为成员的责任，而且领导者可以鼓励他们预先订立契约，并要求他们尽量承担这些责任。换言之，领导者应该让成员知道，作为一个团体成员，就应建立一些可行的个人目标，适当地开放自己，尝试新的人际交往方法；从自己对别人的影响方面，小心检查自己的人际交往方式，表达个人的思想和感情；主动地聆听，从他人的角度去看待事物，尊重他人，给予别人真诚的支持；面对他人，并与他人建立真诚的关系。并且愿意在团体以外也尝试新的行为模式。

5. 让成员知道团体将采用的辅导技巧

准备参加团体的人，必须清楚地了解团体将会采用什么辅导技巧及他们将参与什么练习。他们应明白，团体的活动需根据哪些规则进行。

6. 让成员了解领导者及协同领导者

团体领导者应避免在团体内尝试采用自己未曾试过的设计。同时，他们应该在自己带领的团体内，向成员说出自己的资格。当团体是由一位资深的治疗者和一个受训学员共同领导时，领导者应该让成员知道与明白这个组合。因为这种不同的领袖经验，倘若不故意隐瞒，无论对于团体和实习学生，都有一定的价值。当然，领导者与助手必须定期讨论，共同处理在团体辅导过程中不断出现的问题。

7. 开始之前说明团体的着重点

领导者应在团体开始之前说明团体的着重点。例如，教育性团体会采用教诲形式；治疗性团体比较着重感情的经验；发展性团体会协助成员发挥潜能；而补救性团体着重治疗病症及消除错误的行为；等等。

8. 保护成员的个人权利

团体领导者应该保护成员的个人权利，由他们自由决定选择在团体中分享的内容和参加的活动。领导者也要对可能侵犯成员权利及其自由决定权的行为有敏锐的洞察力，并及时干预。

9. 使用自己熟悉且行之有效的练习方法

对于自己在团体中所采用的练习方法，领导者应该发展出一套理论，并且有能力做出说明。此外，领导者应采用一些他们能力范围之内，最好是一些他们在当成员时曾接受过的练习及掌握的技巧。

10. 理论联系实际

由于理论应尽量结合实践，领导者应常常留意有关团体辅导过程的研究发现，从而强化团体的效能。而且他们需要对多方面的理论有清楚的认识，从而成为一个有个人风格的团体领导。

11. 不利用团体成员

领导者不应该利用他的团体成员。某些成员会有一种倾向，就是把他们的领导者理想化，而同时贬低自己在团体内的能力。有道德的领导者不会借机摆布和控制自己的成员；有些领导者会因为自己经济上或心理上的需要，以致在并非有治疗需要的情况下，随意将成员留在团体的时间加以延长。

12. 尊重成员的知情权

领导者应在团体组建前和团体组建过程中适当的时候，对成员说明他们可能会面对的心理及生理上的危险。同时领导者应在团体组建前、组建中及结束时，向成员说明保密的重要性，并需要在团体组建后协议好保密的制度。

13. 不把自己的价值观强加于成员

一些成员会以协助他人为名，把自己的价值观强加于他人，并指使摆布他人。对于这种行为，领导者要及时干预。在适当时候，领导者可对成员坦诚表明自己的价值观，但不应把自己的价值观强加于成员，而应该尊重成员自己的思想能力。同时应该促进成员彼此间的尊重。

14. 及时有效地处理不适合团体的成员

领导者应小心留意成员中是否出现心理衰老的现象。若发现，可能反映出该成员不适合留在该团体，需要终止其参与。如有需要，领导者应为其提供转介服务。

15. 容许和鼓励成员讨论他们在团体内的经验

领导者不仅应容许，更应该鼓励参加者讨论他们在团体内的作用，以及他们对于团体经验的反应。领导者可于每一阶段结束前，花一些时间让成员发表他们对活动的感想和意见。

16. 帮助成员学习怎样面对挫折

应预先告诉成员，当他们把从团体中学到的东西应用到日常生活时，可能遇到的负面反应。若能对此问题做出探讨，将有助于团体对有关课题进行更深入的探索，有助于帮助成员学习怎样面对挫折。

17. 安排后续的聚会

除了让成员知道其他团体成员的进度外，也可让领导者检讨团体经历对个别成员的冲击。个别成员也可以在有需要的时候，在团体结束之后通过个别的面谈来总结自己的成长经验。

18. 定出衡量有效性的标准

领导者有专业责任去定出一些衡量有效性的标准，其中一个方法是要领导者对某些组织负责。领导者最低限度应通过非正式的研究，加深了解自己的领导方式，并判断该方式的有效性。

(二)帕德逊提出的团体伦理标准

美国伊利诺依大学著名的心理咨询教育家帕德逊教授在 1972 年就提出了 7 条团体的伦理标准，被广为熟悉和引用。

(1) 团体经验的广告和宣传应当谨慎、小心，尽量保持在客观、理智的水平上来实施。此外，广告应当简单、直接，避免评价，且不应超出专业范围之外。

(2) 明确叙述领导者的资格、学会会籍、训练、证件及学历，且不作夸张或不实的报道。

(3) 团体领导者有义务揭示团体的一般方式、程序、目标、方向，其中若使用特殊的方法，应明白告诉团体成员。

(4) 团体领导者应慎重审查成员是否适合参加团体，不适合的成员应该理智妥善处理。

(5) 应当避免不当操作团体，企图阻碍成员的结合，或强迫成员接受某些心理压力。

(6) 团体领导者有责任维护团体内的安定、和谐，避免成员在心理上、生活上遭受伤害。

(7) 团体领导者有责任在团体结束后，对某些由团体经验带来负面效果的成员进行追踪辅导。

三、我国团体领导者的伦理要求

樊富珉教授认为，目前条件下团体领导者应遵循的专业伦理道德标准应该至少明确以下几条。

(1) 团体领导者必须接受系统的团体训练，具有专业的资格。

(2) 团体领导者必须遵守社会的道德标准。

(3) 尊重当事人的权益，保护当事人利益不受侵害。

(4) 尊重成员参加团体的自愿选择权。

(5) 个人及要求团体成员保密。

(6) 精心选择团体活动方式。

(7) 团体领导者必须了解自己的限制，不做超越能力的事，必要时转介。

(8) 不利用成员满足自己的需要。

(9) 不对自己的家人、朋友进行辅导，以避免建立双重关系。

(10) 团体心理辅导的资料，如文字记录、录音、录像、测验资料及其他文件属于专业资料，必须获得当事人的同意才能使用；若使用在研究、教育训练中，应当对当事人的身份完全保密。

团体领导者不符合道德的行为至少包括强迫一个人参加团体心理辅导；团体中做不恰当的实验；借团体对成员虐待、责骂，造成成员精神上的痛苦；让成员坦诚自己的经验，但没有安全保障与支持；一个缺乏团体训练的人带团体。

四、团体心理辅导中的法律保障

如果团体领导者对团体成员没有尽关照之责并付诸行动，可能会卷入法律纠纷中。因而团体领导者需要在自己的经验限制范围内提供服务，在行使自己作为团体领导者的职责时不可疏忽大意，需要了解有关法律。

(1) 让团体成员知道有关团体的进度，包括政策和程序。

(2) 在团体开始时就采用书面形式的同意书，由领导者和成员共同签署。

(3) 对成员的关心和服务要有明确的标准。

(4) 在处理法律和道德问题时，应找督导和同事商量。

(5) 不要违反国家和地方的各种法律法规。

(6) 不向成员作不能实现的承诺。

(7) 如果工作对象是未成年人，必须事前获得他们父母的书面同意书。

(8) 避免在团体辅导过程中与团体成员发生团体之外的社交关系。

(9) 经常关注团体辅导最新研究资料，经常充实自己的领导技能。

第三节　团体领导者的成长心路

　　每位团体领导者都希望自己是一位优秀的领导者，但团体领导者的养成与其他专业养成一样，不仅需要具备广博的知识，更需要有丰富的专业经验，团体领导者需要不断地自我成长，才能提升团体心理辅导技巧，更好地帮助团体成员解决心理问题。团体领导者的自我概念、自我意识、人格、情绪、世界观、人生观、价值观、对人性的看法、所面临的重大事件，以及自身"未完成的事件"，都需要不断地自我探索，自我成长，自我完善。只有对自己和团体成员有着比其他人更深刻的认识和觉察，才能了解自己的长处；只有做到不回避自己的短处，才能对自己更清楚，更接纳。

一、团体领导者的培训

(一)团体领导者培训的模式

　　目前，关于团体领导者的训练大致包括两部分，即认知和经验两大范畴。认知部分包括团体动力、辅导理论、辅导过程等，多采取讲授的方式介绍团体辅导的定义、发展史、团体领导者、团体成员、团体阶段、团体影响机制、团体评估等基础知识；经验部分包括团体成员、观察者、见习领导、实习领导、领导及督导多个层次的领导体验。

　　合格的团体领导者应从理论、技术、自我成长、团体经验、伦理、被督导的经验等 6 个方面努力，应接受以下课程培训：①团体领导者的个人成长；②团体心理辅导的理论知识；③团体心理辅导的技巧和方法；④曾经作为成员参加过团体心理辅导；⑤督导下的团体心理辅导实习；⑥团体心理辅导的专业伦理道德。

(二)美国的团体领导者培训模式

　　美国团体工作专业人员协会于 1983 年提出《团体领导者训练的专业标准》，规定了团体领导人员的知识能力、技术能力与需具备的实务经验等。而著名的团体教育专家柯里(1987)也以其丰富的团体经验，建议领导者训练应包含领导者个人的心理治疗、自身参加团体经验与实际接受训练团体；亚隆(Yalom，1985)也非常强调观察有经验的临床工作者与接受正式督导的重要性。

　　根据美国团体工作专业人员协会(1990)所制定的团体工作者专业训练标准，所有硕士水平的领导者至少均应接受 10～20 小时的团体核心技能训练，而要成为专门从事团体工作的专业人士，则宜在硕士阶段后再接受 30～60 小时不等的进一步训练。如想成为任务团体或辅导团体领导者，至少须接受 30～45 小时的进一步训练；如想成为咨询团体或心理治疗团体领导者，则至少要接受 45～60 小时的高级培训课程。

1. 合格团体领导者应具备团体工作的专业知识

(1) 能说出 3 种或 3 种以上主要团体辅导理论的相似性和相异性。

(2) 能说出团体动力学的基本原则，熟知团体历程和产生治疗效用的有利因素。

(3) 认识有效团体领导者的个人特质，并了解自己，如个人的优缺点、偏见、价值观和其他因素。

(4) 了解团体辅导的有关伦理问题及团体中必须考虑的应对措施。

(5) 在个人的专业领域中参与有关团体辅导的研究。

(6) 熟悉自己经历的团体历程，并有能力区分团体辅导、团体咨询、团体治疗及人际关系训练等模式。

(7) 在团体发展的各个阶段，有能力且有效力地利用团体历程的有利因素，如团体的互动、领导者的角色特质等。

(8) 了解团体历程中成员可能扮演的有助于团体成长和衰退的各种角色。

(9) 熟悉团体辅导和团体历程，以及可能对成员有利或不利的有效因素。

2. 合格团体领导者应具备的专业能力

(1) 能辨别并评估团体辅导前成员的转变水平。

(2) 能表达一个简单、具体并完整的团体辅导定义。

(3) 能辨别成员的自弃行为。

(4) 能描述一个自己运用的适合成员年龄、需要的团体辅导模式。

(5) 能正确认定成员间非语言行为的表达方式。

(6) 在团体发展的不同阶段，适时展现所需要的技术。

(7) 能认识并有效处理团体历程中的偶发事件。

(8) 能适当地处理离心成员的问题。

(9) 能有效运用团体辅导的主要策略、技术和方法。

(10) 能在自然的情景中提供并使用有效方法，以协助成员产生变化，并从其他成员那里获得改变的支持。

(11) 能有效运用附属的团体结构力量，如自我告诫、契约订立等训练作业方式。

(12) 能使用基本的团体带领者介入技术，如对过程的说明、同理性的反应、自我开放及对质等技术。

(13) 能有效地通过催化作用，产生有利于治疗的情景和力量。

(14) 能有效并和谐地与核心带领者合作工作。

(15) 能在适当的时间考试并结束每一次聚会，同时也能顺利地终止、结束全部活动。

(16) 能提供追踪辅导的种种措施，以维系并支持团体辅导的长久效果。

3. 美国几种不同的团体训练课程

阿尔弗雷德本杰明(Alfred Benjamin，1978)提出培训的 4 个阶段。

(1) 教导阶段，着重知识上的学习，有阅读、听课、讨论、思考等方式。学习内容包括有关人类行为、心理、社会、文化与学校的知识，以及了解团体工作的范围、演进、理论和实际研究。

(2) 参与团体阶段，作为一个成员参与团体辅导过程，观察团体的各个层面，以及领导者的行为。

(3) 替代性学习，观看团体录像带，听某次聚会的录音带，看书面记录。

(4) 亲自带领团体，可以单独带领或与人合作带领团体，使所学知识、技巧在实际工作中得到应用。

科拉齐尼(J. G. Corazzini，1980)设计的训练方案如下所述。

(1) 与人交往的经验，包括与人交往的一般性经验和大量的个别辅导经验。

(2) 和团体一起工作的经验，即尝试带领小规模团体，通过练习与经验，提高个体有效运用技巧的能力。

(3) 计划与组织才能，即能够制订团体计划。

(4) 关于主题的知识，即对自己带领的团体的主题有充分的了解和相应的知识。

(5) 对基本的人性冲突和两难困境的良好解决，即能够处理团体辅导过程中出现的大量人性问题。

(6) 对辅导理论的良好理解，了解各种辅导理论，有助于了解团体中成员的行为和干预措施背后的理论支持。

(三)国内的团体领导者培训模式

樊富珉教授结合国内心理辅导发展的现状，提出包括理论、技巧、经验、个人成长、实习、计划、督导、伦理 8 个部分的培训方案。团体辅导的培训方式可以采取课堂教学、课堂体验，参与真实情境，观看团体录像带，观察他人带小组，接受个别或团体督导等方式。

1. 理论

此处所指理论包括基础理论、辅导理论及团体过程理论。基础理论指社会心理学关于人际问题、社会互动、团体动力学等知识；辅导理论指各种主要辅导理论、学派的观点及特色；团体过程理论指团体辅导的特点、过程、治疗机制、组织与实施等。

2. 技巧

此处所谓技巧包括团体辅导的各种方法与技术。团体辅导的方法有团体讨论、角色扮演、行为训练、各种习作与活动的熟练应用等。团体辅导的技术有积极聆听、澄清、提问、具体化、解释、反馈、支持、同感、聚焦等。此外，能处理不同类型的成员。

3. 经验

经验即作为成员完整地参加一个团体辅导过程，了解团体辅导过程中不同阶段的感受。

4. 个人成长

团体领导者个人素质及修养直接影响着团体辅导效果。领导个人的成长可以通过自我反省、接受反馈等方式，有条件的情况下最好能接受个别辅导，从而处理自身未完成事项，增强自觉和自信。

5. 实习

作为团体领导者自己独立或与他人合作带领团体，将所学理论技巧在实习中应用。

6. 计划

认真为团体辅导制订计划和方案非常重要。学习怎样拟定团体辅导前准备计划和会面计划，对团体成功影响重大。

7. 督导

团体领导者的培训必须在有督导的条件下进行。在导师的辅导下对自己领导团体的经验做出严谨的分析，不断改进。

8. 伦理

此处所说的伦理包括团体领导者的伦理与职业道德、专业守则。辅导作为专业助人工作，不是帮人就是害人，责任重大。领导者必须了解团体领导者的道德规范，学习以成员的利益为重，尊重每一个成员，严格遵守职业道德。

二、团体领导者的个人成长[①]

不管团体领导者是否情愿，个人的特质、价值观、社会经验都会带到所领导的团体中去。要想促进团体成员的发展，领导者自己必须不断成长。对团体成员影响最大的不是领导者所说的话，而是领导者的示范行为。其实，做一个团体领导者比做个别心理辅导的辅导师更需要深入了解自己，更需要有自知之明。在个别心理辅导中，辅导师面对的是一个人，人际关系只是双向沟通；而在团体辅导中，人际关系是多向沟通，领导者不仅要面对较多的成员，同时也要面对整个团体。一个领导者可能必须同时面对不止一个成员的抗拒、依赖等问题，而且在同一时间内，领导者必须给予每个成员介入和关怀，或调解所有成员的情绪。同时，自己又能在团体中保持适当的地位。显然，领导者仅有技巧是不够的。所以团体领导者应该清楚地了解自己是怎样的人、为什么是这样的人、什么因素和经历影响了自己、最适合自己的是哪一种理论与方法，致力于自身人格的提升，不断获得成长。

(一)团体心理辅导中团体领导者的角色认知

团体领导者首先必须正确看待人性。对人性的看法是指团体领导者对人性、生命、生活等问题的基本假设和看法。当团体领导者个人的人性观等与咨询理论中所应持有的人性观相一致时，才能真正有效地运用理论，发挥咨询的实效。反之，则会导致一些潜在的矛盾和冲突爆发，影响咨询的效果。同时，团体领导者自身对人生可能遇到的重大问题，如恋爱婚姻、生命历程、性别角色、社会化、权力与利益等也要有明确的认识，并积极探索，在对人性理解的基础上形成健康向上的积极生活态度。团体领导者还需要正确审视自己的价值观和情感、自己的咨询行为，评价自己的需求与态度，客观描述自己的专业行为。因此，团体领导者要具备不断发展自我成长的能力。作为团体领导者，要明白如何助人自助，有效地帮助团体成员，使自身"天然携带"的人格、价值观等元素，更加合理地存在。而且，作为团体领导者，必须及时意识到自己身上所带有的这些倾向性的"元素"，及时调整自己，不断地自我成长。这样，才能有效地帮助团体成员，或者及时进行转介。团体领导者的自我成长过程，也是一个自我探索的过程，这是每个团体领导者所必须做的功课。

(二)团体心理辅导中团体领导者心理辅导技巧的提升

作为团体领导者，在团体心理辅导中也必须积极参与团体心理辅导过程，在团体辅导

[①] 吴彩霞. 浅谈团体心理辅导中团体领导者的自我成长[J]. 巴音郭楞职业技术学院学报，2015(4).

活动中也会遇到许多自身无法解决的问题，同时也需要在团体辅导中不断地历练，以提升自身团体心理辅导的技巧。

1. 认真把握团体动力流向，深刻体验领导者和团体成员间的角色转换

在团体心理辅导的后期，团体领导者可以较多地参与到团体活动中，多提出一些引导性的问题，引导团体成员认真思考，带领团体成员进行更加深入的探讨。在团体心理辅导的中期，团体辅导进展可能会比较慢，出现一些高原现象，甚至出现一些反复，这是正常的，团体领导者切不可着急，要适应团体进展缓慢的状态。当团体中动力的流向发生变化时，团体领导者就能觉察到团体中每个成员身上发生的变化和成长。当团体心理辅导中出现团体动力不一致时，有可能是由部分团体成员动机和目的不一致所致。因为团体中每个成员对团体的期望和目的是不一样的。有的团体成员期望在团体中获得人际交流方面的成长，有的成员想解脱失恋的痛苦，有的成员想解决自身的心理矛盾与冲突等，这时候就需要团体领导者重申此次团体心理辅导的目标。一次团体心理辅导的目标是单一的，不可能产生多个目标。此时可以采取头脑风暴法，让团体成员多提建议，统一思想，统一目标，保持团体成员目标的统一性。通过此次团体心理辅导，使团体成员真正获得成长。

2. 探索与团体成员的交往模式

在团体心理辅导中，团体领导者和团体成员的气质、性格等人格特征均会得到一定的展现，不同人格特征的团体成员会相互触碰。团体心理辅导协助者、团体领导者和团体成员都要学会控制自己的脾气和说话语气，公平客观地评价周围的事物和人，不能恶意诽谤和攻击，这也是团体心理辅导前团体成员签署的团体心理辅导协议所规定的内容。当团体成员本着认真谦虚和解决问题的动机参与团体心理辅导时，团体交流的氛围是融洽的，团体交流的模式是成熟的成人模式。

3. 学会坦诚交流和适应当下的状态

这里要谈及团体心理辅导中自我开放的技巧。当团体成员在讨论某个问题时，如果多次出现沉默，此时就有必要使用自我开放的技巧。团体领导者可以先以自己为例，谈及自己生活中遇到的类似问题，请团体成员相互分享，并提出建议。通过团体领导者的自我开放，使团体成员得到很好的引领，敢于开口自曝困惑，并以认真的态度与团体其他成员交流分享，深层次的交流与互动往往会使当事人打破自身思维的定势，重新审视自我，重新规划，重新面对矛盾与冲突，并能找到解决问题的方法。团体领导者需要时刻带动团体成员向既定的目标前进，当发现活动偏离既定目标和方向时，必须巧妙地打断和转换。

4. 认真感受团体成员的成长力量

在团体心理辅导中，团体成员成长的力量主要来自团体成员间的关注，尤其是成员间的自我分享。每个团体成员对同一个问题的看法差异很大，在心理反应和行动方式方面的差别也很大。每个成员都带有自身的特点，也带有其原生家庭交流模式的烙印。团体领导者需要变换不同的交流模式，在逐步变换的交流模式下，真实体验团体成员的不同感受，有时可根据需要将快乐的感觉强化和固定。团体领导者可以自我反思不同交流模式所带来的团体成员的变化，并感悟自身为人处世的观点和行为模式，以此作为契机，获得自我成长。

5. 提升对助人工作的认识

团体领导者在团体中积极进行自我成长，能够更加有效地帮助团体成员，能够将团体成员的伤害降低到最小。团体领导者个人成长后，需及时调整自己，平衡自己的心态，以一种良好的心态进入团体心理辅导室，并及时察觉自己人格和价值观对团体成员的影响，及时反思自我，调整咨询技术和方向，或者进行心理督导，解决自己遇到的困惑，获得团体心理辅导技巧的提升。

(三)团体心理辅导中团体领导者的自我成长分析

团体领导者在团体心理辅导过程中，需要具备多种能力。只有将多种能力综合运用，才可以获得团体心理辅导的良好效果，同时团体领导者个人也能得以再次成长。

1. 内省力

团体领导者需要感受团体成员的自尊水平、性格类型、成员的关系模式，也可以从成员所坐的位置关系来进行判断，初步觉察成员间的关系。

2. 自主感

团体领导者要认真体验作为团体领导者的责任感与作为团体成员的舒适感和自在感，认真体察团体成员是否乐意处于团体中，在团体中是否享受快乐。

3. 认同感

在平静的状态和不争执的状态下，团体领导者能准确地看待自己和团体成员的能力，并能在激动或失控的状态下，做到较好的自我控制。自我反思是获得认同感的重要手段。

4. 自尊

团体领导者要做到接受自我现在的状态，对自己的外貌、学历、工作、自己的爱人，做到完全的接纳和悦纳。

5. 关系模式、爱与成熟

团体领导者要明确自己的依恋类型，学会去爱，懂得去爱，用成熟的技巧去解决问题。

6. 情感包容度

团体领导者对于不同人格类型的团体成员，应大度相容。对朋友关爱，对不熟悉的人，也能包容，包容每个人的敌意和负性情绪，保持较高的情感包容度。

7. 情绪调节力

团体领导者要善于进行自我调控，经常性自我反思，学会忘记负性事件与负性情绪，将情绪调整到自己舒服的状态。这是对于一般的负性事件而言。如果要面临大型的应激事件，还需要寻求上级督导师的帮助。

8. 自我力量和弹性

在内心冲突的情况下，团体领导者需要寻找人际支持资源，保持较强的自我控制力，并保持较好的心理弹性。

总之，团体领导者必须具备较好的心理素质，具备合理的人生观、价值观、自我平衡能力，能够容纳他人、有强烈的责任心和"自知之明"。团体领导者还需要充分了解自身的人格、情绪、世界观以及对人性的看法，同时，还要对自己所面临的重大生活事件和未完成事件进行有意识的积极探索，处理好与朋友、同学、同事、团体成员间的关系，把握好交往的"度"。作为团体心理辅导的领导者，还应该经常参加成长小组、成长培训与案例督导等多种形式的团体交流活动，积极进行自我探索和自我成长。

第四节　新时代的团体领导者

党的十九大把习近平新时代中国特色社会主义思想确立为中国共产党必须长期坚持的指导思想并写入党章，十三届全国人大一次会议把这一思想载入宪法，实现了党和国家指导思想的与时俱进。教育是国之大计、党之大计。"培养什么人、怎样培养人、为谁培养人"是教育工作的根本问题，事关中国特色社会主义事业兴旺发达、后继有人，事关党和国家长治久安。团体领导者是在团体运作过程中负责带领和指引团体走向的人，直接关系人才培养方向和质量。推动我国教育改革创新发展和培养担当民族复兴大任的时代新人，必须始终坚持以习近平新时代中国特色社会主义思想为指导，将其贯穿于教育教学全过程各环节。在团体心理辅导过程中，全面落实习近平新时代中国特色社会主义思想，对引导心理辅导对象树立马克思主义信仰，坚定中国特色社会主义道路自信、理论自信、制度自信、文化自信，立志听党话、跟党走，形成正确的世界观、人生观、价值观，具有重大意义。

习近平新时代中国特色社会主义思想，是新时代中国共产党的思想旗帜，是国家政治生活和社会生活的根本指针，是当代中国马克思主义、21世纪马克思主义，为实现中华民族伟大复兴提供了行动指南，为推动构建人类命运共同体贡献了智慧方案。作为新时代的团体领导者，必须深入学习贯彻习近平新时代中国特色社会主义思想，理解把握这一思想的核心要义和理论品格。

党的十九大用"八个明确""十四个坚持"对习近平新时代中国特色社会主义思想作了系统概括和深刻阐释。"八个明确"是新时代坚持和发展中国特色社会主义的行动指南，着重回答了坚持和发展什么样的中国特色社会主义；"十四个坚持"是新时代坚持和发展中国特色社会主义的行动纲领，着重回答了怎样坚持和发展中国特色社会主义。"八个明确""十四个坚持"，构成新时代坚持和发展中国特色社会主义的核心要义。[①]

一、"八个明确"是坚持和发展中国特色社会主义的行动指南

习近平新时代中国特色社会主义思想最核心的内容，就是"八个明确"：明确坚持和发展中国特色社会主义，总任务是实现社会主义现代化和中华民族伟大复兴，在全面建成小康社会的基础上，分两步走，在本世纪中叶建成富强民主文明和谐美丽的社会主义现代化强国；明确新时代我国社会主要矛盾是人民日益增长的美好生活需要和不平衡不充分的

---

① 中共中央党校(国家行政学院). 习近平新时代中国特色社会主义思想基本问题[M]. 人民出版社, 中共中央党校出版社，2020：56-64.

发展之间的矛盾，必须坚持以人民为中心的发展思想，不断促进人的全面发展、全体人民共同富裕；明确中国特色社会主义事业总体布局是"五位一体"、战略布局是"四个全面"，强调坚定道路自信、理论自信、制度自信、文化自信；明确全面深化改革总目标是完善和发展中国特色社会主义制度、推进国家治理体系和治理能力现代化；明确全面推进依法治国总目标是建设中国特色社会主义法治体系、建设社会主义法治国家；明确党在新时代的强军目标是建设一支听党指挥、能打胜仗、作风优良的人民军队，把人民军队建设成为世界一流军队；明确中国特色大国外交要推动构建新型国际关系，推动构建人类命运共同体；明确中国特色社会主义最本质的特征是中国共产党领导，中国特色社会主义制度的最大优势是中国共产党领导，党是最高政治领导力量，提出新时代党的建设总要求，突出政治建设在党的建设中的重要地位。

这"八个明确"，科学阐述了新时代坚持和发展中国特色社会主义一系列基本问题，为党和人民更好地坚持和发展中国特色社会主义提供了思想指引。

第一，为新时代坚持和发展中国特色社会主义明确了总任务。这个总任务，就是实现社会主义现代化和中华民族伟大复兴，建成社会主义现代化强国。实现中华民族伟大复兴、建成社会主义现代化强国，是中国共产党确立的伟大奋斗目标。中国共产党人为之进行了长达百年的努力，成功开创了一条不同于西方的具有中国特色的社会主义现代化道路。党的十九大站在党和国家事业发展全局的新高度，制定了全面建设社会主义现代化强国的宏伟蓝图，对实现"两个一百年"奋斗目标作出全新的战略安排：到 2020 年，全面建成小康社会；到 2035 年，基本实现社会主义现代化；到 2050 年，建成社会主义现代化强国，实现中华民族伟大复兴。这个战略安排，既鼓舞人心、催人奋进，又科学合理、符合实际，是激励中国共产党人和中国人民为美好生活持续奋斗的强大精神动力。

第二，为新时代坚持和发展中国特色社会主义明确了根本着力点。为完成总任务、实现总目标而制定的战略安排，必须建立在对国家发展现实、对我国社会主要矛盾的准确判断之上。党的十九大报告根据我国社会发展现实的变化情况，明确提出：我国社会主要矛盾已经转化为人民日益增长的美好生活需要和不平衡不充分的发展之间的矛盾。这一社会主要矛盾的转化，反映了中国社会发展的巨大进步和发展的阶段性新变化，反映了党和国家事业发展的新要求，是在新时代确定中国特色社会主义战略部署的重要依据。明确这个主要矛盾，才能把握发展全局，明确发展的方向、任务和重点。

第三，为新时代坚持和发展中国特色社会主义明确了新布局。习近平新时代中国特色社会主义思想立足新的历史方位，明确指出在新时代推进中国特色社会主义事业的总体布局是"五位一体"，战略布局是"四个全面"。"五位一体"总体布局，明确了新时代推进国家现代化建设的总体部署，即经济建设、政治建设、文化建设、社会建设、生态文明建设全面推进。"四个全面"战略布局，明确了在新时代党和国家发展中具有全局性带动和引领意义的重要方面，即全面建成小康社会、全面深化改革、全面依法治国、全面从严治党。以总体布局统筹推进中国特色社会主义事业，以战略布局作为各项工作的战略目标和战略举措，确立了新时代党和国家事业发展的战略方向、重点领域和主攻目标，为坚持和发展中国特色社会主义作出了顶层设计和战略部署，也提供了更加科学的布局安排。

第四，为新时代坚持和发展中国特色社会主义明确了新要求。党的十八届三中全会提出，我国全面深化改革的总目标是完善和发展中国特色社会主义制度、推进国家治理体系和治理能力现代化。这就是要通过全面深化改革完善制度、更新体制机制，通过推进国家治理体系和治理能力现代化不断促进中国特色社会主义制度的成熟和完善。在总结我国历史经验尤其是社会主义国家治理经验教训的基础上，习近平总书记强调，"国家治理体系和治理能力是一个国家制度和制度执行能力的集中体现。"这一重要论断表明，通过全面深化改革完善和发展中国特色社会主义制度，为推进国家治理体系和治理能力现代化提供了内生动力和制度保障，推进国家治理体系和治理能力现代化为完善和发展中国特色社会主义制度准备了支撑力量和创新途径。

第五，为新时代坚持和发展中国特色社会主义明确了法治保障。习近平新时代中国特色社会主义思想，明确全面推进依法治国的总目标是建设中国特色社会主义法治体系、建设社会主义法治国家。"法律是治国之重器，法治是国家治理体系和治理能力的重要依托。全面推进依法治国，是解决党和国家事业发展面临的一系列重大问题，解放和增强社会活力、促进社会公平正义、维护社会和谐稳定、确保党和国家长治久安的根本要求。要推动我国经济社会持续健康发展，不断开拓中国特色社会主义事业更加广阔的发展前景，就必须全面推进社会主义法治国家建设，从法治上为解决这些问题提供制度化方案。"全面依法治国，是治国方略，是中国特色社会主义的本质要求和重要保障，是国家治理的一场深刻革命。必须坚持中国特色社会主义法治道路，完善以宪法为核心的中国特色社会主义法律体系，更好发挥法治固根本、稳预期、利长远的保障作用。

第六，为新时代坚持和发展中国特色社会主义明确了战略支撑。强国必须强军。全面推进国防和军队现代化，坚持走中国特色强军之路，建设世界一流军队，既是发展中国特色社会主义事业的重要任务，也是维护中国特色社会主义事业稳定发展的重要基础和战略支撑。面对强国强军的时代要求，以习近平同志为核心的党中央紧紧围绕"新时代建设一支什么样的强大人民军队、怎样建设强大人民军队"这一重大问题，形成了习近平强军思想。习近平强军思想深刻把握新时代中国特色社会主义发展对国防和军队建设提出的新要求，明确党在新时代的强军目标是建设一支听党指挥、能打胜仗、作风优良的人民军队，把人民军队建设成为世界一流军队，为新时代坚持和发展中国特色社会主义提供了强大保障。

第七，为新时代坚持和发展中国特色社会主义明确了外交目标。党的十八大以来，以习近平同志为核心的党中央着眼于人类社会的发展走向，持续解答"建设一个什么样的世界，如何建设这个世界"等关乎国家发展和人类前途命运的重大课题，提出了构建人类命运共同体的主张，并把"坚持推动构建人类命运共同体"纳入坚持和发展中国特色社会主义的基本方略之中，为实现人类社会共同发展、持续繁荣绘制了新蓝图，为解决人类面临的复杂问题提供了中国方案。推动构建以合作共赢为核心的新型国际关系，是以习近平同志为核心的党中央立足时代发展潮流和我国根本利益作出的战略选择，为维护和延长我国发展的重要战略机遇期，为推进中国特色社会主义伟大事业、实现中华民族伟大复兴的奋斗目标营造了更加有利的国际环境。

第八，为新时代坚持和发展中国特色社会主义明确了政治保证。中国特色社会主义进入新时代，我国发展面临的环境更加复杂。国际力量对比发生新变化，国内改革进入深水区，全面从严治党任务依然艰巨。明确中国特色社会主义最本质的特征是中国共产党领导，中国特色社会主义制度的最大优势是中国共产党领导，为在复杂历史条件下坚持和发展中国特色社会主义提供了坚强政治保证。习近平新时代中国特色社会主义思想，根据历史经验和现实要求，进一步明确强调了党在中国特色社会主义事业中的核心地位和领导作用，为夺取新时代中国特色社会主义的新胜利提供了根本政治保证。

这"八个明确"立足新的历史方位、历史起点，形成一个系统完整、逻辑严密的科学理论体系，集中展现了马克思主义在当代中国、在21世纪的新发展。

二、"十四个坚持"是坚持和发展中国特色社会主义的行动纲领

"十四个坚持"从新时代中国特色社会主义的实践要求出发，构成了坚持和发展中国特色社会主义的基本方略，深刻回答了新时代"怎样坚持和发展中国特色社会主义"这一重大实践课题，是"八个明确"思想主张在实践中的具体展现。它与"八个明确"有机统一，共同构成习近平新时代中国特色社会主义思想的重要组成部分。

"十四个坚持"包括：坚持党对一切工作的领导，坚持以人民为中心，坚持全面深化改革，坚持新发展理念，坚持人民当家作主，坚持全面依法治国，坚持社会主义核心价值体系，坚持在发展中保障和改善民生，坚持人与自然和谐共生，坚持总体国家安全观，坚持党对人民军队的绝对领导，坚持"一国两制"和推进祖国统一，坚持推动构建人类命运共同体，坚持全面从严治党。这"十四个坚持"作为新时代坚持和发展中国特色社会主义的基本方略，是对改革开放以来我们党的基本纲领、基本经验、基本要求的总结和提升。

第一，"十四个坚持"回答了在新时代坚持和发展中国特色社会主义实践中"由谁来领导"的问题。我国政治制度优越性的一个突出特点，就是始终坚持党总揽全局、协调各方的领导地位。在社会主义建设时期，毛泽东同志强调："工、农、商、学、兵、政、党这七个方面，党是领导一切的。"进入新时代，习近平总书记在总结社会主义历史经验基础上进一步提出："坚持党对一切工作的领导。"明确回答了新时代坚持和发展中国特色社会主义"由谁来领导"的问题。中国共产党的领导，是历史的选择，人民的选择；是国家和民族的根本所在、命脉所在，是全国人民的利益所系、幸福所系。在中国特色社会主义新时代，面对新形势新任务，确保党的领导核心作用，对党的自身建设提出了新要求，"坚持全面从严治党"成为重中之重。这样的基本方略是基于党对自身发展经验的科学总结，对国际国内形势的正确判断，对初心使命的始终坚守。中国共产党是中国最高政治领导力量，各个领域、各个方面都必须自觉坚持党的领导，包括"坚持党对人民军队的绝对领导"。始终坚持党对一切工作的领导，才能在更高水平上实现全党全社会思想上统一、政治上团结、行动上一致，才能进一步增强党的创造力、凝聚力、战斗力，确保社会主义建设事业取得成功。

第二，"十四个坚持"明确了在新时代坚持和发展中国特色社会主义实践中"为了谁、依靠谁"的问题。中国特色社会主义伟大事业具有最深刻、最广泛的人民性。一是它始终把实现、维护和发展最广大人民的根本利益作为其价值取向；二是它始终以最广大人民为实践主体。"坚持以人民为中心""坚持人民当家作主""坚持在发展中保障和改善民生"等重要方略表明，建设中国特色社会主义是史无前例的伟大事业，必须把全民族的力量紧密团结和高度凝聚起来，同心同德地为之不懈奋斗。毛泽东同志曾说过："人民这个概念在不同的国家和各个国家的不同的历史时期，有着不同的内容。"在当代中国，一切赞成、

支持和参加中国特色社会主义建设的阶级、阶层和社会力量，都属于人民的范畴，都是建设中国特色社会主义事业的依靠力量。我们党更要做到发展为了人民、发展依靠人民、发展成果由人民共享。

第三，"十四个坚持"回应了在新时代坚持和发展中国特色社会主义实践中"如何推进发展"的问题。中国特色社会主义进入新时代，我国社会主要矛盾发生重大变化，但我国处于社会主义初级阶段的基本国情没有变，我国是世界最大发展中国家的国际地位没有变。这就决定了发展仍然是解决我国一切问题的基础和关键。"如何推进发展"成为执政党必须回答的问题。"坚持全面深化改革"表明改革开放是推进实现"两个一百年"奋斗目标、实现中华民族伟大复兴的关键举措和强大动力。在当代中国，只有改革开放才能发展中国、发展社会主义、发展马克思主义。"改革开放只有进行时没有完成时。"坚持"创新、协调、绿色、开放、共享"的新发展理念集中反映了党对经济社会发展规律的新思考、新认识，指明了我国的发展思路、发展方向、发展着力点，是建设中国特色社会主义必须长期坚持的重要遵循。"坚持人与自然和谐共生"体现了我国发展方式的重大转变，进一步丰富了发展内涵，拓展了发展视野，明确了发展新要求，既有理论上的创新，也有实践上的突破。

第四，"十四个坚持"回应了在新时代坚持和发展中国特色社会主义实践中"如何提供有效保障"的问题。在新的历史条件下，顺利推进中国特色社会主义事业，需要提供有效保障和有利条件。"坚持社会主义核心价值体系"，充分体现了共产主义远大理想和中国特色社会主义共同理想在推进事业发展中的强大目标引领作用，体现了中华优秀传统文化的深厚滋养作用、革命文化和社会主义先进文化的精神指引作用。"坚持全面依法治国"，是坚持和发展中国特色社会主义的本质要求，是实现国家治理体系和治理能力现代化的必然要求，事关党执政兴国、事关人民幸福安康、事关党和国家长治久安。"坚持总体国家安全观"，把国家安全作为安邦定国的重要基石，是全国各族人民根本利益所在，它将确保中华民族伟大复兴实践进程的顺利推进。"坚持推动构建人类命运共同体"，为人类社会实现共同发展、持续繁荣、长治久安绘制了蓝图，指明了前进方向，同时也为中国的发展创造了良好的外部环境。"坚持'一国两制'和推进祖国统一"是实现中华民族伟大复兴的必然要求，也是中华民族的根本利益所在。

"十四个坚持"基本方略，对经济、政治、文化、社会、生态以及法治、国家安全、国防和军队、"一国两制"与祖国统一、统一战线、外交、党的建设等各方面作出顶层设计，明确了新时代各项事业发展的大政方针，指明了新时代坚持和发展中国特色社会主义的目标、路径、方法，是实现"两个一百年"奋斗目标、实现中华民族伟大复兴中国梦的"路线图"。

2020年7月22日至24日，中共中央总书记、国家主席、中央军委主席习近平在吉林考察时强调，要切实落实党中央决策部署，坚持稳中求进工作总基调，坚持新发展理念，坚决打好三大攻坚战，扎实做好"六稳"工作，全面落实"六保"任务，深入实施东北振兴战略，决胜全面建成小康社会、决战脱贫攻坚，在服务党和国家工作全局中体现新担当，在走出一条质量更高、效益更好、结构更优、优势充分释放的发展新路上实现新突破，在加快推动新时代吉林全面振兴、全方位振兴的征程上展现新作为。新时代的团体领导者要与时俱进，坚持党对教育事业的全面领导，坚持把立德树人作为根本任务，坚持把服务中华民族伟大复兴作为教育的重要使命。

习近平新时代中国特色社会主义思想是闪耀着理性光辉和人格魅力的科学理论，集中反映着当代中国共产党人的政治品格、价值追求、精神风范。新时代的团体领导者应该坚定对马克思主义的信仰、对中国特色社会主义的信念、对中华民族伟大复兴中国梦的信心，在知行合一、学以致用上下功夫，增长知识、锤炼品格。

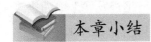

本章小结

团体领导者是指在团体运作过程中负责带领和指引团体走向的人。任何一个团体都需要有一位胜任的领导者。团体领导者是团体心理辅导成败的关键因素，其素质、条件、能力、经验、训练等都是团体心理辅导的主要影响因素。因此，必须了解团体心理辅导对领导者的要求，以及领导者的任务、职责、必要的专业训练。

团体领导者在团体心理辅导过程中的态度、言行，往往会对接受辅导的人产生重大影响。每一个专业的团体领导者必须愿意去审视自己的伦理水准和自身能力。伦理是建立在专业价值基础之上的一套规范和行为标准。团体伦理之所以重要是因为：第一，团体心理辅导是一种助人的专业工作，团体成员是否得到帮助，是否会受到伤害，与团体领导者的能力水平直接相关，为了保证专业服务的质量，对团体领导者必须进行一定的规范；第二，团体心理辅导涉及多个人互动，要想使成员建立互动关系并从中受益，必须共同遵守一些行为准则。

每位团体领导者都希望自己是一位优秀的领导者，但团体领导者的养成与其他专业养成一样，不仅需要具备广博的知识，更需要有丰富的专业经验，团体领导者需要不断地自我成长，才能提升团体心理辅导技巧，更好地帮助团体成员解决心理问题。

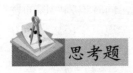

思考题

1. 团体领导者需要具备什么样的条件？
2. 团体领导者在团体心理辅导中扮演什么样的角色？
3. 团体领导者的任务是什么？
4. 我国对团体领导者的伦理要求有哪些？
5. 团体领导者如何获得个人成长？

第五章 团体心理辅导常用技术

本章学习目标

➢ 了解团体创始阶段的团体领导技术。
➢ 了解团体过渡阶段的团体领导技术。
➢ 掌握团体工作阶段的团体领导技术。
➢ 了解团体结束阶段的团体领导技术。

重点与难点

➢ 团体心理辅导不同阶段团体领导者的常用技术。
➢ 能在团体心理辅导实践中较熟练地运用所学的技术。

在团体辅导开始之前，应该确保团体领导者接受过专业训练，掌握各种团体辅导技术。要对团体辅导技术下一个明确的定义并不容易，因为团体领导者在团体中的一切所作所为，包括引导、沉默、与成员目光交流、位置的选择、对成员的解释等，都可以称为技术。使用技术只是手段不是目的，技术可以用来更进一步探索成员的个人感受，引发谈话，促进讨论，达成成员个人和团体的目标。在团体创始阶段，团体技术有助于增进成员之间的沟通，营造良好的团体氛围，为团体的发展起到积极作用。在团体过渡阶段，团体技术主要是为团体成员提供支撑、鼓励，使团体成员能够正视并且处理他们的冲突和消极情绪，以及因焦虑而产生的抗拒心理，引导团体向成熟阶段发展。在团体工作阶段，团体技术主要是帮助团体成员彼此谈论自己或别人的心理问题和成长经验，争取别人的理解、支持、指导；利用团体内人际互动反应，发现自己的缺点与弱点，存在的不足，努力加以纠正；把团体作为实验场所，练习改善自己的心理和行为，以期能拓展到现实社会生活中。在团体结束阶段，团体技术主要是帮助团体成员将从团体中获得的经验进行整理和巩固，肯定自己的积极改变，并有信心在生活中继续努力。总之，团体领导者使用团体技术的目的就在于发展团体动力，促进团体成员互动，实现团体目标。下面将就团体各个阶段的常用技术予以介绍。

第一节 团体创始阶段常用技术

在团体成立之初，团体成员间还很陌生，团体领导者需要在团体中作较多的引导和示范，使用团体技术增进团体成员之间的信任、沟通等，以便营造出温暖、安全的团体氛围，从而有效地促进团体的健康发展。

一、相识的技术

相识技术也称开启技术，就是尽快地、轻松地、有效地使团体成员相识，建立对团体的信任所采取的方式与技术。采用这种技术可以激发成员的参与度，并将其转化为积极的团体动力。例如以结构式"柔软体操"方式进行，使大家拉近距离，减轻焦虑和不安全感，加深彼此了解。

相识技术有语言和非语言两种形式，活动方式也有多种。采取哪种形式更适合，要根据团体的结构、成员的特征而定，如不同习惯的自我介绍、互相介绍等。例如，领导者说："昨天大家期中考试才结束，从你们的脸上看得出很疲倦，好，现在让我们都站起来，围成圆圈，相互拍打手臂，或伸伸腰，帮助伙伴放松一下身体。我们一起来做！"

二、分组的技术

在团体辅导的过程中常常需要将团体分成6～8人一组，如何分组看似简单，其实并不容易，良性的组合方法不仅会组建适合谈话的小团体，而且也会产生积极的作用。下面介绍几种分组方法。

(一)报数随机组合法

这种方法最简单，也是最常用的。首先确定几个人一组，共分成几组，然后成员报数，报数1的在一组，报数2的在一组……以此类推。

(二)抓阄随机组合法

成员进入团体，每人抓阄，可以用不同颜色的纸、不同形状的纸、不同词组等方法确定组别，事先按人数分组的要求准备。比如将"快乐团队"团体分成4组，每组8人，可以将团体名称"快乐团队"4个字拆开，每个字分别写在8张纸上，抓到纸条内容相同的人在一组。

(三)生日等随机组合法

领导者还可以按成员生日的月份分组。例如1～3月出生的人一组、4～6月出生的人一组、7～9月出生的人一组，10～12月出生的人一组。也可以按照个人特征组合，如长头发、戴眼镜等。

(四)同类组合法

为了达到某种目的，同类组合法更便于成员交流，例如按照职业分组，如大学教师、中学教师、小学教师；按照身份分组，如父母、子女；按照性别分组，如男、女；按照行业分组，如教育界、企业界、公务员；按照出生地分组，如东西南北中；等等。利用同类分组可以使具有相近或相似类型的成员一起讨论问题。

(五)分层随机组合法

在某些团体的特别设计中希望成员混合，有差异的人能在一起讨论，此时可以采取分层随机分组的方式。如希望每组有男性和女性，可以先请男性报数，再请女性报数，相同数字的男女同组。还有不同行业的人组成的团体也需要专门的分组安排。

(六)内外圈组合法

内外圈组合法也可称之为金鱼缸式组合法。就是将团体成员一分为二，一半在内圈，一半在外圈，内圈讨论，外圈观察或者倾听，10 分钟后交换；或者内外圈的人一一对应，进行交流。还可以固定内圈，移动外圈，使成员可以在短时间内与更多的成员交流。

(七)活动随机组合法

团体在热身阶段，组织一些活动，如无家可归、刮大风、松鼠与大树、成长三部曲等，成员在团体中可以自由活动、自由选择、就近组合。

随机组合的好处是不管成员之间的差别有多大，都有可能分到一组，让参加者感到每一组都是平等的，没有地位高低之分。

三、让成员参与团体的技术

以一些原则作为促动，协助和推动团体成员成为主动的、积极的参与者，从而在团体经验中有所收获，如：①注意自己的感受，主动积极地参与并表达自己，团体可以谈论任何与团体目标及个人有关的主题，但自己有权利决定自我开放的程度，必要时也可以加入别人的谈话；②倾听关心别人，也尽可能给予别人适当的回馈，但避免忠告、建议与讽刺；③可以合理、肯定而不具有攻击性地表达情绪，包括正面、负面的情绪；④时常检讨团体的活动是否能够增强学习动机，以及团体的行为是否有助于促进团体的目标；⑤领导团体不只是领导者个人的责任，团体的每一位成员都可以具有领导的功能。

四、处理成员负面情绪的技术

(一)处理成员焦虑、害怕的情绪，建立信任感

成员面对陌生的人与团体情境，难免有些担忧。领导者应重视信任感的建立，适当地示范、引导，甚至运用催化性的活动，让团体打破陌生感，鼓励个人表达感受(不论正向、负向)，适当地让成员了解其他人也是如此。

(二)处理防卫或抗拒行为

团体辅导初期成员自然会有防卫或抗拒的行为，如将重点放在他人身上而少谈自己，问别人问题，用概括性语言"大家都""我们""你们"，或不参与、沉默；等等。领导者需敏锐地觉察并尊重成员的此类行为，提供成员表达此类行为内在情感的机会，主动带头示范自己的感受，但不责备成员。另外，直接引导成员用合适的行为方式(或直接而温婉地)对质成员也是不错的技术，如："小霞，你常常很详细地叙述事情，甚至太烦琐，让我很难专心，我很想知道你是如何感受到这些事情的影响的，我不知道是不是其他人也有这样的感觉？""你对这件事分析得很有道理，但是我更想知道这件事与你的关联是什么？"

第二节　团体过渡阶段常用技术

过渡阶段领导者所面临的主要挑战是如何以适时而敏感的态度对团体进行催化，为团体成员提供鼓励与挑战，使成员能面对并且解决他们的冲突和消极情绪，以及因焦虑而产生的抗拒心理，引导团体向成熟阶段发展。为此，领导者要注意指导成员了解和处理冲突的情境，了解自我防卫的行为方式，有效地克服各种形式的抗拒行为，鼓励成员谈论与此时此地有关的事情。团体领导者在过渡阶段采用适当的技术主动介入、指导和组织是非常重要的。

一、处理防卫行为的技术

(一)防卫行为的表现

在团体过渡阶段，大多数团体成员都会出现防卫行为。主要原因是对团体还不能信任，缺乏安全感。防卫行为的表现为有逃避倾向，注意力的重点放在其他成员身上或者一些毫不关己的事情上，不去面对自己和自己的反应，对团体不投入，说话不着边际，使用过度概括性的语言，总问别人问题，迟到或者干脆不来，保持自满或漠不关心的态度，理智化，表现不信任，行为上不合作，造作表演等，以此来逃避个人探索。团体领导者可以通过直接回应，提醒成员必须学会用关心和建设性的方式去面对其他人，以及愿意以开放和非防卫的态度去接受团体成员的回馈。

(二)防卫心理的应对

一个有经验的领导者必须具有识别防卫行为的能力，善于通过成员的言谈举止发现有防卫心理的成员，用直接对话或者邀请他们谈在团体里的真实感受的方法，而不是用批评或贴标签面质的方法调整他们的防卫和抗拒心理。下面举例说明。团体中一个成员说："在团体里，没有人愿意自我开放，说出自己想什么，也不会替别人设想，每一个人都在等别人先开始。每一个人面前都有一堵墙，谁会从墙后面走出来？"这个成员用了许多概括性的语言，如"没有人""每一个人"等，团体里谁都不知道他在说谁，也不知道是否包括他自己。这时，领导者可以采用陈述、提问和建议等技术直接与他对话，以促进其防卫行为的改变，如"我注意到你刚才说的话，能否把'我'这个字放在每句话的开头？看看这样与你刚才说的有什么不同？""你刚才说的话比较含糊，能够绕着团体走一圈，说说你所看到的团体中的每一个人。如果你能够将你看到的每个人的'墙'描述一下，并且告诉每一个人，你和他们之间的墙带给你的感受是什么，也许对每个人非常有用。""你刚才说到每个人的面前都有一堵墙，你可不可以先说说你的墙是什么？"

二、处理冲突的技术

(一)冲突及其作用

团体内人际互动有可能发生意见分歧、观点不一致或情绪反应对立的情形，这就是冲突。团体内冲突的出现似乎是不可避免的。早期对冲突的研究常常假设冲突是不好的，因为冲突含有负面的含义，所以被视为暴力、破坏、非理性等词汇的同义词，冲突被认为具有破坏性。虽说冲突造成双方对目标认定的歧义，使双方无法采取一致的行动，无法全力投入到既定目标，易造成心理紧张、焦虑和不安，导致无法在正常心理状态下工作，效率容易受影响。但是冲突并非全是消极的，其也有积极的作用。

1. 冲突激发创造力

创造力常常在自由开放、热烈讨论的气氛中产生，因为吸收不同意见，能够引发新奇的异想。冲突过程允许人在某种程度上保持非理性，因此争论在所难免。团体中若有适当的冲突产生，反而可能引发创新构想。

2. 冲突可改善决策品质

团体内不同的人有不同的视角，仁者见仁、智者见智。在决策过程中，除理性分析、客观标准外，在寻找可行性方案时，允许适度争论，可汇集更多解决问题的思路，改善决策的品质。

3. 冲突增加团体凝聚力

假设冲突能获得适当的解决，冲突各方则可重新合作，由于已经取得共识，更可能了解自己与对方的立场，寻求解决之道。通过冲突让"问题"具体呈现，并进一步加快解决的步伐，团体更能产生强烈的凝聚力，促进团体合作，实现目标。

4. 冲突促使重新评价自己与他人

在冲突发生之前，每个人对自己的能力会产生不切实际的幻想，但在冲突之后，可以下决心心平气和地对自己的能力和别人的能力重新评估、检讨，促进自我认识，学习欣赏他人。

5. 冲突提供改变的机会

冲突是挖掘问题和情绪宣泄的良好媒介，同时，也能提供一个改变的机会。有冲突就会产生矛盾，有矛盾就需要通过协商加以解决或改善。

(二)一般冲突的解决模式

1. 竞争

当一个人只顾及自己的感受，而不顾及冲突对他人的影响，只追求自己的目标时，此行为即为竞争或支配行为。在正式团体或组织中非赢即输、非黑即白、非对即错的思维方式，常使一些人为了赢得竞争而与他人发生冲突。

2. 协作

当冲突的双方都希望满足对方的需求时，便会妥协而寻求两者皆有利的结果。在协作的前提下，双方都会着眼于问题的解决，澄清彼此的异同，而不是顺应对方的观点。参与者会考虑所有的可能方案，彼此观念的异同点也会愈来愈清楚。由于解决方案对双方都有利，所以协作被认为是一种双赢的冲突解决办法。

3. 退避

一个人可能承认冲突的存在，但却采取退缩或回避的方式，即为退避。通常漠不关心的态度或希望逃避外显的争论都会导致退避行为。与他人保持距离、划清界限，固守领地，也是退避行为。如果无法采取退避行为，那就是压抑自己、避免凸显。

4. 迁就

一个人希望满足对方时，可能会将对方的利益放在自己的利益之上。为了维持彼此的关系，某一方愿意自我牺牲，此种模式即为迁就。

5. 妥协

妥协是冲突的双方都必须放弃某些利益，即为了分享利益而相互妥协。一旦妥协，就没有明显的赢家和输家。因为妥协是对有冲突的利益结果予以定量分配或不分配，只是由一方给予另一方部分利益以替代。妥协的特性是双方都必须付出某些代价，同时也有许多收益。

(三)团体内解决冲突的方法

团体内适当的冲突可以对现状提出挑战，进而产生新的观念，促进团体目标与活动的再评价。当冲突在适当水平时，通过挑战与活力、质疑或反省、创新与求变，团体成员的动机得到增强。尤其在团体过渡阶段，冲突难以避免。但过多的冲突会阻碍团体的效能，降低团体成员的满足感，导致团体难以形成安全、信赖的氛围。团体中冲突的发生常常是团体内沟通不良、成员间缺乏坦诚与信任及领导者没有针对成员的需求与期待适当回应的结果。因此，处理冲突是团体领导者重要的技术。

团体领导者对过渡阶段冲突的出现必须有充分的心理准备。当冲突出现时，应了解冲突行为的意义，以及对团体的影响。同时，直接面对成员之间的冲突，并应给予回应。比如，当成员中有人说："小张可真八婆，我实在是不喜欢这类人。"领导者可直接回应："请说明一下你为何有这种想法，以及当你说出不喜欢之前你的情绪如何？"或者"假如你是小张，像她一样爱谈论是非，然后再想象如果你站在她的立场，会有什么样的感受和想法？"再比如，当团体中一名女性成员说："我好像不属于这个团体，因为我发现我的问题不像他们那么严重。"领导者可以这样回应："你说出自己的感受很好。你说自己不属于这个团体，因为你的问题没有其他人严重。请你告诉团体中的每一个人，你与他们的不同在哪里。你讲完后，我也邀请他们说说对你的话有什么意见。"

一般情况下，领导者应该注意那些被批评的人的反应，而不是先针对提出批评的人做出反应。同时，要引导成员明白参加团体是为了改变自己，而不是为了改变他人。

三、应对特殊成员的技术

(一)特殊成员出现的原因

在团体过渡阶段，领导者很有可能遇到一些比较难以领导的成员，即成员表现出特定的行为，这是正常现象。一般来说，参加团体的成员或多或少都有一些或轻或重的个人问题和困扰。他们将这些问题带到团体，谋求解决，必然会对团体造成一定的影响。依靠领导者的经验，引导他们参与团体过程，加深自我认识，进而更妥善地处理个人问题，使他们得到成长。但是，也有一些成员本身问题比较特殊，个性特别，他们的言行会给团体带来干扰，阻碍团体凝聚力的发挥，减弱团体的治疗功能。对这些人，团体领导者应有一定的了解和相应的准备。

(二)应对团体特殊成员的技术

1. 应对沉默型成员

有些团体成员虽然参加了团体，但没有积极参与团体活动，像个旁观者，少言寡语，常常处于沉默状态。虽然沉默不语的人不一定就有问题，但是沉默减弱了他们与其他成员的交往，结果使他们不能从团体中充分受益。沉默也会对其他成员的情绪造成不良影响，使他们感到不舒服，影响团体活动的进行。

引发沉默现象的原因是多方面的。首先是成员的性格。性格比较内向、被动、迟疑的人在活动过程中较少主动发言。其次是成员的认知。有些成员缺乏自信，认为自己的参与和意见对他人没有价值，或者怕在别人面前暴露了自己的内心世界，怕自己的发言离题别人不爱听，或说错了话冒犯了别人。再次是成员对团体的期望。有些性格开朗的人因对团体有不同的期望而变得较为沉默。比如宁愿在团体中充当沉默者，以便其他成员有更多的参与学习机会。最后是沉默现象的出现与团体发展状况有关。比如沟通出现障碍，讨论引不起兴趣等也会造成成员的沉默。

作为团体领导者，第一，要认识沉默现象并非都是消极的、破坏性的，有时也可能是正面的，是一种表示默许和支持的行为。第二，了解沉默的原因，判断是否需加以处理。第三，选择处理即应付方法，对于性格内向的人多鼓励他们发言；对认知有偏差的人可以通过个别会谈，帮助他们改变不合理的观念，引导团体其他成员关心他、鼓励他；如果是辅导过程沟通不畅而引起的沉默，领导者要及时发现，并以身作则，想方设法排除障碍和干扰。

从文化的角度看，中国人参与到团体中一般需要一个过程，对个人的意见也较多保留。所以沉默现象出现不足为奇。团体领导者要随时保持清醒的头脑，找到原因，因势利导。

2. 应对依赖型成员

有些团体成员在团体中表现出明显的依赖心理与行为：事事征求别人的意见，没有主见，处处寻求别人的保护，表现得很无助、怯懦；特别是以团体领导者的意见为行动指南，一切服从，遇到问题自己不去想办法解决，而是依靠团体或领导者。依赖心理不仅妨碍了成员个人的成长，也会给其他成员带来不良影响，使人感到厌烦、难以忍受。

依赖行为产生的原因也是多方面的。首先，与成员个性有关。有的人对自己完全没有信心，不敢做任何的表达、争取与决定，时时刻刻像个小孩般要人照顾。其次，与团体内相互作用的其他成员的行为有关。有的人习惯扮演教师、权威、家长的角色，喜欢别人依赖他，他们在团体内的言行有意无意促进了他人对自己的依赖。最后，团体领导者干预太多，事必躬亲，其权威角色也可能助长成员的依赖行为。

团体领导者在团体辅导过程中，首先，要及时调整自己的角色，不必事事做主，要多让团体成员承担责任，多发挥团体的作用，提高成员的主动性、独立性、积极性。其次，对出现依赖行为的成员要及时提醒他，观察学习别人独立成熟的处世方式，并协助他改变对自己的错误看法。最后，对那些乐于别人依赖自己的成员，要协助他们探讨行为背后的原因，促进他们改变。

3. 应对带有攻击性行为的成员

有的成员在团体辅导过程中表现出攻击性的行为，如贬损他人、讽刺他人，对团体提过分的要求。他这么做无论是有意还是无意的，都会引起其他成员不满，引起冲突或危机，破坏团体气氛，影响团体发展。

成员表现攻击性行为的原因是多方面的。有的人在生活中受过伤害，伤痕很深，从此对别人失去信心，看人看事都很消极，与人接触时心中充满敌意；有的人个性过强、自信过头、不善于与人相处、不能控制自己的情绪、不善解人意、固执己见，批评他人时也会给人一种带有攻击性的感觉；有的人不情愿加入团体，是因为老师推荐而不得不来，也会在团体中发泄自己内心的不满，对团体领导者充满敌意。

在团体中出现这类成员时，领导者先要分清楚个别成员带有攻击性言行背后的原因，再考虑处理方法。有效的方法之一是个别辅导，同时协调团体成员间的坦诚沟通。也有学者提出，当干扰团体正常运作时，可以将有明确攻击对象的一方转到其他团体，避免出现争执不下的状况。

4. 应对喜欢引人注意的成员

每个人或多或少都喜欢在群体中表现自己以引起他人的重视，这无可厚非。但是，这种行为过分时，会引起他人的反感。在团体辅导中，有的人总是抢先发言；有的成员或者滔滔不绝，使别人没有机会表达，或者吹嘘炫耀自己，或者不断地打断别人的发言，他们的言行给团体带来很大的破坏，不及时处理，会产生不良的后果，轻者使团体凝聚力减弱，重者使团体解体。

喜欢引人注意的成员可能与性格有关。例如有的人以自我为中心，对他人的需要与权利感觉迟钝，以炫耀自己为荣，毫不察觉或不会介意别人的不满与反感。有的成员内心充满不安全感、焦虑感，害怕沉寂，不能忍受片刻的寂寞，因而总抢着发言。有的成员是为了赢得某些成员的接纳(例如男性成员为吸引女性成员的注意)而做出夸张的表现。

团体领导者在分析原因的基础上可采取以下措施：采用机会均等的方式，自然选定先发言者，以控制先发制人者；创造条件使团体成员尊重、共情、真诚相待，在安全而温暖的人际关系中可降低焦虑与防卫心理；对以自我为中心的人可以增加与其个别的接触和提醒。对那些怀有权力目标或特殊企图的人要教会他们如何选择适当的方法与别人相处，从而得到别人的接纳。

5. 应对不投入团体的成员

有的成员对团体活动不太投入，或者经常迟到早退，出席不稳定；或者讨论时随意性大、不切题，谈话内容过于表面化；或者态度忽冷忽热；或者旁观。这些不投入、不能与领导者或其他成员合作的行为常常是抗拒的表现。这不仅使不投入者自身无法在团体中得到帮助，而且还破坏了团体的凝聚力，团体领导者对此不能掉以轻心。

不投入行为出现的原因有多种。第一，可能是性格，有些人性格是对事物较少投入，或投入不能持久，兴趣易变，朝三暮四；第二，可能是被迫参加团体，因非自愿所以抗拒；第三，以往不愉快的团体体验，使他触景生情，回忆过去而表现抗拒；第四，对团体的运作不清楚，心中无数，而出现抗拒；第五，出于内心的不安全感，这些人往往自我认知偏低，自信不足，有不安全感，害怕敞开内心世界，想方设法隐藏自己，防御心理过强；第六，对团体的期望与实际有些出入，因不满导致不投入。

对不投入成员的应对方法也是要求先分析原因。一般而言，领导者的友善与真诚，能有效地化解成员的抗拒心理，改善不投入行为。因此，领导者要与成员建立良好的关系，使他感到被尊重、安全，从而放松自我防卫，勇于表达自己。团体领导者还可以通过加强团体本身的吸引力，比如组织有趣的活动，吸引成员参与，改善不投入的态度和行为。团体第一次聚会时要说明团体的运作，可能达到的目标，使成员保持恰当的期望，避免过高的期望等。

第三节　团体工作阶段常用技术

尽管各类团体辅导依据的理论、活动方式不同，实施方法也各异，但工作阶段成员间相互影响的过程是相同的，即成员彼此谈论自己或别人的心理问题和成长经验，争取别人的理解、支持、指导；利用团体内人际互动反应，发现自己的缺点与弱点、存在的不足，努力加以纠正；把团体作为实验场所，练习改善自己的心理与行为，以期能够拓展到现实社会生活中。

一、引导参与和介入技术

(一)引导参与的技术

工作阶段引导团体成员参与的技术是多种多样的，因团体的目的、问题类型、对象不同而不同。有的团体主要采取讲座、讨论、写体会、写日记等形式；有的团体采用自由讨论的形式；有的团体主要采用行为训练、角色扮演等方法；有的团体则采取系列活动的形式。比如，失眠者组成的治疗团体，通常首先由领导者系统讲授有关失眠的知识；其次通过讨论认识病情、分析原因、寻找解决对策，成员主要通过讨论交流，彼此沟通、达成共识，从他人身上领悟自身的问题，从他人的意见中得到启发；最后通过写体会深入思考探索、确立信心，找出改进办法。团体领导者必须鼓励并为每一个团体成员提供民主参与的机会，既不使过于活跃的人剥夺他人的机会，也不使拘谨的人袖手旁观，失去参与活动的机会。引导参与的技术还包括以事实为中心，避免无谓的纷争，增进团体的向心力等。

(二)解决问题的技术

团体领导者必须正确评估自己的能力与环境的变化，引导成员积极地做出符合自己人生目标和价值观的选择决定，减轻由于在生活中遇到问题而产生的心理压力，从而使成员身心健康，更有效地适应社会。团体领导者应根据团体成员个人的需要去引导他们，并提供足够的背景资料，刺激成员思考、沟通，选定要解决的问题而采取行动。解决问题的过程就是思考和运用科学方法的过程，一般步骤如下所述。

(1) 了解问题的存在，确认有解决的必要。

(2) 分析问题的性质，直接面对问题的目标，开始收集有关资料。

(3) 分析资料，列举解决问题的可能办法。

(4) 评估每个解决问题办法的可行性及预期效果。

(5) 运用观察或实验等方法尝试解决问题。

(6) 选定最合宜的可行方法去解决问题。

在团体辅导中，领导者若为成员提供比较客观而合理的解决问题的方法，对于成员处理个人的问题将会很有帮助。因为团体成员若在团体中运用这些方法，并不断学习与改进解决问题的技术，将使自己多方面获益。

(三)及时介入的技术

团体发展到工作阶段，其凝聚力和信任度已达到很高的程度。团体体验到足够的安全感、归属感，能互相接纳、互诉衷肠、开放自我，也能真诚地关心他人。团体辅导过程中，成员从自我探索与他人的反馈中尝试改变自己的生活，并得到其他成员的支持、鼓励，但是仍然会有一些现象需要领导者发现并及时介入加以引导，把团体拉回到此时此地，否则团体的进展会受到影响。

(1) 团体中某人为另一个成员说话。

(2) 团体成员注意力集中在团体之外的人、事、物。

(3) 团体成员中有人在说话的前后常先寻求他人的认同。

(4) 有人提出自己因为不想伤害他人的感觉，所以就选择不说。

(5) 成员中有人领悟其问题是由某些人引起的。

(6) 有成员认为自己只要等待，事情就会转变。

(7) 团体中有不一致的行为出现。

(8) 团体活动变成无效率的漫谈。

(四)运用团体活动的技术

团体工作阶段领导者常常会选择一些有价值的团体活动，比如自我探索、价值观探索、相互支持、脑力激荡等活动，以及活动后的交流分享来帮助团体成员成长。自我探索常选择的活动有"我是谁""生命线""自画像""墓志铭""生命计划"等；价值观探索常选择的活动有"临终遗命""火光熊熊""生存选择""姑娘与水手"等；相互支持常选择的活动有"热坐""金鱼缸""戴高帽"等。团体活动是团体成员互动的媒介，也是实现目标的媒介。至于团体采取什么方式互动，要根据团体目标和成员特点选择。比如，对于中老年人采用一些动态的练习就不适合；而对青少年过多地使用团体讨论的形式也不适宜，需要配合趣味性更强的团体活动。

二、团体讨论的技术

(一)团体讨论的功能

团体讨论是指团体成员对一个共同问题，根据资料与经验，互相合作、深入探讨的方法，在团体讨论的过程中，团体成员都可以发表自己的意见、听取他人的意见、修订自己的看法。团体讨论是工作阶段运用最普遍的方法，主要目的在于沟通意见、集思广益、解决问题。在团体中如果成员能以坦诚的态度积极参与讨论，接纳成员的不同意见，与他人切磋商榷，团体就会发挥以下的助人功效。

(1) 鼓励成员参与团体活动，激发成员的参与动机。

(2) 引发成员对团体过程产生兴趣。

(3) 帮助成员明确了解自己和他人的不同立场，学会尊重别人。

(4) 帮助成员不感情用事，从多个角度思考和判断问题。

(5) 培养成员积极、自觉和自主的个性，为他们提供自我表现的机会。

(6) 促进成员充分沟通，使他们更进一步统整合作，增强团体凝聚力。

(二)团体讨论的具体方法

1. 圆桌式讨论

这是一种比较民主的方式，成员围圆桌而坐，彼此容易熟悉，容易营造和谐的气氛，引发讨论。

2. 分组讨论

将团体成员分成若干小组，分别讨论同一主题，然后综合小组讨论结果，在团体内由各组代表发言，其他成员可补充。当团体人数较少时，每位成员可以有充分发言、交流的机会。

3. 陪席式讨论

这种讨论方式一般先由一位专家作引导发言，再让团体成员针对专家意见发表自己的见解。

4. 论坛式讨论

这种讨论方式先由几位专家作引导发言，再让团体成员针对专家的意见发表自己的见解。

5. 辩论式讨论

团体成员就一个讨论话题分成正反方，成为意见对立的两组，然后根据自己所在方的立场，与对方辩论。

6. 脑力激荡法

此方法有助于成员了解别人的意见，拓展自己的思考空间，培养团体合作精神，发挥集体力量找到多种解决问题的方法及途径。一般需要30~50分钟。讨论需要遵循以下原则：暂缓批评，不立即作任何优缺点的评价；办法多多益善，越多越好，以量制胜；越奇越好，自由联想，不要怕跟别人不一样；联合与改进，鼓励巧妙地利用并改善他人的构想；记录所有被提出的意见。

实施过程如下：全体成员分成几组，一般 6~12 人一组，每组在领导者给定的时间内就某个题目发表意见。发表意见应遵守 3 条规则：①不评论他人意见的正确与否；②尽可能多出主意；③争取超过别的小组。练习本身带有竞争性质。每个题目限时 15～20 分钟。题目可根据团体成员的特点或团体辅导的目标而定，要求具体、可操作。例如："怎样减轻生活学习压力""愉快度过大学生活的方法""改善人际关系的方法""生活中的自信表现""紧张焦虑的消解方法"等。当领导者宣布开始时，每一个小组派一人记录，其他人争先恐后出主意，相互启发、集思广益，列举各种可能的方法。当领导者说"停"时，每个小组要把自己的意见写在纸上，再贴到墙上，然后选一位代表解释这些方法。首先，全体成员一起评论，看哪个小组办法最多，可以获"优胜奖"。其次，哪个方法最实用、最幽默、最有想象力，可以评为"实用奖""幽默奖""有趣奖""认真奖"或"好主意奖"等。通过评比，帮助成员选择在生活中最适合运用的方法，拓宽思路、群策群力，依靠集体的力量，获得解决问题的方法。

(三)团体讨论中领导者的作用

团体讨论中领导者的责任是营造一种友善、接纳和容忍的气氛，使团体成员能自由地、充分地发表各自的意见。因此，领导者要鼓励成员参与和倾听，并做出回应。为此，领导者本身应该具有广博的知识，能把握问题的重心，有适当的幽默感，且善于引导。此外，必须为讨论作充分的准备。例如事前印发有关资料，这样讨论中能把握方向，不偏离主题；讨论结束时能作简洁的总结，并能解答讨论中的难题。

团体讨论的目的不在于讨论的结论，而在于讨论过程能使成员充分参与、沟通、体验到自由发表意见的机会，学习尊重别人意见的态度与合作的方法。

团体讨论的题目有时是计划中确定的，有时是团体共同决定的，有时是由活动内容决定的。例如，"盲行"结束后，成员可以讨论他们扮演"盲人"的感受以及怎样才能有效地帮助"盲人"，在日常生活中怎样帮助有困难的人。应注意的问题是，讨论的题目必须是团体成员能力范围内能够处理的问题，但又有一定的复杂程度。

三、角色扮演的技术

(一)角色扮演的作用

角色扮演在各类团体辅导中应用非常广泛。角色扮演是指用表演的方式来启发团体成员对人际关系及自我情况有所认识的一种方法。它包括心理剧和社会剧两种表演方式。这两种表演方式有严格区分，一般认为心理剧是指处理某人对他人(如学生对父母)的态度；社会剧是指处理某人对社会态度(如对农村进城务工人员的偏见或歧视)的问题。

角色扮演通常由团体成员扮演日常生活问题情境中的角色，使成员把平时压抑的情绪通过表演得以释放、解脱，学习人际关系的技巧及获得处理问题的灵感并加以练习，具体作用如下所述。

(1) 角色扮演可以提供成员宣泄情感的机会。在表演的过程中，表演者的感情和意念可以自由地表达出来，特别是困扰他的消极情绪，从而起到了宣泄的作用。

(2) 角色扮演在容忍、安全的气氛下，成员通过投入演出来了解自己内心的感受，并对他人的行为做出反应。

(3) 角色扮演可以使表演者通过活动，深入地了解真实情况和他人的感受，增加人际关系的敏感度。

(4) 角色扮演提供了在假设不用负责的情况下尝试应付问题，甚至犯错的机会，以发现问题所在，学习及练习解决问题的技巧。

(二)角色扮演的程序

1. 事前的沟通

领导者应向团体成员解释角色扮演的价值，使成员有所了解，并激发其参与的热情。

2. 说明情境

对将要扮演的情境及其特征加以说明，让成员有机会提问并提出建议。

3. 自愿选择角色

领导者应鼓励成员自愿扮演各种角色。如果有的角色无人问津，领导者可暗示某些人来扮演。

4. 即兴表演

在情境确定，角色明确的前提下，领导者要协助成员了解自己所扮演的角色的特点，鼓励他们按照自己的理解，用自己的方式表演，台词由自己决定，即兴发挥。

5. 帮助观众作明智的观察

有的剧情人物不多，团体其他成员可以当观众观看表演，并分析演员的言行，表演结束时再提出个人意见。

6. 表演结束共同讨论

若所有扮演者觉得无法继续演下去或领导者认为已经达到目的，则可以随时停止表演。领导者要让每个表演者说出自己的感受，并相互提出意见。最后由观众发表意见。

7. 重演

为了使团体成员对某种角色讨论得更深入，可以让扮演者重演或换人再演，扮演者可参考讨论的意见，用不同的方法表演。

8. 互换角色

如果某位成员对某种角色表示出强烈的否定情感时，可以劝他扮演该角色，这样既可以帮助他从不同角度去看当时的情境，又可以促进他了解对方的心情和立场，帮助其获得自我反省的机会。

9. 总结

领导者组织团体成员讨论整个活动的体会、感受，互相启发、互相支持。

(三)角色扮演的情境

角色扮演的情境选择可以是成员共同关心的事情，如家庭生活、学业问题、休闲时光、交友等。大学生团体可以选择学校的情境，角色有校长、教授、职工及学生代表，共同讨论一项关系到学生切身利益的问题，从而带出各方面不同的立场，反映师生沟通中的问题。表演有助于学生增加对其他角色的理解，提高共情能力。

角色扮演的情境也可以是某个团体成员个人独特的问题情境，其他人协助其表演。例如一个学生与母亲关系有问题，常常发生冲突，那么可以找出他平时生活中与母亲争吵的真实场景，请其他成员扮演他的母亲，重现那个场面；然后再根据不同人扮演母亲时，他的不同表现，找出他内心冲突的根源。

角色扮演要尊重成员的自发性，营造自由轻松的气氛。这样才能使成员减轻防卫心理，认清自己的感情，培养思考的能力，适应现实的环境。

四、团体行为训练技术

(一)行为训练的原则

行为训练是指以行为学习理论为指导，通过特定程序，学习并强化适应的行为，纠正并消除不适应行为的一种心理辅导与治疗方法。行为学习理论认为，人的不适应行为是在社会环境中习得的。因此，对它的纠正与重建只有通过学习才能获得。团体辅导中行为训练是通过领导者的示范和团体成员之间的人际互动实现的。行为训练不仅适用于存在心理适应问题的人，也适用于心理健康的人。在学校教育中，行为训练也是一种有效地促进学生成长的方法，具体包括放松训练、自信训练、情绪表达训练、打招呼训练等，一般遵循以下原则。

1. 由易到难

最重要的原则是将复杂的行为分解为多个简单的行为，即先从容易做到的行为训练开始，然后再以渐进的方式，逐步训练较困难或复杂的行为。

2. 提供示范

行为训练是成员练习在特定情境中做出适应行为的最基本方法。训练时，成员不仅可以试着用适当的语句、情感和自我陈述表达，也可以练习适当的动作。为了避免成员在训练时获得负面的经验，在训练过程中，团体领导者应做好示范。

3. 及时强化

每次行为训练后，团体领导者都应该对团体成员的表现进行总结，对行为训练的效果进行评价，以强化积极和适应的行为。

(二)行为训练的一般步骤

1) 情境的选择与描述

由团体领导者或成员简单描述一个情境，让其他成员能清楚地了解问题。情境必须符合以下 3 个条件才可以训练：①是互动的；②有一个明确的关键时刻；③反应结果是不愉快、不喜欢且焦虑不安的。

2) 确定训练目标

确定在该情境下想实现的目标及愿意承担的风险。

3) 团体讨论与分享

团体成员提供在这种情境下各种可能的反应，可以自由地、有创见地互相提供各种建议，无须评价各种建议的可行性，只充分收集资料。

4) 示范

团体领导者可以指定一位成员扮演情境中的一个人，指定另一位成员扮演遇到问题的人，使真正提出问题的人可以通过他人表演了解别人对于该情境的反应和处理方法。

5) 正式训练

团体成员两人或多人一组，公开练习自己在特定情境中的反应，然后互相评估，提出反馈意见。

6) 综合评估

团体领导者对情境进行分析，对成员的训练进行总结，并鼓励、支持合适的行为。

(三)自信训练实例

对于缺乏自信与行为勇气的人，行为训练非常有效。这种人在人际交往中不敢说"不"，不敢拒绝、不敢坚持自己的立场，常常由于缺乏自信，生怕拒绝或坚持自己的立场会使他人弃己而去。不过，人际关系反而是因为这样做了才不佳。因此，自信训练主要包括坚持自己的立场和学会拒绝。

1. 肯定的拒绝

在现实生活中的各种人际关系中，每个人都有权利表达自己的真实情感，包括拒绝的权利，当你满足他人的要求却有困难时，不论在什么情况下，都不要以被动、消极的方式回应。所谓肯定的拒绝，就是指当你想拒绝的时候，可以说"不"，而不会因此觉得不舒服。

训练方法：两个人一组，利用一些假设情境或成员自己遇到过的情境，向对方清楚地说出"不"。比如，拒绝借车给别人、拒绝别人的推销、拒绝别人的约会和会晤、拒绝借钱给别人、拒绝别人劝酒等。

训练拒绝时可以设置以下情境。

(1) 杂志推销员到你家推销时，非要你订阅，而且声言可优惠，但你不想订。

你会说_____?

(2) 基金会募捐你已捐过钱，但募款人员上门还要坚持让你捐款。

你会说_____?

(3) 你在与朋友共用午餐时，他向你借钱，并说发了工资就还你。你身上虽然带着钱，但已经计划好如何使用这笔钱，也就是说你自己正等着用。

你会说_____?

练习肯定的拒绝时，要注意首先清楚地、明确地说"不"，然后，如果有必要的话，还可以说出拒绝的理由，但不要找借口。

2. 肯定的请求

在各种人际关系中，每个人都有权利自我肯定，包括拒绝，表达正向或负向情感及请求的权利。肯定的请求就是向别人要求你所需要的或是本来就属于你的东西，清楚地说出请求，心中会觉得舒服，同时，也不会侵犯别人的权利。但是，在生活中有些人不会也不敢表达自己的请求；或者认为别人应该了解你的需要，自己不必提出；或者认为经常请求才能获得给予变得比较少价值。其实，能够使用肯定的请求的人，比那些不要求的人收获更大，提出请求的次数越多，满足你需要的机会也越多。当然，肯定的请求并不能保证你一定可以获得你要求的东西，因为别人也有拒绝的权利。

肯定的请求常常以询问的方式出现，而不是以叙述或命令的形式呈现。比如"我今晚想去看电影，你愿不愿意一起去？"肯定的请求还包括两种形式：请求别人给予行为的回应与请求别人给予口头回答。

训练方法： 团体成员两个人一组，根据成员自己提供的情境，或领导者提供的情境，相互对应练习。如请求别人停止抽烟、请求别人说话声音不要太大、请求别人帮你做什么事等。

训练肯定的请求时可以列出以下情境。

(1) 你的朋友到家里玩，整个晚上大家都兴致很高。10点过了，他们还没有走的意思，你觉得很累，明天一早还要上班，希望他们早点回家。

你会说_____？

(2) 你到饭店吃饭，叫了一份嫩牛排，但服务员端给你的却是一份快烤焦的牛排，你很不喜欢吃这种牛排。

你会说_____？

(3) 你借给同学 200 元钱，他答应发了助学金就还你钱。但是发助学金的日子过了 3 天，他还没还你钱。

你会说 _____？

3. 表达自己的感觉

表达自己的感觉非常重要，因为这可以帮助你面对自己的感觉，同时也让别人能真正了解你的状况。所谓"一吐为快"，就是说表达自己的感受让人舒服，也可以促进人与人之间有效的沟通。自己的感觉中有负面的感觉，也有正面的感觉。及时把"我很害怕""我很难过"等负面感觉表达出来，可避免因不良情绪积累而导致的心理失衡；及时把"我很开心""我很喜欢你的开朗热情"等正面感觉表达出来，会感染他人。如果把对他人的欣赏与关注表达出来，更是人际关系的润滑剂，会给他人带来快乐。

表达自我感觉的技巧包括3个步骤：用有"我"的句子，描述你的感觉是什么，描述你的感觉让你想做什么。

训练方法： 团体成员两个人一组，然后互换角色，轮流表达，最后全体交流讨论。表达方要清楚具体地说出你的真实感受，并可以伴以体态动作，如拍拍肩，拉拉手；接受表达方要仔细聆听，给予反馈。

例如： 表达欣赏时，可以称赞对方的发型、衣着、性格特点、工作能力等，最后表达自己的情感，如"我喜欢你这样的人"等。

第四节　团体结束阶段常用技术

团体的开始和结束可以说是团体历程中最具有决定性的时期。如果开始阶段团体很有成效，成员就能互相了解、互相信任，为形成接纳、温暖、尊重而安全的团体氛围奠定基础，以后团体深入探讨和直面问题就有可能。而团体结束阶段之所以重要是因为这个时期成员需要将团体的经验整理和巩固，肯定自己的积极改变，并有信心在生活中继续努力。如果领导者对结束阶段把握不当，不仅成员的收获会大打折扣，而且会给团体遗留下各种未完成的问题，影响成员的生活。因此，团体领导者需要有充分的心理准备、足够的训练和技术以应对团体的结束。

一、结束的技术

(一)每次聚会结束的技术

结束的技术包括每次聚会结束使用的技术和团体整个历程结束使用的技术。每次团体聚会，领导者都需要留出至少 10 分钟的时间，采用一些技术顺利结束。可以通过邀请成员总结的方法，领导者总结的方法，安排家庭作业，预告或强调下一次聚会的时间、内容、安排结束的活动(如大团圆等练习)等。邀请成员个人总结，就是鼓励成员说出此次聚会对他们的意义。可以使用这样的引导语句，"你能简短地说明这次聚会你的感受吗""到下一次聚会之前，你愿意采取什么具体方法使你的生活有所改变""这次聚会中，你经历到最重要的事情是什么""今天，别人的表现最令你感动的是什么""你从今天的团体活动中学到了哪些知识"。

(二)预告团体结束的技术

整个团体将结束，领导者最好在结束前一两次团体活动时即能先预告成员，预告有助于团体成员提早做好结束和分离的心理准备，珍惜团体的时间，及早处理想解决但未解决的问题，也可以让成员讨论分离的情绪、整理所得、订立或修改行动计划。

(三)团体历程结束技术

团体辅导的结束应是自然而顺利的，也应是领导者可以预期的。怎样使团体愉快地结束需要运用一些技术。一般而言有 4 种方式：第一，结束之前，成员互相赠送小礼物、互相道别和祝福；第二，领导者在结束时对团体辅导做简要的回顾与总结；第三，团体成员检讨自己在团体中扮演的角色，是否达到目的，自己的切身感受；第四，展望未来，帮助团体成员明确今后应该怎么做以持续巩固团体辅导的成果。

(四)采用团体活动的技术

通常领导者可以直接告诉成员团体即将结束，或组织开展一些团体活动，如"真情告白""留住你的心""水晶球""未来同学会""互送祝福卡"等，引发成员回顾团体中所学、互相给予或接受最后的反馈,充满信心展望未来的生活。也可以带领成员开展"大团圆""化装舞会""茶话会""联欢会"等活动,在轻松愉悦的氛围中互相道别,互祝珍重。若是自发性强的非结构团体可让团体成员自己决定最适当的结束方式。

二、团体结束阶段的活动选择原则

团体发展到尾声,成员会有多种情绪和感受,有经验的团体领导者一般都很重视团体辅导结束阶段的活动安排,精心选择符合成员特点的、有吸引力的、有新鲜感的活动形式。结束活动若不安排或处理不当,会直接影响团体辅导的效果。领导者除了运用结束阶段技术(处理分离情绪、总结团体经验、鼓励和反馈、评估和整合等),在最后一次团体聚会时还会采用多种方式的团体活动、总结会、联谊会、反省会、大团圆等形式使团体在轻松、温馨的气氛中结束。领导者在选择结束阶段的活动时应该遵循以下原则。

(一)让成员有机会回顾团体经验

成员参与团体是一个不断学习和变化的过程。领导者在选择团体活动时应该注意让成员有机会整理自己参加团体以来不同阶段的感受、困扰、体验、变化和收获。比如通过团体成员互相观察和关怀的"天使揭秘"活动,让观察者说出自己的观察对象从第一次来到团体到现在结束,发生了哪些变化。有些观察者不仅用文字记录下观察对象每一次团体聚会的所说所为,而且用绘画的方式记录观察对象每次参加团体活动的表情,作为珍贵的礼物和成长见证赠送给观察对象。

(二)让成员彼此给予和接受回馈

团体辅导的独特之处在于每个团体成员不仅可以得到团体领导者及其他成员的帮助,而且自己也可以成为助人的力量,为他人提供帮助。特别是当那些具有共同的苦恼,有共同要解决的发展课题或心理问题的人聚在一起时,成员往往产生感情共鸣,认识相通,齐心协力,彼此支持,互相建议并善意地提出个人见解。"三个臭皮匠,顶个诸葛亮",群策群力可以给人更多的信心和鼓励。团体领导者可以选择"真情留言""祝福心意卡""礼物大派送"等活动,让成员充分给予回馈和接受别人的回馈,巩固自己的努力成效。

(三)让成员自我评价和团体评估

要适应社会生活,建立良好的人际关系,前提是必须先了解自己,接纳自己,进而认识别人,接纳别人。在团体辅导观察中,团体成员有机会通过对自己行为的反省、他人的回馈、与他人比较等方法,探索和深化自我认识,增强自觉的能力,这也是所有团体最主要的课题。团体结束时再一次让成员对自己的成长进行思考,有助于协助团体成员更清楚地认识自己及未来发展的可能性、充分发掘自身内在的潜能、提升成员自我觉察和觉察他人需要的能力,达到自我接纳、自我肯定、自我完善、自我实现。

(四)让成员相互祝福和增强激励

天下没有不散的宴席,团体成员从一开始就知道团体有结束的那一天。通过互相分享、互相支持、互相帮助，团体每个成员都经历了焦虑、不安甚至痛苦，终于成长了，结束时的心态虽然有依依不舍的情怀、对失落孤独的担忧，但更会有喜悦、自信、满足等正向反应。所以，领导者要选择一些可以互相表达欣赏、祝福、建议的活动，达到增强自信，激励改变的目的，使成员愿意将团体活动中的学习心得转变为自觉的行动，改善自己的生活。

本章小结

在团体辅导开始之前，应该确保团体领导者接受过专业训练，掌握各种团体辅导技术。要对团体辅导技术下一个明确的定义并不容易，因为团体领导者在团体中的一切所作所为，包括引导、沉默、与成员目光交流、位置的选择、对成员的解释等，都可以称为技术。使用技术只是手段不是目的，技术可以用来更进一步探索成员的个人感受，引发谈话，促进讨论，达成成员个人和团体的目标。

在团体成立之初，团体成员间还很陌生，团体领导者需要在团体中作较多的引导和示范，使用团体技术增进团体成员之间的信任、沟通等，以便营造出温暖、安全的团体氛围，从而有效地促进团体的健康发展。

过渡阶段领导者所面临的主要挑战是如何以适时而敏感的态度对团体进行催化，为团体成员提供鼓励与挑战，使成员能面对并且解决他们的冲突和消极情绪，以及因焦虑而产生的抗拒心理，引导团体向成熟阶段发展。为此，领导者要注意指导成员了解和处理冲突的情境，了解自我防卫的行为方式，有效地克服各种形式的抗拒行为，鼓励成员谈论与此时此地有关的事情。团体领导者在过渡阶段采用适当的技术主动介入、指导和组织是非常重要的。

尽管各类团体辅导依据的理论、活动方式不同，实施方法也各异，但工作阶段成员间相互影响的过程是相同的，即成员彼此谈论自己或别人的心理问题和成长经验，争取别人的理解、支持、指导，这就需要运用引导参与和介入的技术；利用团体内人际互动反应，发现自己的缺点与弱点、存在的不足，努力加以纠正，这就需要运用团体讨论和角色扮演的技术；把团体作为实验场所，练习改善自己的心理与行为，以期能够拓展到现实社会生活中，而这需要运用团体行为训练的技术。

团体的开始和结束可以说是团体历程中最具有决定性的时期。如果开始阶段团体很有成效，成员就能互相了解、互相信任，为形成接纳、温暖、尊重而安全的团体氛围奠定基础，以后团体深入探讨和直面问题就有可能。而团体结束阶段之所以重要是因为这个时期成员需要将团体的经验整理和巩固，肯定自己的积极改变，并有信心在生活中继续努力。如果领导者对结束阶段把握不当，不仅成员的收获会大打折扣，而且会给团体遗留下各种未完成的问题，影响成员的生活。因此，团体领导者需要有充分的心理准备、足够的训练和技术以应对团体的结束。

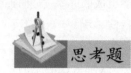 思考题

1. 在团体创始阶段领导者主要技巧有哪些？
2. 在团体过渡阶段领导者主要技巧有哪些？
3. 在团体工作阶段领导者主要技巧有哪些？
4. 在团体结束阶段领导者主要技巧有哪些？

第六章　团体心理辅导评估

本章学习目标

➢ 了解团体心理辅导评估的作用。
➢ 了解团体心理辅导的评估理论和模式。
➢ 掌握团体心理辅导的评估方法。

重点与难点

➢ 评估方式的选择。
➢ 团体过程的记录方法。
➢ 团体的评估方法。

第一节　团体心理辅导评估概述

所谓评估，就是收集服务或方案的资料，对资料进行分析和评价，了解服务或方案实施的状况，以便改进和完善。团体心理辅导评估是指通过不同的方法，收集有关团体目标达成的程度、成员在团体内的表现、团体特征、成员对团体活动的满意程度等资料，帮助团体领导者及团体成员了解团体心理辅导的成效。由于不同的团体类型评估的重点不同，选取的评估方法也有所区别。

一、评估的目的与作用

(一)评估的目的

评估也称"评鉴""评量"，是一种长期性、系统性、持续性的评估方法。通过这一科学的、系统的方法，运用各种资料与技术，对各种可行的途径、层面予以价值判断并了解其工作结果，可以发现问题所在，以提供信息作为决策与改进的依据。评估可以针对人的行为发展，也可针对事件处理结果，或针对制度运作情形，等等。评估重在"解释""考核""检视"，所以它的"标准"需有依据，无标准则难以评估。

团体心理辅导评估的目的大致可以分为以下 4 种。

(1) 通过评估以有效监控辅导方案的执行状况，辨明问题并及时修正。

(2) 通过评估检验辅导目标达成状况。

(3) 通过评估以改进今后同类辅导方案的设计、训练策略。

(4) 通过评估协助团体领导者了解和改进领导技能，提升专业水平。

(二)评估的作用

评估的作用特斯兰德和利瓦斯(Toseland & Rivas)(1995)曾指出体现在以下 7 个方面。

(1) 评估可以满足领导者对介入团体工作效果的好奇与专业上的关心。

(2) 通过评估获得的资料可以帮助领导者改善领导技巧。

(3) 评估可以向机构、资助者或社会显示和证明团体工作的有效性。

(4) 评估可以帮助领导者评价团体成员的进步状况，并从整体上了解是否实现团体预定的目标。

(5) 评估允许团体成员及其有关人员自由地表达他们对团体的满意和不满意。

(6) 评估可以协助领导者收集能与其他团体工作者一同分享具有类似团体目标和特点的相关知识和信息。

(7) 评估可以帮助团体领导者验证为团体所作的假设。

团体心理辅导前后的评估不仅必要而且重要。如果团体心理辅导缺乏评估，对团体领导者而言，就无法客观而公正地了解团体效能，也无法改进或提高自己的专业能力。团体心理辅导的评估可以在团体进行前、过程中及结束后实施。团体进行前的评估注重团体目标的评估、成员特性以及起点行为的评估。团体发展过程中的评估则侧重于领导者对团体动力的察觉、团体目标与进度的掌握、成员参与行为的分析，甚至包括特殊事件的处理效果、成员观察，等等。团体结束后的评估涉及团体成效的评估、领导效能的评估及成员行为发展变化的评估。

二、评估的类型

评估的类型可以根据不同的标准分类。根据评估的时间可以分为团体开始前、团体过程中、团体结束时、团体结束后追踪评估；根据评估的对象可以分为对团体领导者的评估及对团体成员的评估；根据评估的方法可以分为客观评估、主观评估；根据评估的工具可以分为影像评估、问卷评估和自我报告；根据评估的形式可以分为口头评估和书面评估；根据评估的侧重点可以分为过程评估和结果评估；等等。一次比较完整的团体评估至少应该包括对团体计划、团体过程、团体效果等方面的评估。

(一)团体计划的评估

团体计划是团体心理辅导的总纲，计划是否翔实将对团体的成败起到关键性的作用。团体计划的评估包括计划相关资料的获得、需求的评估以及团体目标和成员目标的重要性等。

1. 计划相关资料的获得

团体计划是否完善，可以先检查一下计划相关的资料和信息来源。一般情况下，团体领导者应该广泛收集各种资料，再拟订团体计划。

2. 需求的评估

检查团体计划是否完善的另一个方法是可以通过个别面谈、查访、信函等方式，事先征询团体预备成员的意见与看法，如他们参加团体的意愿、参加团体的动机以及他们帮助团体实现目标的能力，以便评估需求。

3. 团体目标和成员目标的重要性

团体计划评估中最核心的问题是团体目标是否清晰，团体中个人目标是否明确。团体辅导是为了促进个人的发展，协助个人面对并及时处理有关个人苦恼的问题，因此应给予团体成员机会以确定和澄清在团体范围内个人的独特目标。一旦个人的目标得到澄清和建立，行为契约就可以成为评估方法。

(二)团体过程的评估

团体辅导过程中所作的评估称为过程性评估。团体过程的评估包括团体的关系、气氛、计划执行、团体事件处理、团体结束是否妥当等方面，一般人们常认为评估是对结果的检验，其实过程的评估同样重要。

1. 不断进行评估，改善团体辅导过程

团体评估工作应该在整个团体辅导过程中不断进行，绝不是团体结束时的特定任务。团体辅导过程中，通过观察、问卷等方式，了解成员在团体内的表现和团体特征，可以决定团体应该终结还是应该延续。根据评估情况，可以选择有效的方法，改善团体辅导过程。例如，每一个团体领导者都希望团体成员全部投入团体辅导过程。团体参与程度是行为改变的重要条件。但是，有时一些团体成员会表现出对团体不投入。这时，团体领导者可以设计成员自我评估表，了解团体成员的反应，评价成员的行为，预测团体发展的趋势。

2. 团体领导功能评估，便于及时完善

团体领导功能的评估是过程评估的重要内容，有助于领导者了解自己在团体辅导过程中的领导类型、功能、角色，以便加以改善。

3. 成员行为评估，促进交互作用产生

对成员行为的评估可以从"互动分析"的角度出发，采用贝尔的交互作用分析表，或者用希尔(1977)所发展出来的 16 个方向的互动矩阵分析表等，协助领导者了解成员与团体的交互作用，以促进交互作用的产生。

(三)团体效果的评估

1. 总结性评估

总结性评估是指在团体辅导结束时所作的评估，这是团体辅导结束时一项必须做的工作。总结性评估常采用团体领导者事先设计好的评估表，或事先选定的测验等。在团体辅导结束时让团体成员填写，然后进行分析，借以了解团体成员对团体的满意程度、对团体活动的看法、团体感受及行为变化状况，以便领导者客观评价团体辅导的效果，并今后改进工作。领导者也可以利用自己参与观察的方式，分析团体互动的情形。还可以请团体成员写总结、写感想，以此评估团体效果。

相对于过程评估，总结性评估一般比较正式，多半以文字的形式进行，并与研究发生关系。其使用时机多半在团体的最后一次聚会中。如果是研究的情境，则往往还要加上追

踪评估的设计。不同于过程性评估的是，总结性评估的重点是在验收成果(团体、领导者、成员)，主体往往是成员。因此成员的改变或新行为获得与否，常是总结性评估的焦点。为顺利完成此任务，领导者必须事先设定团体工作的具体目标，选择恰当的评估工具，注意到评估所应了解和遵循的内在与外在效度，等等。

2. 团体效果评估的不同层面

1) 反应层面

反应层面需要评估以下几个方面：内容、领导者、方法、材料、设施、场地、招募的程序等。这个层面的评估易于进行，是最基本、最普遍的评估方式。但它的缺点显而易见，比如，因为对领导者有好感而给高分，或者因为对某个因素不满而全盘否定。为克服上述弊端，尽量使评估公正客观，可以采用以下各种方法：强调评价的目的，请求成员配合；鼓励成员提出意见、建议；结合使用问卷、面谈、座谈等方式；要及时反馈、马上填问卷；等等。

2) 学习层面

学习层面主要的评估方法有演示、讨论、角色扮演等多种方式。这个层面评估的优点是对成员有压力，使他们更认真地投入团体学习；对领导者也有压力，使他们更负责、更精心地准备每一次聚会。应对这些问题的办法主要就是采用合适的评估方式。比如，对那些基于技能提升的训练团体可以采用考核的方式，也可以直接观察成员的行为改变。此外在团体内展开讨论，或采用讲演、分享、角色扮演等方式，也可以观察团体成员通过团体学习而产生的改变。

3) 行为层面

行为层面的评估主要是观察团体成员的行为表现，可以由领导者督导评价，也可以由成员相互评价以及成员自我评价等。这个层面评估的好处是可以直接通过成员的行为反映辅导的效果，可以使机构、资助者直接看到辅导的效果，从而使他们更加支持团体工作。但是，这个层面的评估要花很多时间、精力，问卷的设计非常重要并且难度较大，行为的表现多因多果，如何剔除其他非团体因素的影响，也有一定的困难。一般解决的方法是注意选择合适的评估时间，即在团体结束多长时间后再来评估；注意选择适当的评估量表或方法。

4) 结果层面

结果层面的评估是将成员在团体结束后，通过一些可测量的指标，如自信心、学习态度、学习成绩、工作业绩、家庭关系等，与参加团体前进行对照比较，以反映团体辅导的效果。这种评估方式的优点是可以拿出翔实的、令人信服的调查数据，证明团体的成效。但是，这个层面的评估也存在问题，首先，需要时间长，在短期内是很难有结果的；其次，对这个层面的评估还缺乏必要的技术、手段和经验；再次，必须取得相关人员和部门的合作，否则你就无法得到相关的数据；最后，必须分辨出哪些"果"与团体工作相关，在多大程度上相关。要解决这些问题，最好是有一个参照组(其他条件相同，只是未参加团体)来对照评估。

三、评估的执行者

樊富珉教授指出，可以由以下 5 种人来从不同角度评估团体辅导的过程和效能。即团体督导者、团体领导者、团体观察员、团体成员以及与团体成员相关的重要他人，如教师、家长等人的评估。

(一)团体督导者

督导是指在专业工作中由资深工作者对资浅工作者所提供的一种介入，此种介入关系的性质是评估的，持续一段时间的，并具有提高受督导者专业水平的功能。团体督导者是团体领导者的老师，承担着观察、分析和帮助团体领导者提高专业水平，并对团体成员负责的责任。团体督导者可以通过辅导过程、事后观看录像带，或阅读团体领导者的团体单元记录表等方法找出需要进一步讨论的内容和议题，与领导者进行讨论。

(二)团体领导者

团体领导者的评估可以分为两类，即对自我的评估与对团体的评估。

1. 领导者自评

领导者自评指领导者对自己的工作状况进行评估，如评估自己的领导风格，所采用的技巧是否合适，发现和处理团体事件的能力与效果，维持团体气氛的功能如何，催化团体成员参与团体程度的状况，等等。团体领导者自我评估可以在每次团体聚会结束时进行，也可以在整个团体心理辅导结束时进行。

一般常用的评估题目如下所述。

(1) 我是否严格执行团体心理辅导的计划？

(2) 我对自己的领导行为满意程度有多大？

(3) 我能在多大程度上满足成员个体的需要？

(4) 团体心理辅导过程中是否出现未曾计划或预期的问题？

(5) 团体心理辅导过程中有哪些地方可以改善？

(6) 在 1～10 量表上，我怎样评定对这次会面的总体满意度？

(7) 和上次相比有什么改变？

2. 评估领导过程与团体成员

评估领导过程包括团体目标是否达成，团体氛围是否融洽等；评估团体成员包括团体成员之间的关系如何，是否有效地协助成员改变等。因团体性质不同，评估重点也有一定区别。例如，在治疗性团体评估中，团体领导者更关注成员思维和行为的改变；在互助和成长性团体评估中，团体领导者会更关心成员间的沟通状况、人际关系和相互支持网络的建立。因此，团体领导者进行团体评估时必须根据团体的目标而制定一套适合的评估步骤与方法。

团体领导者评估的项目一般有如下 23 项。

(1) 接纳：接纳组员的长处、限制、各人的差异，独特处，无论他的态度行为如何，仍重视他是一个有价值的个体，不批评判断。

(2) 尊重：尊重信任小组及每一位成员，包括相信他们的能力，通过专注、重视、温暖和信任的态度，令每一组成员可以安全地、自由自在地表达自己和与别人互动。

(3) 同感：对小组组员之感受与经验产生同感，且能正确地传达，以使组员能清楚地知道我明白他们的感受与处境。

(4) 真诚：很真实或很诚实、很自然地表达自己，无论在态度上还是在言语行为上都坦诚无伪地与组员相处互动，以真正的"我"与组员相处，言行协调，表里一致。

(5) 简洁具体：不作概略性的回应，相反，能准确地就个别组员或小组的特别感受或经验做出聚焦式的回应，言语简明清晰。

(6) 个人分享：没有自我防卫心理，在适当的处境与时间，让组员知道自己即时的感受与思想，态度开明，坦然，开放自己。

(7) 信心：信任自己个人的能力，因此表现得有自信和肯定自己，有安全感。

(8) 信任：重视个别组员与小组整体，相信组员具有改变、成长与个人完善的意向，同时相信小组的过程和功能，也相信个人的能力和小组本身所具有的动力。

(9) 温暖：有亲切、友善、关心和爱护的态度，令组员感到安全和有归属感。

(10) 对质：在尊重、真诚与同感的基础上，在需要时做出对质，而且对质的种类和轻重恰当具体。

(11) 计时：在个人态度、言语表达和对小组的干预和协调上，对时间的估计和掌握都适当和标准。

(12) 灵活具有弹性：能容忍不同的事物和看法，不主观、不僵化，能在不同处境下具有应变能力。能有效地回应个别组员的需要，且能达到有效的处理。

(13) 自然流露：言语和行为的表达都自然流畅，从容自在。在与组员沟通时不会迟缓，欲言又止、深思熟虑后才表达自己。

(14) 勇气：有冒险尝试的能力，可以在小组的紧张关头做出调解。有能力忍受不清晰的情境，不会因此而焦虑失措。能坦然自表。同时，勇于面对自己，勇于对自己身为组长的表现作深入的反思和达到自觉。有错误时，亦有能力面对、承认和做出改进。

(15) 自觉：在带领小组的过程中，对自己的理解能力和内在情绪反应都有清楚的自我察觉。

(16) 委身：在带领整个小组过程中，是全身心地投入或委身，专注和积极地促进个别组员和小组的成长与发展。同时，不仅是组长，许多时候，也是一个努力参与的组员。

(17) 模范：自己在小组中愿意作别人的模范，是别人学习与仿效的对象。

(18) 常模：在小组中促成了积极、具建设性的常模。

(19) 凝聚力：和整个小组中的组员有一种同在一起的温暖和亲密感，彼此关心和爱护，互相信任。

(20) 策略与技巧：在带领小组过程中有能力和有效地选择和使用小组策略、方法和技巧。

(21) 非言语行为的观察能力：能正确而敏锐地对小组成员和小组整体的非言语行为做出正确而适当的阐释。

(22) 分析与归纳：能清楚掌握组员的表达，能做出整理分析归纳，然后进行有效干预与处理。

(23) 整体表现：概括来说，促进了小组组员与小组的成长与发展。

(三)团体观察员

团体观察员的角色可以更加客观地反映团体的状况。团体观察员通过现场过程观察记录，可从团体成员、团体领导者以及团体效能 3 个方面进行评估。

1. 针对团体成员的行为表现

通过观察，记录和分析团体成员的行为表现，例如成员的协助行为(倾听、共情、尊重、自我表露等)以及阻碍性行为(防卫、阻断、破坏等)。

2. 针对团体领导者的领导技巧与过程

通过观察，记录和分析团体领导者领导行为有效与否，如同理的反应、引导技巧、适时介入、无条件积极关注、尊重和接纳、自我袒露等。

3. 针对团体效能的观察

观察着重在团体计划的可行性和有效性，以及团体的结果等方面。

(四)团体成员

团体成员的评估包括对团体过程、团体效能、领导者行为的评估以及自身行为表现等方面。如可以评估自己的参与程度、目标是否达成、行为是否改善、有无防卫性行为出现以及出现的频率，团体内容是否恰当，团体过程中发生了哪些印象深刻的事件，团体气氛如何，对团体领导者的满意程度，等等。团体成员评估所用的工具可以是量表、调查问卷、成员的日记、自我报告等。成员评估可以以个人前后测分数的差异情况来反映，也可通过文字或简短的量表来了解。有些团体领导者的做法是要求成员对每次聚会都进行记录，一段时间后收回整理。评估工具可以是开放式问题，也可以是量表等。

成员自我评估的问题如下所述。

(1) 团体的经验对你个人的生活有哪些影响?

(2) 团体辅导给你留下最深刻的印象是什么?

(3) 有什么特别的原因使你对于自己的生活、个人态度及人际关系更为了解?

(4) 你生活中的哪些改变是来自团体经验?

(5) 当你想在现实生活中完成你在团体内所做的决定时，你会遇到什么问题?

(6) 团体经验对你是否有负面影响?

(7) 你参加这个团体对你周围的人是否造成影响?

(8) 如果你没有参加这个团体，你的生活与现在的生活会有什么区别?

(9) 你喜欢团体的哪些地方? 你不喜欢团体的哪些地方?

(10) 你对领导者带领团体的方法有什么意见?

(11) 如果要你用一两句话来说明团体对你的意义，你将如何回答?

(五)与团体成员相关的重要他人

团体成员参加团体心理辅导后，行为表现是否得到改善可以通过与其相关的重要他人，如家长、家属、老师、朋友、同学等反映或报告来评估。评估方法可以是正式或非正式的。正式的方法包括设计一个简短的评估表，重点放在成员的特别问题上，定期请与团体成员关系密切的人填写，不仅可以获得成员在现实生活中的第一手资料，也可以使相关人员看到成员的努力与进步，并给予积极的反馈和建设性的期望。非正式的方法有面谈、电话、访问等，以了解成员的行为与表现。

第二节　团体心理辅导评估的理论模式

团体心理辅导评估的类型主要有辅导过程的评估与辅导结果的评估。辅导过程的评估注重辅导过程中成员互动状态的考察和评估，以陆弗(Luft，1969)运用乔韩窗口模式来探讨团体成员沟通状况为代表；辅导结果的评估注重以多元化的方式、角度来评估辅导效果，此派学者较多，其中以戴伊(Dye，1968)提出的二二方向(dimensions)模式为代表。此外，也有一些学者曾经从不同的角度、用不同的方法去评估辅导动力与辅导成效。对于团体领导者而言，为有效探讨团体发展的过程，清晰地了解团体心理辅导的效果，不断提升领导的能力，应该全面地学习各种有效的评估模式与理论。

一、陆弗的评估模式

陆弗(Luft，1969)认为，观察团体互动过程中成员的沟通形态，有助于评估团体的发展结果与成效。一般而言，有效团体的成员应能加深对自己与其他成员的了解，愿意开放自我，表达正向与负向的各种感觉，提高个人的心理健康水平及改善人际关系。如果在团体互动过程中，成员只是有选择性地分享个人感受与经验；或只做表层次分享，缺乏中、深层次的自我表露；或被动、拒绝给予其他成员反馈，自我防卫心重，则反映团体动力缺乏，团体凝聚力不强，团体信任感不足，团体的效果极其有限。乔韩窗口是以"自我察觉程度"与"他人了解程度"两个方面来说明团体成员察觉自我的行为与感觉的程度，以及探讨其他成员对自己行为与感觉的了解程度。针对"个人是否觉察"与"他人是否觉察"两个方面，交互作用产生4种团体内人际互动的状况，见表6-1。

表 6-1　乔韩窗口察觉模式

	自我察觉	缺乏自我察觉
他人察觉	Ⅰ 公开区	Ⅱ 盲目区
他人无法察觉	Ⅲ 隐秘区	Ⅳ 未知区(潜能区)

公开区：当事人了解自我并开放自我，使团体其他成员也能了解当事人的想法、感觉和行为。盲目区：当事人对自我缺乏了解，由其他成员对其所观察的想法、感觉和行为反馈给当事人，促使当事人的自我探索。隐秘区：当事人有意识地隐藏自己内在真实的想法、感觉和行为，其他成员无法了解当事人，呈现表层次的人际互动。未知区：当事人无法了解自己的想法、感觉和行为，其他成员对当事人也缺乏了解。

团体内所有成员，包括领导者的人际沟通与互动关系可能出现在任何一区，团体动力与团体成效也可经由大多数成员沟通互动的属区所在来加以评估。有效的团体，其领导者与成员互动的属区较多呈现在公开区(Ⅰ);或者是团体形成前,成员的开放度与互动性原来在未知区(Ⅳ,或称潜能区)较多,经过团体运作后成员的状态发展至公开区(Ⅰ)。由此显示,团体动力发展与团体运作的结果,有助于成员的自我了解与人际互动,促进成员建设性、开放性的身心发展与行为反应。

陆弗研究乔韩窗口察觉模式,是为了促进团体的运作及领导效能的发挥,使成员产生导向性的改变,并达成团体的目标与功能。陆弗特别提出以下几点说明。

(1) 上述4区关系密切,任何一区的改变会引起其他3区的变化。

(2) 团体的人际互动中,Ⅱ、Ⅲ、Ⅳ区的成员能量消耗较大。

(3) 团体信任感增加有助成员Ⅰ区的发展。

(4) 领导者及成员如果以非理性的手段去强迫成员开放或察觉,成效有限。

(5) 团体的人际互动与学习,有助于扩大成员Ⅰ区的自我状态,缩小Ⅱ、Ⅲ、Ⅳ区。

(6) 团体人性化活动有助于成员学习知识技能、获得信息,以达成团体目标。

(7) 团体内倾向Ⅰ区成员愈少,团体沟通愈困难。

(8) 团体成员对Ⅳ区好奇虽是很普遍的现象,但它会受到成员不良的成长背景、不当的习惯反应、反社会化行为及各种负向(例如恐惧)心理因素的影响而存在、扩大。

(9) Ⅱ、Ⅲ、Ⅳ区很敏感,领导者与成员对之适当地尊重也有必要,以确保团体成员的隐私权。

(10) 团体过程的运作效果将影响成员各区的变化。有效的团体有助于成员扩大Ⅰ区。

(11) 当成员Ⅳ区较多且干扰到团体运动时,适度的面质有助于成员澄清个人价值观,开放自我。

可见,陆弗模式较注重过程评估,但由于影响团体发展的因素相当复杂,只以过程及成员互动观察作为团体评估的方法,将影响团体评估的完整性。

二、戴伊的评估模式

戴伊认为要评估团体效果或成员的个人成长,可采取多元化的方式,从人员、方向 2个方面、4个部分来进行评估,见表6-2。

表6-2　戴伊的评估模式

项　目	团　体　内	团　体　外
自我报告	①行为检查、个人行为与反应评估、Q排列等; ②团体经验的日记; ③自我成长进步的报告	①辅导前后有关问题检查、人格测验; ②自传; ③职业及生涯决定; ④个别向领导者、成员的辅导; ⑤团体的评估,问卷调查
他人反馈	其他成员、领导者、观察员、督导者: ①团体成员行为、态度的评估; ②团体行为的评估; ③社会测量法; ④分析录音带、录像带	教师、父母等: ①评估及检查方法; ②非正式、开放性报告; ③亲友与教师的反馈; ④出席率、成绩、操行及勤奋情形等

团体内自我报告：由团体成员通过各项书面资料及口头报告来作个人评估或团体评估。团体内他人反馈：由参加团体的领导者、观察员、督导者及其他成员通过书面资料及口头报告来作个人评估或团体评估。团体外自我报告：成员在参加团体之前或之后，通过书面资料及口头报告来作个人评估或团体评估。团体外他人反馈：成员在参加团体之前或之后，由成员的关系人(教师、父母、朋友等)通过书面材料及口头报告来作个人评估与团体评估。这4种评估各有其特色、方法及优缺点。

"团体内自我报告"虽可用不同工具、形式及方法来获得成员直接具体的评估资料，但因涉及行为科学研究中"内省法""自陈量表"的不足，故所得资料宜谨慎评估。"团体内他人反馈"的评估资料经常被运用在辅导研究与临床治疗效果的评估上。通常成员的自我报告可能会受个人评估态度及内在动机的影响而降低其真实性，团体内其他成员的反馈可避免此不足，由领导者、观察员、督导者、其他成员等人进行的综合性评估较为客观，也可由其他成员的心得报告、团体记录来加以分析。"团体外自我报告"较常用于实验研究的效果评估，通过对成员前后行为的测量资料，探讨或验证影响效果，此评估方式涉及统计学问题，难度较高。"团体外他人反馈"是假设团体辅导对成员行为的影响必为其关系人所察觉，所以可由关系人以成员的反馈意见来评估团体效果，此模式经常用作评估团体的辅助方式，但前提是必须确认成员行为与团体目标直接相关。

戴伊评估模式或陆弗谋划评估模式中的各种方法可以合并使用，也可独立使用，但重点在于团体领导者或辅导研究者应将评估事项事先列入团体方案、团体计划书内，妥善规划且充分掌握团体目标与评估项目。

三、卡尔卡的评估模式

卡尔卡(Charles J. V. Kolk，1985)提供了一个评估的模式，他认为从不同的层面收集资料，可以获得更多不同的资料并运用于不同目的。此模式共有个人、人际(团体成员、团体领导者、重要他人)、团体、组织和社区5个评估层面。

个人层面包括个人的态度、自我概念、自尊、个人满意度、各种行为、价值观等；人际层面则包括3个方面，一是成员之间一对一的关系，二是成员与领导者互动部分，三是各个成员在团体外与重要他人之间的人际关系；团体层面则指团体凝聚力、目的、团体大小、角色、规范、归属感等；组织层面指机构、学校等，团体通常在机构内成立或组成；社区层面则指一个市、镇或区，社区通常包括一些学校、机构或公司。

评估如果放在个人层面，则目的在于了解个人参加团体辅导的获益或满意度。必须评估个人参加团体前、后的状况或行为。以参加团体前的状况作为基准线，这条基准线仅供个人参考，决定要不要改变，改变的目标是什么。所以，一般用以评估个人的方法常采用量化的研究法，如：①行为量化，即被试出现目标行为的次数，如表达情感情绪行为的次数、完成家庭作业的次数等；②自我评估表；③目标达成量表；④心理评估工具，如标准化的人格测验。

评估如果放在人际层面，则目的在于了解团体对成员人际互动的影响。例如"父母—少年互动"方案，目标为增进亲子间相互尊重的同理能力，并借此改善亲子沟通和互动，因为评估与目标有关，所以建议量化和质化研究方法并用，收集学生与父母交谈次数，并对互动质量进行描述。

评估如果重点放在团体层面，则目标在于了解团体方案对于团体情境的影响，或对于整个团体活动进行记录并收集资料。前者指实施方案后团体内改变状况，可以使用团体记录收集资料。团体记录可分 3 种：①过程记录，即记录辅导过程最重要的一些事；②重要事件，为节省时间，只就团体聚会中选择一件辅导师认为重要的事加以记录；③摘要记录，辅导师就聚会中的主要事件简要描述。另外，辅导师也常用"社交测量"方法了解团体结构改变状况。

四、斯塔夫莱比姆的评估模式

斯塔夫莱比姆(Stufflebeam，1971)与其同事共同提出一种评估模式，也称 CIPP 模式 (Context-Input-Process-Productmodel)，包括 4 个阶段，即背景因素的评估(context evaluation)、输入变量的评估(input evaluation)、过程变量的评估(process evaluation)及实施结果的评估 (product evaluation)。前一阶段是后一阶段的基础，有因果影响关系；最后一阶段实施后宜再循环回到第一阶段，作为修改原始工作计划的参考依据。

(一)背景因素的评估

该阶段的评估内容主要是探讨与团体工作前后相关的一些重要决定因素，其中包括团体工作的计划决定；团体工作的整体目标和个别目标的制定；设定团体工作计划的走向。

(二)输入变量的评估

这一阶段的评估内容是检视团体工作的输入变量，其中包括团体工作计划决定的结构化；团体工作计划如何设计；了解所有可能会影响到团体工作的因素。如：组织结构、人员编组、权责分工；功能与服务项目；团体领导者的专业素养与胜任能力；工作环境、必备的用具材料、相关的设备；聚会地点的选择；经费和预算的筹措。

(三)过程变量的评估

这一阶段的评估内容主要是检视辅导过程中会影响到团体工作实施的各种因素，如：有关团体工作的计划执行；找出团体工作计划的优、缺点；团体工作过程中会碰到的一些问题和困难；确认团体过程中有哪些阻挠因素。

(四)实施结果的评估

这一阶段的评估一方面是了解团体工作计划实施后的结果，另一方面也可以为未来的团体工作计划提供改进的意见。其中包括评析目标达成的状况；评估团体工作计划的效力、效率；可以对整个团体工作计划提供完整的成果信息，以供继续、修正或剔除未来的工作计划参考；做出再循环的决定，以使未来的工作计划更完善。

五、综合评估设计模式

(一)固定式评估设计与涌现式评估设计

1. 固定式评估设计

固定式评估设计是根据方案的目标产生具体的评估问题，将资料收集、资料来源、分析、统计均事先有系统地规划好。由于属于正式的评估，所以采用测验、问卷、评估表、调查表等工具，并在研究方法、资料收集和结果的呈现上均采用量化研究方式。例如在小学实施一次协助学生认识非传统生涯的团体辅导，可以事前选好评估的工具，在实施团体辅导之前先让学生填写该生涯调查表，待实施辅导之后再实施一次，并使用一个对照组，即没有接受这个团体辅导的学生，给予同一份调查表，以便比较在其他条件相同时，接受和不接受团体辅导的学生的生涯发展差异，用以了解该团体辅导方案的效果。

2. 涌现式评估设计

涌现式评估设计则不采取事前固定规划的评估方式，而是尽量与评估对象沟通，重点放在观察方案与对未来的探询上，评估对象的反应决定重要课题和设计。所以评估的对象是继续成长、改变、对情境反应，不断调整以配合不断改变的问题和方案活动。因此，评估者通常使用个案研究法、观察法或观察团的报告等较欠缺客观而严谨的资料收集方式，资料收集结果通常采用质化研究方式。

(二)形成性评估与总结性评估

1. 形成性评估

形成性评估主要用于收集效益和为方案改进之用，评估者通常为方案工作人员之一，以便密切与方案实施人员的合作。评估资料主要来自方案工作人员所辨识出来的需求和问题。任何资料收集方法都可以采用，重点在于将收集到的有效资料用于方案的改进。形成性的评估在设计方面，可以采用固定设计或涌现式设计，最好与方案工作人员共同讨论后修改，以满足工作人员的需求。因此，评估者一定要与设计辅导师或设计小组以及实施该方案的团体领导者密切合作，如此才能进行评估。

2. 总结性评估

总结性评估用于评估方案的成果，重点是在方案或决策者所重视的所谓"成功"的变量上，作为认定该方案是否有价值的依据。所以，一个方案通常既进行形成性评估又进行总结性评估。前者在于改进方案，以便方案得以继续实施，后者主要用于决定一项方案是否值得继续实施，两者目标并不相同。

(三)实验设计、准实验设计以及严谨的询问法

实验设计或准实验设计都是很典型的研究方法，被试必须经过随机抽样获得，然后施以方案训练，并评估方案对其影响。所以，采用这类研究方法进行方案评估，其目的在于判断方案的价值，看它是否有推广的价值。

严谨的询问法可使用于不能够加以实验的情境。当方案已实施，然而却必须加以评估以便改进方案时，可采用严谨的询问法去观察并与方案有关人员交谈，以便收集评估资料。采取这种方法，评估者必须先阅读文献，分析已有的研究，以便知道如何去观察。最好采取多重评估策略和多种资料收集来源，以增加资料的可靠性。

实验法和准实验法主要采取标准评估工具，所以为量化研究。而严谨的询问法则采取观察、个案研究、观察团报告等策略，所以常用质化研究。由于质化研究常常被支持量化的研究者质疑其客观性和可靠性，过去心理辅导的评估很少使用质化研究。然而，因其可

以对所研究的现象提供描述，提供具有深度性、丰富性和精致性的资料，作为形成观念、发展假设和产生反应的参考。因此，近年来，辅导方面使用质化研究有增加趋势。

第三节　团体心理辅导评估方法

团体心理辅导评估可以采取多种不同的评估策略和方法，以配合评估不同的团体方案。由于团体辅导的过程非常复杂，人的行为多变，影响团体动力的因素甚多，所以团体辅导的成效评估程序、方法与项目应力求严谨，必须以多元化的模式来设计，以不同的方法来进行。为此，团体领导者进行团体评估时必须根据团体的目标、特点制定一套适合的评估步骤与方案。

一、评估前的考虑

(一)豪斯的"评估前六问"

豪斯(House，1987)曾提出"评估前的六问"。

(1) 评估的目的何在。

(2) 评估要回答的是什么问题。

(3) 评估者愿意或能够做到的"众意假设"是什么。

(4) 评估的对象是谁。

(5) 完成此评估之最有效的方法为何。

(6) 评估者是否已具备所要求的能力和技术。

可见，在进行团体评估之前，需要认真思考这些问题，以便为评估的实施打下基础。

(二)内沃的建议

内沃(Nevo，1983)建议进行评估之前先思考下列问题，以制订出合宜的评估计划。

(1) 怎样界定这次评估？其特征何在？与研究或测量有何不同，是为决策者提供资讯还是用以了解被评估者的状况或其他用途？

(2) 为什么评估？这次评估本身的目的何在？这次评估所提供的功能是什么？是用来作决策，用来作职责的验证，还是用以改变或改进方案？或其他原因需要作评估？

(3) 评估的目标是什么？有什么应该或能够评估的对象？要评估学生、学校、机构本身或其他？

(4) 一个目标的哪些方面是评估应该要调查的？哪些问题应被问到？应该收集哪类资料？目标的哪方面该被评估，是资源、结果的影响、过程或应用、工作人员、学生、目标、计划、利益、需求、机构及学校特征，还是其他事项？

(5) 用什么标准来判断目标？你将如何解释发现？如何认定收集的资料的价值？你将如何决定目标是"好"或"坏"？应该使用的目标是方案目标，还是你所看到的需求或理想的目标、社会的期望？

(6) 评估为谁而作？谁要听取评估？谁要评估收集到的资料？是学校咨询师为领导而作或为学生、教师、方案工作人员、政府和其他人？

(7) 用什么步骤和程序来进行评估？如何开始评估和如何进行？评估计划有哪些主要阶段？有无更好的顺序来进行评估？

(8) 应该用什么调查方法来进行评估？如何收集资料？什么样的调查设计该用于这项评估？最好的方法是用测验、问卷、专家座谈、实验设计、调查法、个案研究，还是其他方法？

(9) 该由谁来作这项评估？评估者应该具备哪些评估技术？评估者具有什么权威和责任？该由外来人士还是自己人评估？

(10) 用什么标准来判断这项评估？你知道好的评估有何特征吗？如何评估一项评估？评估是否实用、可信、可靠，合法、合伦理、客观？

二、评估方法选择的原则

所谓好的评估方法应该是可以获得真正的团体方案实施结果资料的方法。因此，选择方法时必须考虑：第一，评估方法适合团体方案目标；第二，是辅导师熟悉了解并掌握的方法；第三，方法适用于评估对象等条件；第四，所选方法简易、实用、客观。例如评估一个改善学生课堂行为的班级团体辅导方案，在实施前，应让各科教师在该班上课时记录一周内学生发生行为问题的次数，然后每周继续进行，直至方案实施结束。然后，将每周教师的记录进行统计，制作成一个曲线记录图，便可以看到该团体方案对学生课堂行为的影响。

三、评估方式的选择

勒维(Levy，1983)认为评估主要有两种方式，即过程性评估与结果性评估。他认为过程性评估很重要。因为如果团体领导者采取任何不适当的措施，通过过程性评估都可能得到重新思考或判断的机会，从而修正或改变计划、活动、领导方式等补救措施才有可能。而且团体的过程和团体的结果是息息相关的，要对团体成效加以评估，只进行前后测的比较，很难找到团体有效或无效的因素，但若能将团体的过程和结果一起来评估分析，就可以获知更加详细的因果关系，对团体的成效有更多的洞察。

有关团体过程与结果的评估，可依据评估的层次区分为团体层次与成员个别层次两种；也可依评估的方式区分为对团体过程与结果客观的评定及主观自陈两种。

(一)对团体整体过程的客观评定

这是指对团体整体互动过程依据其行为表现进行观察分析的评估方式，例如将团体过程全程录像、录音，然后对成员彼此的互动形态(沟通的次数、团体沟通的形式等)进行归类、计数及类型分析，或是对领导者的领导行为进行编码分析，以了解成员互动及领导者的领导风格是否影响了团体的成效。即客观评定"团体成员互动分析"和"领导者的领导行为"。

(二)对团体整体过程的主观自陈评估

这是指针对团体成员对团体过程的主观感受加以评估。例如在团体辅导过程中让成员表达他对团体的信赖度，用十点量表评定团体的凝聚程度，或在每次团体聚会结束前进行满意度测量,或对团体观感的分享反馈等。即主观自陈"团体凝聚力测量"和"单元团体满意度测量"。

(三)对个别成员在团体过程中的行为表现进行客观评定

例如分析个别成员在团体中的发言次数、发言内容、扮演的角色类型(牺牲者、守门员、救援者等),并累积各次聚会个别成员的行为表现之变化(如由不说话到开口说话,由参与到退缩等)。即客观评定"个别成员的角色"和"个别成员行为改变历程"。

(四)对个别成员在团体过程中的主观自陈评估

收集成员参与团体聚会的心得日志加以分析,或是每次团体聚会中要求成员对自己的参与程度进行评定等。即主观自陈"成员的心得报告"和"成员自评参与的程度"。

(五)对团体辅导的整体成效进行客观评定

这包括针对成员的困扰特质(如焦虑程度)改善的程度进行客观的评估,以及对团体领导者的领导行为满意程度进行评估。即客观评定"成员行为改变程度测量"和"整体领导满意度测量"。

(六)对团体辅导的成效进行主观自陈评估

如成员对整体团体满意度的测量及参与团体的整体心得观感加以分析。即主观自陈"成员对团体的满意度测量"和"成员对团体观感的陈述"。

(七)对个别成员参加团体后的改变进行客观评定

这包括个别成员实际困扰行为出现频率与程度是否减小,重要他人的观察评定结果等。即客观评定"个别成员的行为改变结果"和"重要他人的评定结果"。

(八)对个别成员参加团体后主观自陈的成效加以评估

如成员于参加团体后其个人心得感想的陈述及对个人在团体中的表现进行评估等。即主观自陈"成员对个人心得的陈述"和"成员对个人表现的评定"。

团体成效的评估是一个重要而且复杂的课题,领导者在设计团体时应针对团体对象的特质及团体目标,设计好系统化的团体过程与结果评估的框架,并选用方便有效的评估工具或评估方法,收集相关资料,以制订科学化的团体成效评估计划。领导者若能认真对团体历程做完整详尽的记录,并收集完整的过程与结果评估资料,除了可以不断改进自己的团体领导技巧之外,所整理出来的团体报告也将对团体理论与实务的发展有重大的贡献。

四、团体过程的记录方法

对团体的过程和成效用谨慎科学的方法加以记录和评估,是团体专业工作者基本且必要的工作方式。对团体过程留下完整而详细的记录,一方面可以帮助领导者总结团体的经验,对自己带领团体的优缺点有较客观详尽的资料可以分析;另一方面也可以通过观察员的设置和寻求专业督导的过程,更有效地协助领导者觉察个人盲点所在,发展个人的领导风格，以提升带领团体的专业能力。

团体过程的记录方法很多，最详尽的方法是采用实况录像的方式，在团体辅导室 4 个角落装置 4 具可转动角度的摄影机及超指向高感度的麦克风，在有经验的摄影人员操作控制下，将领导者和每一个成员的动作和声音实况摄录下来，再加以誊写成文字稿及绘制成员互动历程图，在书面上呈现并进行分析。这种方法可以将领导者和成员的口语、非口语互动历程翔实地记录下来，利于事后分析。与全程录音的方式相比较，此种方法可以清楚地呈现成员的非语言表现及成员互动的细节，录音方式虽然可录下说话的内容，但有时因团体成员人数较多，从录音带上很难分辨是谁在和谁说话，对于说话成员的相对位置、表情姿态及非语言互动的过程容易缺漏。但是录像所需设备、技术要求高，而且整理素材所耗费的时间精力太大。相较之下，设计良好的团体记录表更加方便、经济、实用。下面介绍一种团体过程单元记录表(见表 6-3)。

表 6-3　团体过程单元记录表

第　单元	单元名称：
聚会时间	年　月　日　时　分至　　时　分
活动进行概况：　　　　　　　　　　　　成员座位图：	
成员参与情况：	
重要事件及处理：	
观察员见闻及评论意见： 　　　　　　　　　　　观察员签名　　　年　月　日	
领导者自我评论： 　　　　　　　　　　　领导者签名　　　年　月　日	
督导意见： 　　　　　　　　　　　督导签名　　　年　月　日	

(一)活动进行概况

概述团体历程大致过程及时间分配状况。

(二)成员座位图

将成员姓名或代号标示在圆圈上，以图示标出成员在团体中的相对位置。

(三)成员参与情况

记载团体气氛变化及个别成员在团体中的表现情况。对于特别投入或未投入的成员应加以特别的关注和描述。

(四)重要事件及处理

对于团体中发生的重要偶发事件，例如成员间的冲突，个别成员的哭泣、退缩或攻击他人的行为，或某些成员重大的行为改变(如第一次开口说话或邀请他人加入游戏等)，均应加以描述，并说明领导者的介入处理方式和效果。

(五)观察员见闻及评论意见

可在每次团体结束时由观察员填写，或由领导者向观察员请教后加以整理填写，再请观察员签名。观察员应就团体过程及领导者的反应方式加以描述及评论，以协助领导者觉察他人观点，并获得肯定或需改进的反馈。

(六)领导者自我评论

领导者应依据团体目标、成员反应及自己的催化过程，参酌观察员的意见，整理自己的经验，以加深自我觉察及统整团体经验。

(七)督导意见

督导员可通过临场观察、事后观看录像带，或阅读前述团体过程单元记录的内容，找出需要进一步讨论的内容和议题，和领导者进行督导讨论。讨论的内容和结果，可由督导填写，也可于进行完督导讨论后由领导者整理填写，再交督导审阅签名。

五、适用于团体的评估方法

团体评估的方法和工具有团体内观察、聚会后问卷、团体目标达成状况、评估量表、领导者评论表、观察员日志、录音录像等。其主要可以分为以下几种。

(一)行为量化法

行为量化法是要求团体成员自己观察某些行为出现的次数并进行记录，或者请成员之间与成员有关的人(老师、家长、朋友等)观察及记录，以评估成员的行为是否有所改善。例如，在为脾气急躁的人开设的人际关系改善辅导中，领导者希望通过一些团体活动减少成员发脾气的次数，学习以温和的方法与他人相处。为此领导者应设计一份行为观察表，让成员记录他们在团体外与人交往时发脾气的次数，然后进行评估，有针对性地指导。

行为量化法除了可以用来记录外显行为，也可以记录成员的情绪和思维。如团体成员出席团体聚会的次数、流失成员登记等。记录方法可以用表格或图示。行为量化法的优势是具体、可操作，记录过程也是成员自我监督的过程，有助于行为改变；不足之处在于费时，准确度难以把握。

(二)标准化的心理测验

心理测验是一种对人的心理和行为进行标准化测定的技术。心理测验在因材施教、各类人才的培养与选拔、心理障碍和智力缺陷的客观诊断、心理疾病的早期发现、治疗效果的评定等方面都是一种有效的工具。心理测验的种类很多，通常可分为智力测验、人格测验、能力测验、职业适应性测验、临床诊断测验等。在团体评估中，运用信度和效度较高的心理测试量表，可以反映出团体成员行为情绪的变化，以评估团体辅导的效果。例如，为增强青年学生自信心而组织的自信心训练团体在开始时可以用自我评价量表测验(如自尊量表、田纳西自我概念测验等)，了解成员自我评价状况。团体辅导结束后，再做一次自我评价量表测验，比较一下参加团体前后相关指标的变化。用心理测验来了解团体成员个人的变化，从而评估团体辅导的效果是常用的方法，但是要注意选用标准化的量表，还要考虑文化背景的因素。有些国外学者认为行为或人格特质在短时间内难以有大的改变，辅导前后测得的结果不会有显著性差异，难以令人满意。

(三)自编调查问卷

调查问卷是指由团体领导者设计一系列有针对性的问题，让团体成员填写，搜集成员对团体辅导过程、内容、成员关系、团体气氛、团体目标的达成、领导者的态度及工作方式等方面的意见。问卷内的问题可以是开放式的，也可以是封闭式的。自行设计的问卷虽然不一定科学化，但它的好处在于能让成员自由发表意见和感受，因此能收集到一些其他方法难以获得的、宝贵的第一手资料。

尽管采用自编评估问卷有其方便的特点，评估结果有助于团体动力的检视、领导效能的反省与成员权益的保障，但能否真正起到客观评估的作用还取决于问卷的编制。评估的内容、字词、用语、思考角度、测试态度等不同，都可能使评估的结果产生误差，故任何形式的问卷与评估表的编制都非常重要。一份优良的评估问卷应该具有下列特征。

(1) 问卷中所有的题目都必须和研究的目的相符合，即题目都是测量研究所要测量的变量，亦即须有信度、效度。

(2) 问卷要能显示出和一个重要的主题有关，使填答者认为重要且愿意花时间填答。因此，问卷的重要性应在问卷中清楚说明，或在所附的信函中表明。

(3) 问卷仅收集由其他方法无法得到的资料，如从学校或普查的资料中不能获得的。

(4) 问卷要尽可能简短，其长度只要足以获得重要的资料即可。因为问卷太长影响回收率。

(5) 问卷的指导语要清楚详尽，重要词句要加以界定，每个问题仅处理一个概念，而所有问题的用语应力求简明清楚。所提供的反应项目要清楚、正确而易于回答。

(6) 问卷的题目要客观，没有导引期望的暗示反应。

(7) 问卷的题目要依心理的顺序安排，由一般性到特殊性题目。

(8) 这种顺序有助于填答者厘清其思路，故其反应将会符合逻辑而客观。在出现私人或敏感性问题之前，应先呈现那些可以引起好感的问题。如果可能，应避免提出令人苦恼或困窘的问题。

(9) 问卷所收集的资料易于量化、统计，列表说明和解释。

(10) 问卷的外观要具有吸引力，不但安排适宜，而且印刷精美。

(11) 问卷中应包括下列几项重要的资料：研究目的与单位指导语、个人基本资料和问卷的题目。

(四)主观报告法

除了上述 3 方法来评估团体的发展和效果。主观报告法包括主观量表、开放式问卷、自我报告和他人报告。在团体结束后，针对团体或成员所做的反馈时，使用的测量工具多是开放式问卷。开放式问卷的优点是具有很高的弹性和自由空间，让成员表达出个人真正的想法，对问题有深入的了解，且真实性较高；缺点是资料的记录和数量化不容易。虽然如此，如果在问卷的编制上能有周详的考虑，依据问题性质给予等距量尺的量化，即可克服上述缺点。团体辅导结束后，使用开放式问卷作为评估工具，有时比标准化的测验工具，更能获得团体效果的相关资料。

六、评估应注意的事项

团体评估必须考虑评估的客观性、验证性、科学性及实用性，以获得真正的评估结果与有效的评估资料。克恩博尔茨(Knmboltz，1974)在 40 多年前即注意到辅导效度问题的重要性。他提出 6 个指标：①在规划辅导师的工作范围时，评估需得到有关单位的同意；②所谓的"改变""效果"或"成就"应该以可观察的行为作为评估依据；③评估系统工程的构建的主要目的在于增强专业效能与自我成长，不应作为考试的替代；④为求真正有所裨益，即使是失败的结果，也同样具有参考价值；⑤参与者应有权参与此评估系统的设计；⑥评估系统需要持续接受评估和修正改进。

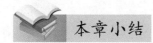 本章小结

团体心理辅导评估是指通过不同的方法，收集有关团体目标达成的程度、成员在团体内的表现、团体特征、成员对团体活动的满意程度等资料，帮助团体领导者及团体成员了解团体心理辅导的成效。由于不同的团体类型评估的重点不同，选取的评估方法也会有所区别。

评估的类型可以根据不同的标准分类。根据评估的时间可以分为团体开始前、团体过程中、团体结束时、团体结束后追踪评估；根据评估的对象可以分为对团体领导者的评估及对团体成员的评估；根据评估的方法可以分为客观评估、主观评估；根据评估的工具可以分为影像评估、问卷评估和自我报告；根据评估的形式可以分为口头评估和书面评估；根据评估的侧重点可以分为过程评估和结果评估，等等。一次比较完整的团体评估至少应该包括对团体计划、团体过程、团体效果等方面的评估。

团体过程的评估注重团体过程中成员互动状态的考察和评估，以陆弗运用乔韩窗口模式来探讨团体成员沟通状况为代表；团体结果的评估注重以多元化的方式、角度来评估团体效果，以戴伊提出的二二方向模式为代表。

团体心理辅导评估可以采取多种不同的评估策略和方法，以配合评估不同的团体方案。由于团体辅导的过程非常复杂，人的行为多变，影响团体动力的因素甚多，所以团体辅导的成效评估程序、方法与项目应力求严谨，必须以多元化的模式来设计，以不同的方法来

进行。为此，团体领导者进行团体评估时必须根据团体的目标、特点制定一套适合的评估步骤与方案。

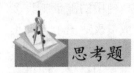 思考题

1. 评估的目的是什么？
2. 试比较一下不同的评估理论。
3. 选择评估方法有哪些原则？
4. 不同评估方法的特点是什么？

第七章 团体心理辅导方案设计与实施

本章学习目标

➢ 了解团体心理辅导方案的设计原则。
➢ 了解团体心理辅导方案各阶段设计的重点。
➢ 掌握团体心理辅导方案的设计步骤。
➢ 掌握团体心理辅导方案设计的内容。

重点与难点

➢ 团体心理辅导方案设计的内容。
➢ 每次团体活动的设计内容。
➢ 团体心理辅导方案的实施。

第一节 团体心理辅导方案设计

团体心理辅导方案设计是团体领导者的必备能力，恰当的团体辅导方案是团体心理辅导顺利进行的有效保证。团体辅导方案就像地图，可以引领团体实现目标。团体领导者正是依据事先设计好的团体辅导方案，周密地组织和实施团体计划，评估和不断改进团体辅导方案，才能有效地带领团体发展，促进团体成员的积极变化，实现团体心理辅导的目标。

一、设计前需考虑的因素

(一)团体需求的考虑

领导者在方案设计前应该先了解此团体的辅导方案是为了满足哪种人的需求，什么需求；有哪些问题有待解决；究竟是成员的、组织的(主办者、赞助者、行政者……)、领导者的还是有其他需求介入；运用何种方法来了解和确定需求。同时，也要考虑成员需求的个别差异性，如社会地位、人口、文化、教育、职业及婚姻状况等，参与同一团体者其需求也有可能不同。

(二)团体目标的考虑

领导者在方案设计时打算确定什么目标；团体的任务与功能是什么；团体目标是否清晰可测；团体目标、任务与功能的判断评估是否经由适当的程序；方案设计与实施前是否可预期辅导的成效；成效是否可以测量评估。

(三)文献与方式的考虑

团体辅导方案设计前是否已参考过同类型团体的辅导方案；其实施效果如何；如何收集相关文献；过去的同类方案实施效果如何，有无可以改进的地方；过去的同类方案是否适合运用在本次团体辅导中；本次团体辅导方案的设计者、主办者、赞助者及领导者对过去的惯例、方案及模式是否了解、熟悉。

(四)社会文化的考虑

任何团体辅导方案设计者或团体领导者都必须考虑社会文化背景，否则团体形成后，接踵而来的问题若无法克服，必然影响团体的发展。因此，团体辅导的领导者、设计者，必须从专业伦理的角度出发思考该方案是否符合组织期待：是否考虑了当地或成员的文化特性。例如，学校心理辅导教师带领团体，设计方案时必须要考虑学校性质、学生素质、区域文化、生活作息等因素。又如同性恋、单亲、离异者、药物依赖者、艾滋病患者等团体。

(五)团体运作的考虑

方案设计后实施时是否有困难；对招募、甄选、宣传等工作是否有利；团体辅导实施时间、地点、道具、器材等是否可以配合；方案的特色是什么；是否能结合领导者的专长、个性与领导风格；方案是否可以随时加以修正；有无替代的方案活动。

(六)成效评估的考虑

团体辅导结束后，如何进行评估；谁来评估；评估的标准是什么；评估资料如何收集，可否量化；评估结果对相关人员及单位的影响是什么；评估结果是否公开，如何公开；评估和反馈是否可能出现预期外的结果。

二、设计原则

不同的领导者有不同的领导理念、个性、习惯、经验、技巧与专业训练，因此在团体方案设计时必须加以考虑。一般在进行方案设计时应遵循下列原则。

(1) 领导者要了解自己的特质、能力、偏好及领导风格。

(2) 领导者要了解自己所要带领团体及其对象的特质、目的。

(3) 评估自己与所要带领团体之间的适配性。即领导者必须选择、设计自己熟悉或有把握带领的活动，避免带领不了解、不熟悉的团体活动。因此，设计新活动时，领导者在带领前至少自己要实际操作一遍，以积累实际经验。

(4) 如有多个团体领导者，设计方案时应明确各自的分工，事先要充分沟通、讨论。

(5) 设备设计，包括整个团体辅导方案及每次团体辅导计划的。

(6) 方案设计要实际、具体可行，掌握团体的目标与性质。

(7) 方案内各项活动的设计要有一致性，前后连贯。基本上是由易而难，由浅入深，由人际表层互动到自我深层经验、由行为层次、情感层次到认知层次，渐进式引导成员融入团体，开展团体活动。

(8) 方案设计应考虑成员的特性，如性别、年龄、表达能力、职业背景等因素。一般而言，不同特性的团体，其方案设计的重点也有差异。

(9) 方案设计要有弹性及安全性考虑，避免团体辅导过程受阻或对成员造成身心伤害。特别是深层次、治疗性的团体，方案设计更应考虑领导者的能力经验及其危险性。

(10) 方案设计时，活动选择的标准应根据成员的需求、团体的目的和预期的结果。活动不是团体娱乐，不应只为有趣好玩、使人兴奋或产生高昂的情绪。团体活动只是为了达成团体目标的一种手段或方法。

此外，方案设计后应与团体督导者、经验丰富的领导者及同行相互讨论，适时修正。任何一个团体辅导方案设计要达到完美无缺是非常困难的，即使是理想的方案在团体中实际运作时也可能产生问题。但是基于团体动力的运作，设计前周全的考虑、规划是必要的，团体形成后的方案评估与修正更是不可或缺。有效的领导者应善于学习、虚心求教、反省自我、敏锐观察，只有如此才能发挥团体辅导的功能，确保团体成员的权益。

三、团体心理辅导方案设计的内容

一般而言，团体心理辅导都有事先安排、设计好的团体计划书和程序，团体计划书一方面可作为正式带领团体时的指引，另一方面也是向行政部门申报计划、申请经费及对外宣传、招募成员的重要依据。团体计划书总体要求是方案名称要清楚明确，使人一目了然，能够了解团体的性质、目标；活动地点应标示清楚，活动时间应有起止日期；团体是持续式(每周一次)或集中式(一整天以上)，参加对象的条件如何，也要加以说明界定；理论依据力求简要叙述，浅显易懂，即理论能生活化、活动化、实用化。更重要的是团体的总目标、阶段目标及活动目标，也应在方案中加以陈述。如果能将团体中要进行的工作、活动资源、家庭作业、时间分配、方案评估方法等清楚注明，有助于欲参加者及其他相关人员了解团体性质。一般团体计划书内容包括以下 10 项内容。

(一)团体性质与团体名称

团体性质包括说明该团体是结构式、半结构式还是非结构式的；是发展性、训练性还是治疗性的；是开放式团体还是封闭式团体；是同质团体还是异质团体；等等。团体名称包括学术性名称及活泼化宣传用的副标题。团体名称设计要符合团体性质、团体目标以及对象的特征，力求新颖、生动，且具有吸引力。切记避免"标签效应"。例如为失恋者组织的团体心理辅导最好不要出现"失恋者"的词语，可以用隐喻的、转意的词语，体现助人成长的含义，发挥创意。如"恋爱心曲""再见温情""在爱中成长""你我同行""在路上"等。

当团体辅导的性质、目标确定后，在团体的名称上也需要动一番脑筋。为了吸引参加者，没必要所有的活动都冠以"团体辅导"的名称。实际生活中，团体辅导是一种心理辅导的形式，具体到一个团体活动，用什么名称要考虑新颖性、独特性、可理解性，而且要考虑到成员的心理承受与接纳的习惯。不过，无论用什么名称，一般应点明活动的主题，目标清晰明确。

(二)团体目标

团体辅导目标包括整体目标、阶段目标和每次聚会的具体目标，具体而言，指经过团体辅导后，成员在认知、情绪和行为方面应达成哪些改变。团体辅导开始之前，最重要的一环就是确定团体辅导的目标。团体辅导的目标大致可以分成以下三大类。

第一类是以开发心理潜能，促进人格成长，增进心理健康为目标的团体辅导。主要是教育机构(如各级各类学校)的辅导人员组织的发展性团体辅导，或叫开发性团体辅导。参加的对象都是正常的、健康的、处在成长过程中的青年学生。通过团体内的讨论，以及形式多样的、有趣的活动，使团体成员共同探讨成长发展中关心的问题，加深对自我的认识、对他人的认识，开发身心潜能，促进人格成熟。

第二类是以敏感性训练为主的团体辅导。目的是训练如何有效地处理人际关系，训练生活技能，增强社会适应能力。这类团体辅导在欧美十分盛行。主要面向企业、政府机关，训练管理人员、经营人员，立足于人际关系的学习、理解和协调。学校也常常用来训练学生，协助他们有效地掌握社交技能。

第三类是治疗性的团体辅导，比较重视潜意识方面的问题。由于参加者必须面对层次较深的冲突和困扰，一般花费时间较多。这类辅导团体是由医疗机构、教育机构的辅导人员面向那些心理不太正常的人、有心理疾患的人而组织的，目标是缓解症状，消除症状，恢复心理平衡，达到心理健康。

以上所述的三大类团体辅导目标是从宏观的角度来划分的。实际上，具体到每一次团体辅导，目标是非常具体明确、可操作的。团体辅导的目标可以看成是团体成员参加团体的期望，也隐含着团体领导者的期望和目的。作为团体辅导的设计者，在确定团体辅导目标时必须充分考虑以下问题：为什么要组织团体辅导；团体辅导的主要任务是什么；团体辅导的性质是发展性的还是矫治性的；采取哪些方法可以实现团体目标。

(三)团体领导者

团体辅导计划书应明确团体领导者的基本资料，如领导者与协同领导者是谁；他们的基本经验与背景是否适合？受过何种团体训练；带领过哪些团体。樊富珉教授指出领导者对人的看法，对辅导理论的了解程度，甚至领导者个人的性格、风格及人际沟通模式，都会影响方案设计。

此外，为保证团体的效能得以实现以及成员的利益不受损害，有条件的情况下最好能聘请具有心理辅导理论基础、有团体经验且曾受过督导训练的专家担任督导员，以随时为团体领导者提供专业性的指导。团体若能邀得同行或者团体学习者担任观察员，可为团体领导者提供更客观、不同角度的反馈资料，以协助团体领导者提高专业技能。

(四)团体对象与规模

团体计划书要明确团体招募成员的类型、来源、人数、招募与甄选方式。成员的类型包括性别、年龄、身份、问题性质等。而对象的确定是与团体目标密不可分的。团体成员的来源，除了自由报名参加者外，也可由老师推荐、家长代为办理报名，或由辅导人员、社会工作者、医疗人员转介或建议而加入。团体成员的特点可以直接影响团体方案和活动设计。年龄层低：倾向动态性活动设计，例如小学儿童的团体；年龄层高：倾向静态性活动设计，例如社会人士的团体；同性团体：可设计肢体性活动；两性团体：可设计分享性活动；异质性高：倾向多元化活动设计；同质性高：倾向情感性、支持性活动设计，例如婚姻团体、单亲团体；学历高者：倾向认知性活动、学习性活动设计；学历低者：倾向技能性活动、训练性活动设计；内向性者：倾向催化性活动设计；外向性者：倾向多元化活动设计。

团体辅导进展能否顺利，效果是否理想与团体规模有直接关系。团体规模过小，人数太少，团体活动的丰富性及成员交互作用的范围欠缺，成员会感到不满足、有压力，容易产生紧张、乏味、不舒畅的感觉；团体规模过大，人数太多，团体领导者难以关注每一个成员，成员之间沟通不易，参与和交往的机会受到限制，团体凝聚力难以建立，并且妨碍成员分享足够的交流时间，致使在探讨原因、处理问题、学习技能时流于草率、片面、表面，而影响活动的效果。

由于团体规模会影响团体中的沟通行为，所以，长期以来，一直是学者们探讨的课题。但理想人数多少为宜，看法差别较大。那皮尔(Napier，1989)认为5人小组有足够的空间让团体成员可以有机会转换角色；亚隆(Yalom，1985)认为7人团体最理想，不过5~10人也可以接受；慕兰(Mullan，1978)认为在分析性团体中人数应该是7~10人。一个团体应该多大为宜，可以根据以下几个因素而定：成员的年龄及背景；领导者的经验及能力；团体的性质与类型；成员问题的类型；等等。从年龄来考虑，少年团体3~5人为宜，大学生的团体比较适合8~15人，成年人大都已在性格及情绪行为上趋向稳定，在家庭及社会上有明确的角色，团体的大小可视团体辅导目标而定。从团体领导者来考虑，初学者和经验不足者来领导团体，以小规模团体5~6人为安全。对于经验丰富、能力较强的辅导师，团体规模可稍微扩大。从团体的类型看，开放式团体辅导一般人数较多，因为团体成员是流动的，为了便于成员之间有足够的交往机会，应保持一定人数。而封闭式的团体辅导人数不宜过多。从问题的类型看，主要取决于团体辅导的目标。以治疗为目标的团体辅导人数不宜多，一般5~8人；以训练为目标的团体辅导人数居中，一般10~12人；以发展为目标的团体，参加者可适当多一些，一般12~20人。

(五)团体活动时间及频率

这包括团体时间的总体安排、何时进行、所需时间、次数、间隔时间、每周几次、每次多长时间等。团体心理辅导的组织方式主要有两种，一种是持续式团体，另一种是集中式团体。持续式团体是定期活动，持续一段时间。团体持续时间多长为宜？活动间隔多少适当？每次活动多长时间合适？这些都是团体辅导计划者设计方案时必须考虑的。一般而言，团体经由创始期、过渡期、工作期到结束期需要一个发展的过程，团体产生有助于成员治疗与改变的因素也需要时间。团体持续时间太短，效果受影响；但持续时间过长，成员容易对团体产生依赖心理，领导者及成员的时间、精力也不允许。

总体来看，一个团体持续多久为好，多长时间聚会一次，每次多少时间，取决于团体的类型及成员。一般认为，8~15次为宜，每周1~2次，每次1.5~2小时，持续4~10周。成长团体、训练团体、人际关系团体和会心团体可以次数少一些，如8~10次，而治疗性团体可多一些，如10~15次。对于青少年团体而言，针对他们注意力不容易集中、兴趣易转移的特点，最好活动次数较多，每次时间较短，如30~50分钟。如果成员是大学生和成年人，每周1次，每次2小时为宜。两小时足够讨论一些比较深入的问题，而又不致使人太疲倦。至于团体活动的具体时间，如上午还是晚上，要视对象的具体情况而定，以保证成员都能参加。如大学生上下午课程安排紧，又有午睡的习惯，一般晚上或周末活动为好。有些对象有职业的限制，如出租车司机，晚上更忙，上午8～10点也许更合适。

团体辅导实施中，活动的时间虽有规定，但不必墨守成规。团体领导者可以根据具体情况灵活掌握。如果预定的时间到了，发现有些问题还需要深入了解，在征得成员同意后可以适当延长。也有一些团体领导者在团体辅导开始时并不规定活动时间及间隔，由团体成员视活动情况自行决定。集中式团体辅导常常是将团体成员集中住宿，利用节假日休息时间组织活动。集中时间多长为宜也要视团体目标、成员特点而定。一般3～5天为宜，最多不超过一周。大、中学生的团体辅导常利用暑期组织。学生们几天同吃同住同活动，除了辅导活动外，还有一些室外的集体娱乐活动、参观游览活动。

(六)理论依据及参考资料

团体辅导设计必须有理论支持，这是团体辅导方案形成的关键。因此，每一个团体辅导方案都可以视为团体领导者依据其所选定的理论而设计出来的。可以是依据咨询心理学的流派，如现实治疗、理情治疗、心理分析选择设计而来，也可以根据某些特定对象的适应理论，如用于亲子教育的"父母效能理论"设计而来，还可以依据一套训练方案，如压力处理训练、自我肯定训练等设计而来。团体方案依据的理论模式不同，团体形式、介入处理的原则与具体的步骤也就不同。如果团体辅导方案没有理论支持，团体辅导各种活动和过程就缺乏内在的逻辑联系，难以实现团体目标。此外，团体辅导计划书须详细列出引用文献、参考资料、参考方案等。

(七)团体活动的场所

团体辅导在何处进行，对环境有什么具体要求，活动场所的布置、陈设、座位安排、舒适程度、温度、灯光、色彩、空气、挂图摆饰等如何，这也是学者们研究团体辅导时常常考虑的因素。对团体活动场所的基本要求有避免团体成员分心，也就是要使团体成员在没有干扰的条件下集中精力投入团体活动；有安全感，能够保护团体成员的隐私，不会产生被别人偷窥、监视的感觉；有足够的活动空间，可以随意在其中走动、活动身体、围圈坐；环境舒适、温馨、优雅，使人情绪稳定、放松；团体活动的场所要方便成员来往，不要太偏僻，距团体成员居所尽量近一些。

一般而言，一间宽敞、清洁、空气流通、气温适当的房间，最好有隔音条件，没有固定桌椅为最理想。团体活动中成员可以在地毯上席地而坐，随意坐成大圈，或分组坐成小圈；或用折椅。静态活动时，如小组讨论、讲授，成员围圈而坐为宜，彼此视线都能接触，沟通通畅。动态活动时，如轻体操、盲行等，可以根据活动要求，自由行动。如果没有理想的场所，只有会议室、教室形式的摆满桌椅的房间可用时，团体领导者可动员团体成员齐动手，挪动桌椅，尽量整理出一块空间。实在有困难，围桌而坐亦可，但要注意尽量不坐在拐角上，以免妨碍沟通。特别要注意避免电话的干扰。集中式团体活动时，常常选择远离闹市的、风景优美的、依山傍水的地方，如海边、山里、湖旁。良好的自然环境可以影响成员的情绪，远离闹市可以使成员集中精力。

活动场地环境的布置和座位的安排都需要根据团体目标、成员特征、人数多少来区分。儿童团体人数较少，空间不宜太大，可以放置一些玩具；青少年较能以语言进行沟通，适当的书面资料及海报等教具的应用可以增强活动的吸引力。要进行心理剧必须有布偶、演出的舞台、各种音响及有助于情绪宣泄的工具；进行艺术治疗需要有图书纸、书具及颜料；进行运动治疗则需要有足够宽敞的空间。

(八)团体评估方法

团体心理辅导是否实现预期目标，团体成员的反应是否满意，团体领导者的工作方法与技巧使用是否恰当，团体内成员的合作是否充分，今后组织同类团体心理辅导可以做哪些改进，团体评估必不可缺。团体评估的方法因团体目标不同、层面不同、类型不同、对象不同而有区别。一般而言，团体辅导评估包括过程与结果评估、团体互动状况与个别成员评估、评估方法或工具及预定评估的时间等(详见第六章)。

(九)团体辅导方案

团体辅导方案包括总体方案设计、团体流程设计、单元执行计划设计，乃至每次具体活动如何组织实施。必须注明各次聚会的单元名称、单元目标、预定进行的活动名称、时间安排、预定活动内容、步骤、方式及所需器材等。

(十)其他

这包括团体经费预算表、广告等宣传品、成员申请报名表、成员筛选工具、参与团体契约书、团体评估工具以及其他相关资料。如活动中要用到图、表、文章等资料，录音机、录像机等设备，均应准备充分，以备使用。

四、方案设计的一般步骤

团体辅导方案设计的步骤并无统一的规定和程序。樊富珉根据多年教授团体心理辅导以及带领团体学习者设计方案的经验，将团体辅导方案设计步骤整理如下。

(一)了解服务对象潜在需要

要举办团体心理辅导，必须先了解服务对象(如中小学生、大学生、企业员工、教师、公务员、神经症患者等)对团体的需求有哪些。辅导人员可以通过所接个案的困扰问题，或各类服务对象常见的比较普遍的问题，看看团体辅导方式是否有组织的必要。例如对那些人际关系欠佳的人通过团体辅导进行社交技巧训练，为他们提供更丰富的人际互动和模仿及演练的机会，较易获得显著的成果。

最有效的需求了解方式是直接对相关人群进行观察或评估。例如中学生青春期面临哪些困扰；大学生新生环境适应有哪些课题；儿童是否经常出现某些不适应行为；企业员工工作压力过度会带来哪些身心症状等问题，通过观察、问卷调查、心理测验等方法，可以有效辨识出心理辅导的需求。还有一种需求了解的方式是通过服务对象相关人员间接的调查，例如，学校心理辅导人员在与教师和家长接触的过程中，企业心理辅导人员在与管理者接触的过程中，通过访谈或问卷调查的方式，也可以找出他们所关心的学生或员工的适应问题。此外在短时间内重复听到多人对同一问题表达关切，就表示该问题值得进一步探讨，并且有较大的服务需求。这样组织团体心理辅导就能为更多的人提供帮助。

(二)确定团体的性质、主题与目标

针对服务对象，了解与评估他们的需要，然后再决定你所要设计的团体是针对什么人；他们的年龄、职业、性别以及存在哪些问题；要解决什么问题；希望达到什么目的；哪种类型的团体心理辅导适合你要帮助的对象；团体属于发展性的、训练性的还是治疗性的；同质团体有利还是异质团体有利。

(三)收集相关文献资料

当团体性质和目标确定后，辅导师就要通过查找相关资料、阅读书籍和杂志，为团体设计提供理论支持。同时，也要了解同类团体是否有人带领过；有哪些可以借鉴的经验；有哪些需要注意避免的问题。

(四)完成团体辅导方案设计表

资料准备充分后，设计者就要思考和讨论解决问题所涉及的各类因素。例如明确带领团体心理辅导的人员及其有无助手的要求及条件，领导者与助手如何分工；团体心理辅导以何种形式进行；什么时候组织团体心理辅导为宜；团体心理辅导进行的地点在哪里；环境条件如何；有无后备场地；团体成员招募采用哪些方法；是否实施甄选；采用什么方法进行团体心理辅导效果评估；所选测验量表是否容易获得；需要哪些花销；有无财政预算；团体活动各种道具是否具备。在此基础上，完成团体方案设计表。

(五)规划团体整体框架及流程

通过完成团体过程设计表和团体活动单元计划表，编制出团体辅导详细过程计划，认真安排每次聚会活动，即进行方式及活动的设计。活动的设计是为了要引发成员在团体中经历学习的 4 个阶段，即个人的经验——经由与他人分享自己经验的过程，个人回顾与整理自己的感受、看法——个人归纳、分析出一些概念、原则或新的自我了解——尝试将新的自我发现或前面所习得的概念、原则，应用到团体之外的情境中，以实现预定的目标。

由于领导者的带领、成员的反应、活动引发及累积的效果均自然而然地影响团体的过程发展，所以，同样的设计对不同团体实施时，可能会有不同的内容及结果出现。领导者需要准备一些备用的活动，视团体发展的状况来弹性调整原先的计划。同时，还要准备每一次活动进行的大纲及必需的材料。

(六)设计招募广告

团体计划书完成后，就要开始设计团体成员招募广告。一般情况下，发展性、教育性、预防性的团体，团体目标是比较共性的，广告招募可行。例如，增强自信心、提高社交技巧、学习沟通方法、提升生活适应能力等团体，可以通过设计精美的广告(包括有吸引力的广告词、有视觉效果的画面等)以获得团体成员。而对于治疗性的团体，除了广告外，还可以通过专业人员的介绍、团体领导者的面试而招募。

(七)对团体方案进行讨论或修订

将设计好的团体方案在同行之间或先行组成一次试验性小团体试用一次，与同行、督导者讨论试用的结果，再加以修改完善。

五、各阶段设计的重点

团体心理辅导发展过程，根据成员心态、领导功能及团体动力开展等不同，可分为若干阶段。一般而言，针对团体内不同的发展阶段，在方案设计与活动选择上也有不同的考虑重点。

(一)团体创始阶段的设计重点

团体刚开始活动时，领导者与成员都会有些压力，特别是后者。成员焦虑、担心、犹疑、防卫、观望、拘束、好奇、害怕被拒绝、感到陌生、缺乏安全感，甚至懊恼为何要参加团体。领导者除了具有温暖、真诚、关怀、尊重、包容、开放等特质，并多运用同理、反应、支持、倾听、澄清、增强等技巧之外，不妨在方案设计与活动选择上多作考虑。包括从营造温馨气氛开始，设计无压力状态下的互相认识活动，澄清成员的期望，拟定团体契约与规范，设计初步的、公开的自我表露方案，等等。

1. 营造温馨的活动气氛

针对成员在团体创始期的心态，团体辅导方案内可以设计一些能协助团体成员放松的练习。如成员第一次到团体活动场地时，领导者不妨播放些配合团体第一次活动性质的音乐。同时，设计一些小花样，例如小卡片、小花等(可结合第一次团体拟进行的活动目标)，使成员在美好的第一印象中融入团体，喜爱团体。避免成员一进入团体辅导室时，就面对冷冷清清、安安静静，你看着我、我看着你的尴尬情境。

2. 设计轻松的相识活动

团体初始，成员彼此不熟悉，必须设计相互认识活动。传统方法常用成员一一自我介绍或纸笔作业介绍自己，这种方式容易使成员增加压力，甚至引发成员抗拒、恐惧心理。故团体创始期设计成员相互认识的活动不妨在轻松、温馨的气氛中来进行。例如"寻找我的那一半""对对碰""滚雪球"等活动。

3. 澄清成员期待的活动

为了团体有效运作并了解成员的需求，同时作为修订方案的参考，团体创始期宜设计催化性活动来整合成员的参加动机，并使领导者有机会说明团体活动导向，包括团体性质、功能、目标等。领导者只有与团体成员相互交流，才能建立共识。

4. 拟定团体契约，建立运作规范

团体少则几人，多则十几人，每个人都有其个性特点。因此，有效的团体运作取决于成员对认可契约的遵守，团体初始就须建立团体规范。在活动设计上可以采取较生动、非教条的方式，例如让成员用句子完成法来订立规范，"在一个团体中，当……时，我觉得最舒服""在这个团体中，我最害怕的是……""我最喜欢的团体的人……""在团体中

不喜欢看到……"

5. 设计的活动避免深层次的分享

团体初始，成员大都互不认识，对彼此的人格特质与人际互动模式缺乏了解，能立即表露自我的人较少。领导者设计活动时应谨慎，避免成员开放程度不一、自我表露太多太深，以致产生受伤或泄密的问题。因此，团体创始期设计的自我分享活动应尽量偏表层次或威胁性较少。

(二)团体过渡阶段的设计重点

在团体过渡阶段，成员之间彼此信任还不充分，分享不够具体深入，人际互动比较形式化，成员心理反应差异极大，有的成员投入、开放、自主、喜悦、欢乐；也有的成员冷漠、沉默、焦虑、矜持、依赖、抗拒、持续观望、攻击、防卫等。领导者为了以更开放、包容、尊重、温暖等特质与成员互动，除运用创始期的技术如摘要、解释、联结、设限、保护等技巧之外，也可在设计方案时，选择增加团体信任感与凝聚力的活动来催化团体动力。

1. 设计此时此地的分享性活动

为了解决成员不信任问题或凝聚团体向心力的需要，领导者在团体过渡阶段可以刻意地设计一些结构性活动，让成员在团体中分享感受。例如，运用一些肢体活动如盲行、信任走路、信任跌倒、信任圈、合力举人等信任游戏，并利用此刺激情境去谈团体此时此地彼此关于信任的情感，激发成员真诚开放。

2. 设计引发成员中层次自我表露的活动

当团体辅导活动进行了一段时间之后，成员自我开放行为会随之加深加大。领导者应适时运用并设计中层次分享活动，以便于成员认同团体，获得更多自我探讨、自我了解的机会。例如"我喜欢的人""小小动物园""三个最"等活动。

3. 设计探讨人际关系的活动

团体过渡阶段领导者应注意到成员不信任自己、不信任他人的各种表现并加以处理，经常出现的问题是成员不积极主动，不愿说出自己的感受，怕自己表露出负向情绪，或将注意力放在别人身上，只顾"帮助"别人，给予别人建议而少谈自己等。有时成员会产生挑战领导者的行为。为此，领导者可多设计检视团体盲点及团体内人际关系的活动，例如"猜猜哪里变了""寻找灯塔""信任之旅""团体温度计"等活动。

4. 设计催化团体动力的活动

有时团体因动力发展迟缓、领导者的能力有限或者成员的心理防卫与身心状态不佳，领导者可借助团体环境的布置、视听器材的运用来促进团体发展。音乐是很有效的团体催化工具，不论是团体辅导前后、中场休息时间还是团体辅导过程中，都可选择适当的音乐来催化。也可设计一些动态性、兼具感性分享与理性交流的活动，例如"拍打穴位""同舟共济""突围闯关""组歌比武"等活动。

(三)团体工作阶段的设计重点

当团体进入工作阶段，建立了团体信任感、凝聚力，成员在团体中渴望学习、成长，期盼个人问题能够解决或团体目标能够达成。领导者在此阶段除了提供成员信息，运用面质、高层次同理心、自我表露、反馈、联结、折中、建议等技巧之外，也可降低领导者掌控的程度，多给予成员自由互动与成长的空间。团体方案可以设计引发深层次的自我表露及引发成员间正向与负向反馈的活动，或者探讨个人问题的活动、促进改变行为的活动等。

1. 针对团体目标来设计活动

团体动力增强后，领导者应该迅速掌握此工作契机，将团体辅导活动引导到原先设定的目标上，针对团体原先设定的主题、功能设计活动，例如自我肯定、人际沟通、生涯探索、团队合作、理性与情绪等。

2. 针对成员需求来设计活动

每位成员参加团体的行为动机不同，而行为动机不同来自不同的内在需求。因此，团体成效评估取决于能否满足成员的需求。针对这一点，领导者有必要在达成团体目标的同时，兼顾多数成员伴随团体活动过程中所发展出的"非预期性的需求"。例如带领人际关系训练团体 6 次后，大多数成员在团体中呈现出两性关系或亲子关系的困扰，领导者不妨适时弹性地修订团体方案，加入两性关系或亲子关系的活动内容。

3. 针对团体特殊事件来设计活动

团体在任何发展阶段都可能会发生特殊事件，因此有效的领导者不宜执着于原先的团体计划，应该适时应变、调整设计方案。例如领导者带领"自信团体"，当有成员忽然情绪失控地表示"我觉得自己很差，一无是处"时，领导者切忌让大家就认定当事人是这样，盲目地否认或安慰当事人，而是可以通过活动让其改变看法。如让当事人对团体中他认为最有活力、最充实的成员述说其心境；当他看到一位团体成员有某种自己欠缺的特质时，就让他将自己的想法告诉对方，并让其说说如果他要得到这种特质，他应该做些什么，如何做。

4. 针对团体活动来设计活动

尽管工作期的团体动力是流畅的，凝聚力强，但领导者仍要敏锐地观察团体气氛与发展动态，必要时可弹性设计催化性活动，引发成员自我思考、彼此给予反馈，例如用"此时此刻"整理焦点问题，回顾过去经验，或利用音乐、绘画、舞蹈，使成员达到较深的自我觉察等。

5. 针对领导者专长来设计活动

团体进入工作期，成员开始有意义地探索个人的困扰，分担团体促进的责任。领导者可以多配合个人的专业背景、训练导向、经验技术与个人专长来设计活动带领团体。因为当领导者组织个人擅长或熟悉的活动时，最能运用自如并发挥其作用。

(四)团体结束阶段的设计重点

团体发展进入结束阶段，成员常常难免会有依依不舍、如释重负或问题悬而未决等感觉，因此领导者除了必须以身作则，保持开放自我、尊重支持、积极负责的态度，运用反应、反馈、评估、整合等技术外，在活动设计上应回到中层、表层自我表露，让成员有机会回顾团体经验，让成员彼此给予接受与反馈，让成员自我评估进步程度与团体的进行状况，处理离开团体的情绪与未完成事项，让成员互相祝福与激励。

团体结束后的一段时间，也可在方案设计中加入追踪辅导或聚会等活动，例如读书会、谈心会、郊游。领导者借此来评估团体成效，同时也可鼓励及督促成员继续成长。总之，团体辅导因成员特性、问题性质、目标功能等不同而形成丰富复杂的团体动力，每一个团体发展阶段的活动设计皆应有特殊的考虑。同时方案设计也必须与团体的整个目标功能紧密结合，相辅相成以发挥其效果。

六、每次团体活动的设计内容

团体心理辅导全过程可以分为四五个不同的发展阶段。而每一次团体聚会也可以分成开始、中间和结束 3 个部分。为此，每次团体聚会可以根据过程设计相应的活动。

(一)热身活动

热身活动是为团体开场打破僵局；促使成员进入团体，增强团体凝聚力；促进成员彼此互动，为主要活动做准备。如"微笑握手""成长三部曲""刮大风""松鼠与大树""无家可归""解开千千结""小时候的歌""天气报告"等。热身活动切忌过多过长，一般 15~20 分钟。热身不足，团体活动难以有效启动；热身过度会本末倒置，影响团体活动正常进行。

(二)主要活动

主要活动指团体的核心活动，是关系团体活动目标是否达成的关键。应按照团体内容目标而设计，因团体阶段不同、目标不同而不同。常用的活动类型有绘画、深入讨论、角色扮演等。

(三)结束活动

一般每次团体辅导结束前 5~10 分钟，领导者应对该次团体辅导进行总结，通过让成员分享心得与巩固所学，预告下次团体辅导的主题，并指定家庭作业使成员实践所学。

七、团体心理辅导方案设计应注意的问题

(一)避免为活动而活动

任何一种方案或一项活动，都只是团体辅导的工具或手段，而不是目的。应尽量避免活动过多，而不注重交流分享的问题。为了发挥活动的功能，领导者必须能适当地运用领导效能及发展团体动力，有时更需要外在条件的配合，例如环境设备、成员参与、行政支持等。

(二)避免照葫芦画瓢

有些团体领导者在设计方案时，照葫芦画瓢，参考或抄袭他人的团体辅导方案与活动，对于团体方案设计的概念及活动进行的操作方式并不清楚，且带领团体时缺乏弹性和灵活

性，以致团体发展过程中出现问题，成员权益受损，参与意愿不高。严谨的做法是事先找到同行组成一个团体，将所设计出的方案、不熟悉的团体活动，在团体中实际操作一遍，共同探讨实施过程中的经验感受、问题焦点。

(三)避免不适当的活动

团体发展需要循序渐进，由表及里，由浅入深。团体成员的心态也需要有一个适应和转变调整的过程。如果领导者对各类活动的应用范围和功能了解不足，常常会设计或安排不适当的活动，如开始阶段安排负向的活动等，常常会阻碍团体发展。

(四)避免活动衔接不当

团体辅导活动是一个不断发展的过程，团体中组织的各种活动不是孤立的、分离的，活动之间应该有内在的逻辑联系，配合团体目标，巧妙衔接，连贯流畅，一气呵成。如果活动衔接不当，会使成员产生一种跳跃、不确定的感觉，影响团体效能。例如，使用"赠送礼物"的练习前，如果有"乐趣分享"活动铺垫，成员之间的了解有一定基础，赠送的礼物就有针对性、个别化，能配合和满足不同成员的需要。

(五)接受督导与同行探讨

方案设计后应该先向有经验的领导者或督导者请教，认真思考究竟此团体辅导方案或活动带给成员何种感受；何种经验；何种认知收获；对个人及团体有哪些益处，针对上述问题仔细思考，或者能通过与同行探讨交流，激发思考，进而使设计的方案与活动得到确认和支持，为有效实施奠定基础。

八、非结构式团体心理辅导方案设计

一般结构式团体都有事先安排、设计好的活动，有预定的目标及学习情境，以有计划的学习主题贯穿于整个团体辅导过程，使成员循序渐进地学习。通过活动设计与安排，促进团体发展，达成团体目标。而对于非结构式团体而言，计划阶段不可能将团体过程与各单元内容事先进行详细的规划，但仍需进行团体辅导计划书设计，重点对团体目标、对象、领导者带领团体的原则、时间及应注意事项作出说明和阐述。

第二节 不同目的团体辅导方案设计举例

笔者在培训心理健康教育师资的过程中，带领学生设计过不少团体方案，有些方案已经付诸实施，取得良好的效果。下面通过几份团体方案计划书，说明团体方案的设计内容、团体活动的进行方式。

一、增强团体凝聚力方案设计

(一)团体性质与团体名称

团体性质：结构式、封闭式团体。

团体名称：增强团队凝聚力方案——Hand in Hand。

(二)团体目标

总目标：培养班级成员团体信任感与团体凝聚力，增强成员的合作意识。

团体具体目标：

(1) 促进成员间相互认识，凝聚团体的共识。

(2) 加深成员彼此间的了解，促进成员的互动。

(3) 培养团体的默契，增强成员的互信基础。

(4) 强调成员间互助合作的精神。

(5) 通过活动的特殊设计激发成员的思考力和创造力。

(三)团体领导者

熟悉团体心理辅导的基本理论，具有一定个案咨询和带领团体的经验。

(四)团体对象与规模

参加对象：初一新生班级全体成员。

团体成员人数：每个团体人员 8～10 人，预计 3～4 个团体。

(五)团体活动时间及频率

每周一次，分为 6 个单元，每单元时长 90 分钟左右。

(六)团体设计理论依据

1. 马斯洛需要层次理论

马斯洛需要层次理论强调每个人都渴望被他人接受、尊重和欣赏；团体可以满足人社交的需要、归属的需要和爱的需要。针对刚升入初中的新生而言，由于新环境带来的陌生感致使这种归属的需要、爱的需要更加强烈，成为亟待满足的需要。

2. 人际关系理论

人际关系理论表明，要信任他人必须学会先开放自己，接纳他人，袒露自己的情感、思想、情绪、感觉和意见，愿意和别人分享资源和观念；我们在相识和了解阶段的设计活动中很好地运用了这些原则，并且"分享"是贯穿于整个团体辅导设计的核心理念之一，它不仅是人际交往的基础，更是团体成员收获最大的保障之一。

3. 社会心理学关于群体的研究

社会心理学关于群体的研究证明，让成员从体验信任他人与被他人信任，可以发展深度信任并发展出真心的关爱他人以获得友谊和得到爱与归属需要的满足。

4. 约翰逊的信任模式论

约翰逊的信任模式论认为，信任他人是一种冒险的选择，之所以愿意去相信他人，是因为我们相信他人对我们是有利的。当环境要求我们相信陌生或者不熟悉的人时会引发内部的冲突机制。信任模式理论还认为，由成员表现出来的高度或低度接受、支持和合作意愿以及呈现出来高度或低度的开放和分享的态度,两个向度交互作用后,会形成下列 4 种信任模式(见表 7-1)。

表 7-1　信任模式

	高度接受和合作	低度接受和合作
高度开放和分享	信任别人也值得别人信任	信任别人但不值得别人信任
低度开放和分享	不信任别人但值得别人信任	不信任别人也不值得别人信任

(七)团体活动场所

封闭、空旷、安静的教室或操场。

(八)团体评估方法

学生自身感受对比和指导教师感受对比。

(九)团体方案

1. 团体过程规划

增强团体凝聚力方案过程规划见表 7-2。

表 7-2　增强团体凝聚力方案过程规划

次　序	活动主题	活动目标	活动内容及时间
第一单元	遇见你真好	1. 促成成员之间的相互认识与了解。 2. 让成员对自我进行反思。 3. 成员分享自己的感受。 4. 成员对他人的分享做有效的回馈	1. 刮大风(5 分钟)。 2. 拼图分组(15 分钟)。 3. 团队规范树(20 分钟)。 4. 团队命名仪式(20 分钟)。 5. 天使在人间(30 分钟)
第二单元	看见不一样的我们	1. 促进组员进一步熟悉和了解其他成员,营造一种良好的班级氛围。 2. 引发组内组员共同去思考并且解决问题。 3. 巩固和增强小组的信任感和亲密感,增强团队凝聚力	1. 天使在人间(续)(10 分钟)。 2. 蛟龙出海(50 分钟)。 3. 揉肩捶背(10 分钟)。 4. 同舟共济(20 分钟)
第三单元	团队力量大	1. 增进组员之间的了解,加深彼此之间的信任关系。 2. 培养团体合作精神。 3. 认识团体合作的价值。 4. 增强班级凝聚力。 5. 体验团体合作的重要性,学会团体合作	1. 天使在人间(续)(10 分钟)。 2. 坐地起身(30 分钟)。 3. 无敌风火轮(30 分钟)。 4. 齐心协力飞起来(20 分钟)

次　序	活动主题	活动目标	活动内容及时间
第四单元	配合协作强	1. 增进组员之间的了解,加深彼此之间的信任关系。 2. 培养团体合作精神。 3. 认识团体合作的价值。 4. 增强班级凝聚力。 5. 体验团体合作的重要性,学会团体合作	1. 松鼠大树(10分钟)。 2. 珠行万里(30分钟)。 3. 盲人方阵(50分钟)
第五单元	无条件相信你	1. 加深组员之间的信任关系,体验信任别人与被别人信任的快乐。 2. 在活动中让组员学会承担责任,学会保护其他成员的安全与利益	1. 盲行(60分钟)。 2. 信任背摔(30分钟)
第六单元	未来会更好	1. 协助团体成员自己分享参加团体的心得与感受。 2. 评估团体辅导的效果。 3. 团体成员之间相互反馈和祝福,表达对班级的期望和祝福。 4. 在温馨的气氛中安全友好地结束团体	1. 戴高帽(20分钟)。 2. 天使在人间(续)(30分钟)。 3. 爱在指尖流动(40分钟)

2. 单元执行计划

第一单元　遇见你真好

1) 刮大风

目的:活跃气氛——躯体的放松会带来心理的放松。

准备:有一定空间、能活动开的教室。

操作:先要求大家站起来,围成一个大圈,看一下自己和谁站到了一起。为什么? (大家喜欢和自己比较熟悉的人在一起)然后让大家注意听指令,听到和自己的特征相符的一定要改变自己原来的位置,动起来。找到新的位置。注意听:大风刮呀刮,戴眼镜的动起来! 大风刮呀刮,女同学动起来! 大风刮呀刮,1.70 米以上的动起来! 大风刮呀刮,来自北方的动起来!

现在再要求同学们看一下发生了怎样的变化,你两边是谁?

2) 拼图分组

目的:进行分组,便于未来活动的展开。

操作:指导教师事先准备好图片(打算分几组就打印几张图片),并将图片分成与组内人数相等的份数。随机将拼图分给同学们,要求同学们在固定时间内拼成一幅图片。一幅图片即为一组。

3) 团队规范树

目的:建立团队,制定规则,明确个人在团体中的定位。

操作：要在团体中探索自我，就要在一定程度上开放自己，这是一件非常不容易的事情。因此，我们需要花时间讨论一下，怎样才能保证未来的活动取得成效。换句话说，我们做到哪些，才能达到预期的目的。

现在我们按刚才分组情况，大家讨论一下，并且在纸上写出你们组的意见。

(10 分钟，然后将纸贴出或请代表在黑板上写下小组讨论的结果。)

请每个小组派一人来讲。

听了同学们的讨论结果，我做了一下归纳，每一条如果你同意的话，就用手在自己的大腿上做一个盖章的动作(示范)。

守时、尽可能地开放自己，尊重他人、关注、倾听、不评价指责、保密，等等。

4) 团队命名仪式

目的：建立团体归属感，体会沟通技巧。

操作：请小组成员按照头脑风暴的方式给出符合小组特点独具创意的组名，表决通过。以团体的名义向全体参训人员展示小组风采，秀出组名和组员。

5) 天使在人间

目的：通过活动，引导成员(天使)学会关注他人，学会欣赏、赞扬、祝福他人；同时，学会关注别人的困难或困惑，鼓励他人。

操作：要求参与者每人完成一张个人名片的设计，要求名片上必须印有自画头像和姓名及个性特点，面临的最大困难等信息。

完成设计后将名片混合在一起，组内成员进行抽签，每人拿到一张别人的名片，说明从现在开始每个参与者将变成天使，需要默默关心祝福和帮助、鼓励你手上捧着的人。在以后的每次团体活动中，天使事先要给被保护者写一张祝福卡，卡上内容包括你发现被保护者的优点、你对他的鼓励、你的祝福等信息。组内成员都交给指导教师，指导教师收齐后再发给每个被保护者。

要求在没有解密之前不允许告知对方或者被对方发现暴露身份。最后一次活动要猜谁是自己的天使并分享感受。每人有两次猜测机会，猜错者要表演节目。

紧接着的两次团体活动，被保护者要在组内读天使写的祝福卡(目的是让没有什么可写的人受到启发，下次能够写出真实的内容)。

第二单元 看见不一样的我们

1) 天使在人间(续)

目的：通过活动，引导成员(天使)学会关注他人，学会欣赏、赞扬、祝福他人；同时，学会关注别人的困难或困惑，鼓励他人。

操作：天使事先要给被保护者写一张祝福卡，卡上内容包括你发现被保护者的优点、你对他的鼓励、你的祝福等信息。组内成员都交给指导教师，指导教师收齐后再发给每个被保护者。被保护者要在组内读天使写的祝福卡。

2) 蛟龙出海

目的：增强团队凝聚力。

操作：小组成员站成一排，每两个人之间用绳子将膝盖位置绑紧，连成一排。可以练习几分钟。设立起点和终点，要求小组往返一个来回，计算时间，几个小组之间可以比赛。活动结束后分享感受。

3）　揉肩捶背

目的：放松、活跃气氛。

操作：成员站成几行，后面的同学为前面的同学敲打和按摩肩背，被按摩的人可以要求轻一点或重一点。一分钟后，统一向左转，揉肩捶背一分钟；向左转……向左转……以此类推，直到大家都做了一遍为止。然后分享感受。

4）　同舟共济

目的：团体克服困难，达成目的，增进团队凝聚力。

准备：每组一张大报纸(或其他替代物)，可视为大海中的一条船，每组 8 人。

操作：练习开始时，指导者要求将图纸铺在地上，代表汪洋大海中的一条船，现在需要团体成员 8 人同时站在船上，一个也不能少，必须同生死共命运。然后让成员们想方设法，使团体成员同时登上船，行动之前团体可以充分讨论，拿出最佳方案。常常会出现成员同心协力，集思广益，人拉人、人背人、叠罗汉等各种方法，体现团体的合作精神。当成功地完成任务后，领导者可以要求将面积减半，继续实验。完成后可以继续将面积再减半，随着难度增加，成员也会越来越努力，团队的凝聚力空前提高。练习的过程中成员会忽略性别、年龄等因素，全组一条心，练习的结果常常出乎成员们的意料，成员创造性得到发挥，也让成员充分体会到团队合作的力量。

活动结束要求成员分享感受。

第三单元　团队力量大

1）　天使在人间(续)

目的：通过活动，引导成员(天使)学会关注他人，学会欣赏、赞扬、祝福他人；同时，学会关注别人的困难或困惑，鼓励他人。

操作：天使事先要给被保护者写一张祝福卡，卡上内容包括你发现被保护者的优点、你对他的鼓励、你的祝福等信息。组内成员都交给指导教师，指导教师收齐后再发给每个被保护者。被保护者要在组内读天使写的祝福卡。

2）　坐地起身

目的：增进组员之间的友谊，让其明白合作的重要性。

操作：先从小组中选出 4 名成员，围成一圈，背对背坐在地上。

在不用手撑地的情况下站起来，随后依次增加人数，每次增加两个，直至小组成员都围成一圈。

活动结束后分享感受。

在此过程中，指导教师要引导同学们坚持，坚持，再坚持，因为成功往往就是坚持一下。

3）　无敌风火轮

目的：团体克服困难，达成目的，增强团队凝聚力。

准备：报纸、胶带、空旷的场地。

操作：在规定时间内，小组成员利用有限的报纸和胶带制作一个可以容纳全体成员的封闭式大圆环，将圆环立起来，全组成员站到圆环上边走边滚动大圆环。时间结束后，各组之间将进行比赛。活动结束后分享感受。

4）齐心协力飞起来

目的：团队精神表现，拉近小组成员之间的心理距离。

操作：每组 10 人分成两队，其中一队要让另一队全身离地，还要绕场 3 周，而且要求下面的同学要连在一起，齐心协力飞起来，要求各组能够转起来。各组成功之后比一比，看哪个小组有创新。活动结束后分享感受。

背、抬、提、踩，可以鼓励学生想出更多的办法，椅子等道具也可以派上用场，每一次成功，都应报以热烈的掌声。

第四单元　配合协作强

1）松鼠大树

目的：活跃气氛，让学生迅速熟悉起来。

操作：事先分组，3 人一组。两人扮大树，面对对方，伸出双手搭成一个圆圈：一人扮松鼠，并站在圆圈中间；教师或其他没成对的学生担任临时人员。

教师喊"松鼠"，大树不动，扮演"松鼠"的人就必须离开原来的大树，重新选择其他大树；教师或临时人员就临时扮演松鼠并插到大树当中，落单的人应表演节目。

教师喊"大树"，松鼠不动，扮演"大树"的人就必须离开原先的同伴重新组合成一对大树，并圈住松鼠，教师或临时人员就应临时扮演大树，落单的人应表演节目。

教师喊"地震"，扮演大树和松鼠的人全部打散并重新组合，扮演大树的人也可扮演松鼠，松鼠也可扮演大树，教师或其他没成对的人也插入队伍当中，落单的人表演节目。

注意：要让大家都参与进来，控制学生注意力，注意安全，防止碰撞受伤。

2）珠行万里

目的：增强成员之间的配合和信任。

准备：乒乓球、球槽。

操作：整个团队的每个成员手拿一根半圆形的球槽，将球连续传动(滚动)到下一个队员的球槽中，并迅速地排到队伍的末端，继续传送前方队员传来的球，直到球安全地到达指定的目的地为止。若传送过程中球落地了，将重新开始。活动结束后分享感受。

3）盲人方阵

目的：增强成员之间的配合和信任。

准备：长绳一根，眼罩。

操作：所有队员被蒙上眼睛，在 40 分钟内，将一根绳子拉成一个最大的正方形，并且所有队员都要均分在 4 条边上。各组计时，用时最少的小组胜利。活动结束后分享感受。

这个项目可以教会所有学员如何在信息不充分的条件下寻找出路，大家耗用时间最长、最混乱、所有人最焦虑的时候是在领导人选出、方案确定之前，当领导人产生、有序的组织开始运转的时候，大家虽然未有胜算，但心底已坦然了许多。而行动方案得到大家的认同并推进，可使学员们在同心协力中品尝胜利的喜悦。

第五单元　无条件相信你

1）盲行

目的：通过助人与受助的体验，增强对他人的信任与接纳；也学会通过身体语言理解他人。

准备：指导者事先要选择好盲行路线，最好道路不是坦途，有阻碍，如上楼、下坡、拐弯，室内室外结合。每人准备蒙眼睛用的眼罩。

操作：大家围成一圈，然后一二一二报数。

报"一"的人站到圈子中间，把眼睛蒙住当盲人，眼睛蒙好后，就地转 3 圈。

报"二"的人当拐杖，当拐杖的人去认领一位盲人，最好是不熟悉的，带着他沿着指导者选定的路线走。整个旅途不许说话，只能用手势动作帮助"盲人"体验各种感觉。

第一条路线结束后，互换角色，盲人做拐杖，拐杖做盲人，再沿着第二条路线走一遍。

活动结束后全组成员坐下来分享：当"盲人"的感觉，做拐杖的感觉，盲人对拐杖的帮助是否满意？拐杖是如何通过身体语言帮助盲人的？你对自己或他人有什么新发现？(可以找几个人做观察者，观察盲人和拐杖的情况，同时负责安全和衔接。)

2) 信任背摔

目的：体会团队信任，进行自我突破。

操作：防护措施：上边的人双脚并拢，两手抱臂轻轻贴在胸口，内心宁静放松，保持身体笔直倒下。垫子四角最好安排人做防护，随时准备去接。

注意事项：如果站在桌子上，要保持桌子的平稳，两边的人可以帮助扶好。不要有性别歧视，认为女生一定就好接。

消除紧张：一定要让上边的人大声喊："准备好了吗？"下边的人大声回答："准备好了。"声音要响亮、整齐，给背摔者信任感，并且能够注意力集中，齐心协力地完成接人任务。活动结束后分享感受。

总结：这项活动有一定危险性，最好在有安全保护垫子的情况下进行，对某些成员来说很难，尽量用说服及鼓励的方法去鼓励他，使他对自己的队员们产生信任，从而跨越心理障碍，完成任务，但千万不要勉强，这一活动的难点在于要让高台上的人克服心理障碍，完全对身边的人信任放心，将自己完全交付给同伴。如果后倒者不充分信任他的同伴，或心有畏惧，落下时会下意识地将身体缩成一团，因此就会因为受力不均匀而失败。

第六单元　未来会更好

1) 戴高帽

目的：学习发现别人的优点并欣赏，促进相互肯定与接纳。

操作：小组成员围圈坐。请一位成员坐或站在团体中央，其他人轮流说出他的优点及被欣赏之处(如性格、相貌、处世)，然后被称赞的成员说出哪些优点是自己以前察觉的，哪些是不知道的。每个成员到中央戴一次高帽。

规则是必须说优点，态度真诚，努力去发现他人的长处，不能毫无根据地吹捧，这样反而会伤害别人。参加者要注意体验被人称赞时的感受如何？怎样用心去发现他人的长处？

2) 天使在人间(续)

目的：通过活动，引导成员(天使)学会关注他人，学会欣赏、赞扬、祝福他人；同时，学会关注别人的困难或困惑，鼓励他人。

操作：天使事先要给被保护者写一张祝福卡，卡上内容包括你发现被保护者的优点、你对他的鼓励、你的祝福等信息。组内成员都交给指导教师，指导教师收齐后再发给每个被保护者。被保护者要在组内读天使写的祝福卡。

最后一次活动要猜谁是自己的天使并分享感受。每人有两次猜测机会，猜错者要表演节目。

3) 爱在指尖流动

目的：让团体成员在和谐温馨的氛围中结束团体辅导，尽量避免不舍和伤心的情绪。

操作：将团体成员分成相等的两组，一组成员围成一个内圈，再让另一组成员站内圈同学的身后，围成一个外圈，内圈成员背向圆心，外圈同学面向圆心，即内外圈的成员两两相视而站，成员在领导者口令的指挥下，做出相应的动作。

当领导者发出"手势"的口令时，每个成员向对方伸出1～4个手指：伸出1个手指表示"我现在还不想了解你"；伸出两个手指表示"我愿意初步了解你，并和你做个点头之交的朋友"；伸出3个手指表示"我很高兴认识你，并想对你有进一步的了解，和你做个普通朋友"；伸出4个手指表示"我很喜欢你，很想和你做好朋友，与你一起分享快乐和痛苦"。

当领导者发出"动作"的口令，成员就按下列规则做出相应的动作：如果两人伸出的手指不一样，则站着不动，什么动作都不需要做；如果两个人都是伸出1个手指，那么各自把脸转向自己的右边并重重地跺一下脚；如果两个人都是伸出两个手指，那么微笑着向对方点点头；如果两个人都是伸出3个手指，那么主动热情地握住对方的双手；如果两个人都伸出4个手指，则热情地拥抱对方。每做完一组，外圈的成员就分别向右跨一步，和下一个成员相视而站，跟随领导者的口令做出相应的手势和动作。以此类推，直到外圈的同学和内圈的每位同学都完成了一组"手势、动作"为止。

游戏开始播放《相亲相爱一家人》作为背景音乐(一开始音乐比较小声，当大家熟悉了游戏规则并待到气氛高涨时，可以把音乐放得很大声)。

活动进行得差不多了(视具体情况而定)，领导者可以把音乐调低，作总结，让大家在愉悦温馨的气氛中结束。

二、人际交往团体方案设计

(一)团体性质与团体名称

团体性质：结构式、封闭式团体。

团体名称：人际关系训练营。

(二)团体目标

总体目标：增强团体成员的人际沟通能力，改善交流方式，提高人际交往技能，懂得应该如何与他人相处得更好。

具体目标：

(1) 增进团体成员的了解，建立团体规范。

(2) 通过团体活动、沟通、交流、分享，促进自我了解，正确地看待自己。

(3) 学习沟通技巧，从中得到启发和感悟。

(4) 团体成员共同分享，达成共识，学会人际关系的处理，改善人际关系。

(三)团体领导者

熟悉团体心理辅导的基本理论，具有一定个案咨询和带领团体的经验。

(四)团体对象与规模

参加对象：在校初中生。

团体成员人数：32 人。

(五)团体活动时间及频率

团体活动共分为 8 个单元，每单元一次会面。建议每周一次，每次 60 分钟。

(六)团体设计理论依据

1. 人际需求理论

美国心理学家威廉·舒茨(William Schutz)的人际需求理论包括感情需求、包容需求、支配需求。

感情需求：感情需求是指个体爱别人或被人爱的需要，是个体在人际交往中建立并维持与他人亲密的情感联系的需要。感情需求贯穿于人的一生，但其强度依年龄阶段而异，有的阶段强些，有的阶段弱些。一般来说，婴幼儿期、青春期和老年期的感情需求比较强烈。

包容需求：包容需求是指个体希望与人接触、交往、隶属于某个群体，与他人建立并维持一种满意的关系的需要。包容需求是人际关系中最基本的需求，存在于个体的任何一个年龄阶段、任何一种职业中。

支配需求：支配需求是指个体控制别人或被别人控制的需求，是个体在权力关系上与他人建立或维持满意人际关系的需求。实际上，并非只有位高权重的人才有支配需求，社会上每一个成员都具有这种需求，无论是儿童游戏、家庭生活，还是经济政治活动。

2. 社会交换理论

在社会交换理论看来，人际交往就是一个社会交换的过程，人与人之间所有的活动都是交换，是一种准经济交易：当个体与他人交往时，希望获取一定的利益作为回报，同时也准备给予他人某种东西。只是在这里，社会交换的东西非常广泛，可以是物质的，也可以是精神方面的，或是社会性的，包括信息、地位、感情、学识等。在社会交换的过程中，每个人都在评估自己的投入与回报，当自己的投入与回报是相等的，就会认为这是一种公平的社会关系，从而将交换继续下去，人际关系也得以维持下去；反之，人际关系就会失衡。

3. 自我表露理论

自我表露就是我们常说的"敞开心扉"，即把有关自我的信息、自己内心的思想和情感暴露给对方，良好的人际关系就是在双方自己表露逐步增加的过程中建立起来的。在以寝室为单位的团体辅导中，自我表露可以加深他人对你的了解，了解彼此的不同点和相似点，增强自我的觉察能力，帮助个体认识到，他所面临的问题并不具备"独特性"和"唯一性"，减轻个人内心交往的压力。

(七)团体活动场所

封闭、空旷、安静的教室或操场。

(八)团体评估方法

中学生人际关系行为困扰诊断量表。

(九)团体方案

1. 团体过程规划

人际交往团体方案过程规划见表7-3。

表7-3 人际交往团体方案过程规划

次 序	活动主题	活动目标	活动内容	时 间
第一单元	相逢是缘	1.团体成员之间建立初步认识关系; 2.增强团体凝聚力; 3.阐明团体契约	1.轻柔体操; 2.拼图分组+滚雪球; 3.同舟共济; 4.我们的成长树	5分钟 15分钟 20分钟 20分钟
第二单元	人际关系初探	1.增加团体成员的熟悉感; 2.引导成员了解受人喜欢的角色特质、了解自身的人际支持系统	1.不落地气球; 2.大风吹; 3.谁最受欢迎; 4.人际直升机	5分钟 15分钟 20分钟 20分钟
第三单元	听——学会倾听	引导成员了解倾听在沟通中的重要性	1.抓乌龟; 2.最佳配图; 3.超级访问; 4.做好的倾听者	5分钟 15分钟 25分钟 15分钟
第四单元	好好说话——言语沟通	1.引导成员认识以自我为中心的沟通方式的缺点; 2.了解表达的多样性	1.雨中变奏曲; 2.七巧板; 3.你的回复	5分钟 25分钟 30分钟
第五单元	非言语沟通的艺术	1.增强团体凝聚力; 2.引导成员认识非言语在沟通中的重要性	1.身体认字; 2.多元排队; 3.风雨同行	10分钟 20分钟 30分钟
第六单元	单双向沟通	1.引导成员了解单双向沟通; 2.学会换位思考; 3.建立良好的沟通方式	1.一圈到底; 2.我比画你猜; 3.盲人地雷阵	5分钟 25分钟 30分钟
第七单元	锦囊妙计	1.引导成员讨论目前人际交往过程中出现的问题; 2.提高成员解决问题的能力	1.成长的烦恼; 2.心有千千结; 3.我的小心结; 4.看我三十六计	5分钟 20分钟 (3+4) 35分钟
第八单元	明天会更好	引导成员分享本次团体的收获	1.按摩操; 2.戴高帽; 3.收获园; 4.写给自己的一封信	5分钟 15分钟 15分钟 25分钟

2. 单元执行计划

第一单元　相逢是缘

1)　轻柔体操

全体成员站立，由领导者带头给大家示范一个放松动作，成员们跟着一起做 3 遍。再由其他成员依次给大家示范一个动作，所有成员跟着一起做。

2)　拼图分组+滚雪球

取 X 张有一定厚度的图片(最好大一点的)，每张剪成不规则的 8 块，将 X 块图片进行混合。每位成员发一块，让他们在最短的时间内找到能够与他们组成一幅完整图片的其他人。在找到后，8 个人将图片拼好，放在地上，然后手拉手举过头顶，并告诉指导者。

由小组成员中的一名开始向大家介绍自己的姓名、班级、爱好和性格特征；按顺时针方向轮流介绍，但介绍者一定要重复说出之前所有作了自我介绍的成员们的信息。最后一个人向其他小组介绍小组成员。

3)　同舟共济

在规定时间内每个小组成员所有人的脚都站到一张报纸上，不能出界。看哪一组坚持的时间最长。

然后再把报纸对折，每个小组成员所有人的脚再次站到这张对折的报纸上，不能出界。看哪一组坚持的时间最长。

4)　我们的成长树

每个小组发一张海报纸，一盒彩笔，每组发一张团体契约样纸。

邀请每组在自己的海报上画一棵具有本组特色的成长树并为它命名。

各组讨论团体契约(见图 7-1)，并在全体认同事项的后面打钩。每人选择一种颜色笔将小组认同的团体规则写在成长树旁，并签上自己的名字。

```
契约样纸

我愿意每次准时参加团体活动

我愿意认真投入活动

我如果有紧急的事会告诉带领者

我保证不会将团体中的事情告诉团体以外的人

我愿意在他(她)有困难的时候帮助他(她)

我愿意在团体中认真听别人说话

我愿意和大家分享我的看法

我愿意尊重每一个人，不对团体成员做言语或人身攻击

我愿意遵守这些规定
```

图 7-1　团体契约

第二单元　人际关系初探

1)　不落地气球

气球也想来跳舞，让我们带它一起来跳舞吧！(用身体的任何部位顶气球，2 分钟内让气球在空中跳舞不掉下来)第二遍提出要求：音乐停止，让气球停在你的身体部位休息不掉

下来，不能用手帮忙，保持时间最长的组即为胜利。

2) 大风吹

全体同学带上椅子围坐成圈，操场上也可按照地上的石板方格来固定各人的位置。有一个学生没有位置，即为第一个主持人，随机产生。

请主持人站在中央，开始说："大风吹。"大家问："吹什么风？"主持人要说出两个同学以上具备的共同特征，比如主持人说："吹所有穿校服的人。"那么所有穿校服的同学必须离开自己原来所在的位置，走到别人空出来的位置上去，主持人说完后也要第一时间走到空位上去。不具备条件的同学站在原位，找不到位置的同学就到中间做主持人。

3) 谁最受欢迎

小组讨论分享：我喜欢和什么样的人做朋友？

什么样的人对我有吸引力？

因为什么而不喜欢某人？(具体到事件)

每组派代表到大团体中展示和说明。

填写人：　　　　日期：

我具备哪些受欢迎的特质

亲切(　　)　　　关心他人(　　)　　细心(　　)　　　其他1(　　)

幽默(　　)　　　值得信任(　　)　　大方(　　)　　　其他2(　　)

爱帮助他人(　　)　负责任(　　)　　会听人倾诉(　　)

自立的(　　)　　乐观的(　　)　　善良的(　　)　　其他3(　　)

做事认真的(　　)　爱干净(　　)　　心宽的(　　)　　其他4(　　)

待人真诚(　　)　　有耐心(　　)　　守信用(　　)　　其他5(　　)

帮人保密(　　)　　乐于分享(　　)

4) 人际直升机

小组内分享自己的人际图(见图 7-2)，可以不说姓名，将每一个人都赋予一种动物、植物、物品等。在我心中，他就像……

为什么他们对你来说最重要呢？影响最大呢？

你们现在关系如何？想要和他们关系更密切应该怎么做呢？

如何建立新的关系呢？

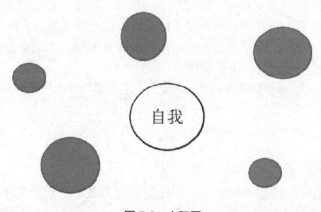

图 7-2　人际图

第三单元　学会倾听

1）抓乌龟

所有成员围成一个大圈，每个人伸出左手和右手，左手掌心向上，用自己的左手顶住左边成员的右食指，伸出自己的右食指，顶在右边成员的左手中，然后听故事，当听到故事中出现"乌龟"时，你的右食指应尽快逃脱右边成员的左手，而与此同时尽量用你的左手去抓左边成员的右食指。故事如下所述。

森林里住着乌鸦、乌贼、乌龟和巫婆，在一个乌云密布的日子，乌鸦来找乌贼一起去乌龟家玩，到了乌龟家，看见巫婆和乌龟在吵架。乌鸦问：你们为什么吵架？巫婆说：它无理取闹。乌龟说：巫婆说我跑得慢。最后在乌鸦和乌贼的劝解下，乌龟和巫婆又和好了。之后，乌鸦、乌龟、巫婆和乌贼一起在乌龟家开心地吃晚饭。

2）最佳配图

印发"最佳配图"，每人一张。10 幅图，两行，上下两两相对，请学生根据自己的理解，在两分钟内把 10 个图案作两两配对。小组交流"最佳配图"，说出各自的理由。

3）超级访问

抽签决定采访者和被采访者，一个记者采访两个或者三个人。

记者的任务卡是对方最近一周最开心的事情是什么？最不高兴的事情是什么？被采访的两个人一个任务卡是被采访时表现出不理不睬的表情或行为；一个任务卡是积极分享你的故事。

4）做好的倾听者

小组讨论，分享，如何做好的倾听者。

第四单元　好好说话——言语沟通

1）雨点变奏曲

让这个教室里，一起来下一场雨。闭上眼睛，想象一下，我们等一下发出的声音和下雨会不会有许多相似的地方，示范并让大家一起跟着做。

食指互相敲击——小雨

食指敲击桌面——中雨

两手轮拍大腿——大雨

大力鼓掌——暴雨

全体一起练习。

教师说："现在开始下小雨，小雨变成中雨，中雨变成大雨，大雨变成暴雨，暴雨变成大雨，大雨变成中雨，又逐渐变成小雨……最后雨过天晴。"随着不断变化的手势，让学生发出的声音不断变化，场面会非常热烈。

现在大家都学会了，希望借助各位的天才之手，演奏出世界上最美妙动听的天籁之音——《雨点变奏曲》。

我来读一篇优美的散文，大家根据文章的情景配合做相应的动作。持续不要停止，好不好？

请大家闭上眼睛，开始听——

春天是一个多雨的季节，稍不留神，淅淅沥沥的小雨就吻上了你的脸，轻轻地，柔柔地，滋润着久违的心田。如果你没带伞，那雨就一定会越下越大，渐渐地，东边传来了噼噼啪啪的雨点敲击地面和窗户的声音,雨云向西移动,西边的云朵也被感染了,派雨点给大地送去大声的问候。大地激烈地附和着,水塘里,泥地上,到处都是雨的痕迹。大雨越来越有激情,更猛烈地倾泻一冬的思念。尘埃尽洗,铅华尽逝,一切都显得如此的清新和充沛。渐渐地,雨点小了,噼噼啪啪,越来越慢,再过一会儿,又恢复了最初孩儿手般的抚触,滴滴答答,轻抚你的脸庞。雨过天晴,彩虹挂在天空,一切都是那么清新自然。最后,让我们以暴风骤雨的掌声预祝大家有丰硕的收获(游戏结束)。

2) 七巧板

发放七巧板,可按颜色、形状分;也可打乱分,每组 5 块。按顺序发任务书、图样(不要发错)。在规定时间(25 分钟)内,每组队员按照任务书的要求完成任务。座椅位置是固定的,不可以移动;身体不可以离开所在的椅子;器械不可以在空中抛接,只能手递手传递。

3) 你的回复

聊天止于"呵呵",为什么"呵呵"聊天继续不下去?我会描述不同的对话,写下你的回复。

你的好友邀你周末去看某部电影,但是你周末不想出门,你怎么回绝他呢?

出游的时候,你的对象和你说:这棵树真好看。你没觉得好看,你怎么接话呢?

你朋友微信同你说,最近加班累死了。你会怎么回复呢?

分享不同答案,体会不同答案给对方的感受。

第五单元 非言语沟通的艺术

1) 身体认字

带领者给每组一个字,小组成员需要用身体摆出来,并让其他小组认出这个字。

2) 多元排队

带领者让大家根据某一特征要求调整自己的位置,排队站好。在调整过程中,不允许用语言交流。

首先请大家按个子高矮排队,高个子排在主持人左边,按顺时针方向从高到矮依次排列。第二次请大家按出生月、日的顺序排队,1 月 1 日出生的排在主持人左边,按顺时针方向从月、日的小至大依次排列。第三次请大家按体重排队,重量大的排在主持人的左边,按顺时针方向由重至轻依次排列。

每次排完后,都通过说出自己的身高或出生月日或体重数字检查是否有人排错了队,排错者需说明理由,大家一起帮助澄清。

3) 风雨同行

按 8 人一组分组,在 8 人中规定有 3 个"盲人"、两个"无脚人"、两个"无手人"、1 个"哑巴"。在角色分配完成后,按要求"盲人"戴上眼罩、"哑巴"戴上口罩、"无脚人"捆绑双脚、"无手人"捆绑双手。带领者把他们带到比赛起点,让小组成员把所有物品(提前准备各种物品)搬运到终点,以用时最少的组为胜。

第六单元 单双向沟通

1) 一圈到底

所有学员手拉手围成一圈,用呼啦圈穿过所有人的身体回到原位。在活动过程中,不能以语言为沟通工具,只能依靠肢体语言和眼神进行沟通,相互拉着的手不能放开,也不能用手指去勾呼啦圈。计时,看最快用了多少时间完成。

2) 我比画你猜

各小组选出 3 人，带领者给出一个词，这 3 人商议如何不用言语，只用身体表演，让队友猜出词语，用时少者胜。进行两轮。

3) 盲人地雷阵

挑战时，每一组中一人蒙眼，在队友的提示下穿越这个雷区，如果成功穿越则可以获得礼品，如果"触雷"则根据不同的"地雷"接受不同的惩罚(惩罚自定)。

第七单元　锦囊妙计

1) 成长的烦恼

以小组为单位组织活动，活动中每个人都蹲下当鸡蛋，两个人一组猜拳，输了的人继续找鸡蛋猜拳，获胜的人半蹲成为小鸡，与其他成长成小鸡的人猜拳。输了的人要降级为鸡蛋，继续成长，获胜的人才能成长成大鸡。

2) 心有千千结

两个小组合作，让每组成员手拉手围站成一个圆圈，记住自己左右手各相握的人。在节奏感较强的背景音乐声中，大家放开手，随意走动，音乐一停，脚步即停，找到原来左右手相握的人分别握住。小组中所有参与者的手都彼此相握，形成了一个错综复杂的"手链"。在节奏舒缓的背景音乐中，主持人要求大家在手不松开的情况下，无论用什么方法，将交错的"手链"解成一个大圆圈。第二轮所有成员合并，形成一个大圈，按第一轮的操作重复进行一次。

3) 我的小心结

分析你在人际交往过程中的困惑和问题(具体化)。

4) 看我三十六计

根据之前提出的问题，选择 3 个，想想解决办法。小组成员把办法记录在纸上，和大家分享。

第八单元　明天会更好

1) 按摩操

各位亲爱的伙伴们，让我们一起随着音乐的节拍，扭动我们的身体！在今天培训开始前，先彻底地享受一下！我们一起来做一次按摩操。请伸出你的双手，请把双手放在你前面一位伙伴的肩膀上，一起扭动我们的身体。

摸摸你的头啊，今年你最牛啊；摸摸你的头啊，工作要加油啊；

揉揉你的肩啊，工作要领先啊；揉揉你的肩啊，业务要熟练啊；

拍拍你的背啊，拓展不会累啊；拍拍你的背啊，烦恼全都没啊；

揉揉你的腰啊，计划按时交啊；揉揉你的腰啊，永远不会老啊。

2) 戴高帽

请一人坐在中间，戴上高帽，其他人轮流说出他的优点及令人欣赏之处(如性格、相貌、处世、特长等)，尽量说，必须说优点，但不能是毫无根据的。

每名同学 5 分钟，依次进行。

3) 收获园

分享 8 期团训的体验与收获。

4) 写给自己的一封信

写下自己的感受与收获，写下想对以前的自己或者未来的自己想说的话。

三、时间管理团体方案设计

(一)团体性质与团体名称

团体性质：结构式、封闭式团体。

团体名称：我的时间我掌控。

(二)团体目标

通过游戏娱乐的形式，让大家在一种轻松愉悦的氛围中了解时间的重要性，在游戏中学习掌握对时间合理安排的方法，在讨论交流中积累经验，营造一种良好的学习生活氛围。

(三)团体领导者

熟悉团体心理辅导的基本理论，具有一定个案咨询和带领团体的经验。

(四)团体对象与规模

参加对象：大学生。

团体成员人数：30～40 人。

(五)团体活动时间及频率

每周一次，分为 5 个单元，每单元时长 45 分钟左右。

(六)团体设计理论依据

1. 时间心理学背景

时间心理学(psychology of time)最早出现在 20 世纪 60 年代，最初的研究对象是个体对时间的认知、意识和经验等，时间管理并没有被纳入时间心理学的研究范畴。格林(Glynn)和布里顿(Britton)是较早地采用心理学视角研究时间管理的学者。1989 年，格林和布里顿从大脑信息加工的视角分析人的时间管理行为，并提出了宏观、中观和微观的 3 级时间管理理论模型。此后，时间管理心理学的相关研究逐步发展起来。我国心理学者黄希庭、张志杰指出，时间管理行为使个体显现出其在支配时间上的人格特征，并把这种人格特征命名为"时间管理倾向"。黄希庭、张志杰认为，时间管理倾向具有稳定性、差异性和可测性。此后，我国心理学界出现的一系列关于时间管理倾向的研究，多数都基于黄希庭、张志杰提出的理论模型和研究结果。

2. 国外时间心理学理论

布里顿和格林基于信息加工理论，从认知心理学的角度出发分析时间管理的问题，认为时间管理属于心理管理的一部分，人的时间管理行为与计算机的信息系统操作原理类似，时间管理的过程是个体在元认知系统的支配下合理利用时间资源，达成目标。布里顿和格林由此提出了初代时间管理结构模型，把时间管理分为宏观、中观和微观 3 个层次。宏观层次包括确定总目标与子目标，并排列子目标的优先级；中观层次则是根据总目标和子目标来确定总任务和子任务，并排列优先级；微观层次即合理地安排和执行具体的任务。简单来讲，就是确定目标与相应的任务，合理分配并按照计划执行。布里顿和苔丝依据布里顿和格林的时间管理模型编制了时间管理量表以测量个体的时间管理行为习惯。该量表有3个维度，即时间态度、短期计划和长期计划。

麦凯在布里顿和格林的时间管理结构模型的基础上加入了新的因素：个体对时间管理的感知，并由此提出了新的时间管理结构模型：选择目标、任务排序、时间管理机制和时间控制感。由此，麦凯编制了时间管理行为量表(Time Management Behavior Scale，TMB)，用于测量个体的时间管理行为倾向和能否感知到自身对时间的控制情况。量表共76个项目，与麦凯的时间管理结构理论相对应，分为4个维度，即目标排序、机制安排、时间掌控和混乱倾向。

3. 国内时间心理学理论

黄希庭等人研究认为，时间管理倾向(time management disposition)首先属于一种人格类型特征，即个人在操纵时间的方法上反映出心理、行为的特性，其包含时间价值感、时间监控观、时间效能感。此倾向反映了人们对于时间价值观的不同感受，对于推动个体向预设目标努力和奋进有很多积极作用。

(七)团体活动场所

封闭、空旷、安静的教室或操场。

(八)团体评估方法

时间管理行为量表。

(九)团体方案

1. 团体过程规划

时间管理团体方案过程规划见表7-4。

表7-4　时间管理团体方案过程规划

次　序	活动主题	活动目标	活动内容及时间
第一单元	走进时间的世界	1. 了解团体的目标和规则； 2. 激发学生参与活动的积极性； 3. 加深同伴之间的了解，增强团体的安全感	1. 热身活动：我的团队名片(10分钟)； 2. 七彩人生/时间刻度尺(15分钟)； 3. 时间馅饼(15分钟)； 4. 小结(5分钟)
第二单元	时间由我来规划	1. 让成员在快乐积极的气氛中，讨论及分享如何去管理自己的时间； 2. 学会合理规划时间的方法和时间的分配	1. 热身活动：争分夺秒(5分钟)； 2. 时间管理大集市(15分钟)； 3. 时间四象限(20分钟)； 4. 小结(5分钟)

次　序	活动主题	活动目标	活动内容及时间
第三单元	我珍惜我所拥有的	1. 让同学们在游戏与讨论中对时间更好地进行管理及分配，对时间的认识更加深刻； 2. 学会合理安排时间； 3. 了解到在有限的时间内哪些东西对你最重要	1. 热身活动：扮时钟(10 分钟)； 2. 舍与得(15 分钟)； 3. 作时间的主人翁(15 分钟)； 4. 小结(5 分钟)
第四单元	回归心灵的本质	突破时间管理的误区，拖延背后的心理原因大剖析，总结出时间的偷窃者，让大家一起分析为什么计划背后总是那么难以执行的心理原因，从而更好地进行时间管理，规划学习和生活	1. 热身活动：魔法师变石头(5 分钟)； 2. 时间的偷窃者(15 分钟)； 3. 我为什么做不到(20 分钟)； 4. 小结(5 分钟)
第五单元	我的时间我掌控	1. 学会管理自己的时间，更好地规划自己的未来； 2. 使同学们审视自己的时间管理，了解时间的重要性以及更好地安排时间	1. 热身活动：揉肩捶背(5 分钟)； 2. 我的任务树(20 分钟)； 3. 心意卡(15 分钟)； 4. 小结(5 分钟)

2. 单元执行计划

第一单元　走进时间的世界

单元目标：本次团体辅导的主要目标是增进成员彼此的了解，增强对团队的归属感，并让大家对时间形成初步的认识。通过热身活动：我的团队名片打破初次见面的陌生感，认识小组成员。通过七彩人生、时间馅饼等活动使成员们认识到时间一去不复返，善待人生。

1) 热身活动：我的团队名片

游戏目的：为避免有些同学刻意和自己熟识的同学一组，故而采取随机分组的方式，并在"我的团队名片"游戏中让同一团队的同学互相了解，培养团队内部的默契度和集体荣誉感，营造欢乐的活动氛围。

游戏规则：领导者站在场地中央或前面；参与人员依次在一个暗箱中抽取棒棒糖，抽到同一种口味棒棒糖的同学为一组(一组 10 人左右)；参与游戏的各队有 5 分钟的时间用来决定团队名称、团队口号、团队契约(以上所有内容要以时间为主题)，待 5 分钟后各队展示团队风采(喊出团队名称和团队口号)。

游戏开始，各组成员可以利用 3 分钟的时间分别互相了解本组同学的简单信息，并记在心中。3 分钟后各队依次上场展示，展示内容为队员依次站成一排，从第一个人开始，每一个人要说出他之前所有队员的姓名、班级、家乡，如若说错则要重新从第一名队员开始。用时最短的队伍获胜。

2) 七彩人生/时间刻度尺

活动目标：使成员们认识到时间一去不复返，学会更好地利用时间。

活动规则：工作人员给每位成员派发 1 米长的彩带；

1 厘米代表一年，即这 1 米长的彩带代表了你 100 岁的生命；

接下来做一个减法活动，按照你的年龄量出相应的长度，然后剪掉它；

再剪掉退休后的年龄(以 70 岁为标准，即剪掉 30 厘米)；

将剩下的彩带折成 3 折，从一端剪掉一折(根据一个人一天中睡眠时间为 8 小时，没睡那么多的同学，可以酌情少剪一点)；

请你根据自己将来要休假的时间量出 10 个左右的单位，剪掉；

再剪去剩下的 1/4(吃饭、下课外出、购物、上厕所等)；

如果有上课分心的同学，请酌情剪掉 1/5；有其他个人认为属于浪费时间的问题也酌情剪掉。

同学们将剩下的时间和主持人手里这 100 年的人生比一比。

分享方向：

①　看到时间一点一点被减去(与原来的 100 岁生命相比)，你有什么感受？

②　根据可以让我们自己控制的时间，回想一下过去这一年的时间，你有什么感受？

③　面对这所剩的时间，设想一下你之后会怎样做？

3)　时间馅饼

活动目标：让同学们更加直观地了解自己当前在时间分配中所存在的问题，并加以思考，进行合理的调整。

活动流程：每个人发一张白纸，在白纸上画出一个圆(时间馅饼)代表一天的 24 个小时；

把自己的馅饼按以下各项的比例进行分割：睡觉　上课　自习　朋友　休闲娱乐　做家务(洗衣服、整理东西等)和其他。

思考：

①　你对自己目前使用时间的情况满意吗？

②　你理想的生活馅饼是怎样的？请在纸上画出来。

③　你能够采取什么行动来改变你当前的时间馅饼。

4)　领导者组织成员发表感言及布置作业

领导者：从团队的形成、口号、队名的命名、对时间的认识等角度进行总结。

作业：

①　记录下自己在接下来的一周里做过的 20 件事情(不重复)。

②　针对自己目前最想解决的时间管理问题，每一位成员查找一种时间管理的方法，并试着实行一周。

道具：棒棒糖、纸箱、椅子、彩带、剪刀。

第二单元　时间由我来规划

单元目标：本单元的主要目标是让同学们在讨论及分享的过程中学会如何去管理自己的时间。通过热身活动：争分夺秒使现场气氛热起来。通过时间管理大集市使成员们在小组内分享自己管理时间的方法，从而学会更多时间管理的方法。通过时间四象限使成员们了解时间四象限的使用方法，并认识到现实生活中不同的事情的时间分配是不一样的。通过一句话感言结束本次的团体辅导活动。

1) 热身活动：争分夺秒

活动目标：使场内气氛先热起来，增进成员间的互动。

活动规则：男生代表 10 分钟，女生代表 5 分钟；领导者说出一个时间，男女生要组成主持人所说的时间；没有找到成员一起组成一个时间的有相应的惩罚。在活动结束后，主持人可以选个别成功组合的成员上台分享。

分享方向：

① 你认为你没有找到成员与自己组成时间的原因是什么呢？

② 我们这个活动叫"争分夺秒"，你平时的时间利用是怎样的呢？

③ 当你们成功组合成主持人所说的时间时，你的感受是怎样的？在生活中，你是否也有过这样的感受？

2) 时间管理大集市

活动目标：通过成员们的分享，可以让小组成员认识到更多时间管理的方法并运用到日常生活中。

活动规则：每位成员都分享一下自己完成的上个星期布置的作业：管理时间的方法；说出自己对这种方法的理解，若有进行实行，说明该方法对自己是否可行。

分享方向：

① 你们都是通过什么样的渠道去查找这些方法的？有没有其中的哪个时间管理的方法是通过自身的经验得到的？

② 听了其他同学的分享，有没有觉得哪种时间管理的方法比较好，比较适合自己？

③ 经过这次活动，你对自己以后的时间管理有没有大概的计划？可简单地说一说。

注：时间管理方法(见附录 1)。

3) 时间四象限

活动目标：领导者讲解时间四象限的有关内容，使成员们懂得时间四象限的使用，懂得时间的合理分配的方法(见附录 2)。

活动规则：列出 20 件自己上一周内完成的事件；按自己的方式分配做这些事情的先后顺序，在组内分享这样安排的原因；领导者介绍"时间四象限"的使用方法；画出四象限，成员们将这些事件填在表 7-5 中的四个象限中；完成后在小组内分享。

表 7-5 时间四象限表

	紧 急	不紧急
重 要	A	B
不重要	C	D

分享方向：

① 在学习"时间四象限"之前，你是怎么排列做这20件事件的先后顺序的？

② 哪些活动我现在可以不予考虑或交给别人做？

③ 你怎么定义这四个象限的内容(紧急且重要、重要但不紧急、紧急但不重要、不重要且不紧急)？

④ 看到这20件事件被分配到这四个象限之后你的感受是什么？

⑤ 通过这个活动你得到什么启示？

4) 领导者组织成员发表感言(5分钟)

领导者：从布置的作业完成情况、时间的管理和规划等角度进行总结。

道具：纸、彩色笔。

第三单元 我珍惜我所拥有的

单元目标：本单元的主要目标是让同学们在游戏与讨论中对时间更好地管理及分配，对时间的认识更加深刻。通过热身活动(扮时钟)使成员们学会合理安排时间。通过主要活动(舍与得)使成员们了解到在有限的时间内哪些东西对你最重要。通过故事分享(作时间的主人翁)使成员们一起分析，剖析背后的原理。

1) 热身活动：扮时钟

活动目标：通过扮演时钟，训练反应能力和协调性。让学生懂得珍惜时间，学会合理安排时间。

活动流程：在白板或墙壁上画一个大的时钟模型，分别将时钟的刻度标识出来；找3个人分别扮演时钟的秒针、分针和时针，手上拿着3根长度不一的棍子或其他道具(代表时钟的指针)在时钟前面站成一纵列(注意白板或墙壁，扮演者看不到时钟模型)；领导者任意说出一个时刻，比如现在是10点25分4秒，要3个分别扮演的人迅速地将代表指针的道具指向正确的位置，指示错误的或慢的人受罚。

可重复玩多次。

2) 舍与得

活动目标：通过这个活动强化大家的时间观念，让同学们明白在有限的时间内那些对你重要的东西是什么，要有舍才会有得。

活动流程：纸条上写出自己想要获得的东西或者理想，10个左右，然后主持人上去说明：如果你的人生剩下了××天，你会放弃什么，选择坚持什么，慢慢把时间减少，最后直到大家手上只剩下一个时停止，然后每个人上讲台说下自己剩下了什么。

3) 作时间的主人翁

活动流程如下。

由领导者阅读一段材料：课上，教授在桌子上放了一个玻璃罐子，然后从桌子下面拿出一些正好可以从罐口放进罐子里的鹅卵石。教授把石块放完后问他的学生："你们说这个罐子是不是满的？""是。"所有的学生异口同声地回答。教授笑着从桌子底下拿出一袋碎石子，把它们从罐口倒下去，摇一摇，问："现在罐子是不是满了？"大家都有些不敢回答，一位学生怯生生地细声回答："也许没满。"教授不语，又从桌子底下拿出一袋沙子，慢慢倒进罐子里，然后又问学生："现在呢？""没有满！"全班学生很有信心地回答说。最后，教授又从桌子底下拿出一大瓶水，缓缓倒进看起来已经被鹅卵石、小碎石、沙子填满的玻璃罐。

一个普通的玻璃罐就这样装下了这么多东西，但如果不先把最大的鹅卵石放进罐子，也许以后永远没机会把它们再放进去了。生活中那么多事情，其实都可以像往这个玻璃罐里放东西那样，先进行时间级别分类，如根据学生的日常安排，按照"事分轻重缓急"进行组合，确定先后顺序，做到不遗不漏。

以组为单位讨论故事的寓意；每一组派代表(可以有多个代表)发言，呈现自己的观点。所有成员一起交流；领导者进行点评。

4) 领导者组织成员发表感言

领导者：从成员的游戏与讨论、时间的管理及分配等角度进行总结。

道具：纸、笔、3 根长度不同的木棍。

第四单元　回归心灵的本质

单元目标：本单元的主要目标是突破时间管理的误区，对拖延背后的心理原因进行大剖析，总结出时间的偷窃者，让大家一起分析为什么计划总是那么难以执行的心理原因，从而更好地进行时间管理，规划学习和生活。

1) 热身活动：魔法师变石头

活动目标：使场内气氛预热起来，使成员们认识到突破重重难关，增进成员间互动的重要性。

活动规则：一开始可由训练员或由一位学员自愿担任"魔法师"，并发给其一颗球施法；魔法师施法时，所有伙伴开始进行躲避，活动中只要被魔法师拿着球碰触到就会变成石头；避免被魔法攻击必须找到另一位伙伴，手挽着手在原地合唱一首歌，这样就可以形成保护罩，但歌曲如果重复就无效，一样会变成石头；行进期间除躲避攻击外，不可和其他人手挽手；过程当中，不可以跑步，只可以快步走，避免学员产生碰撞、跌倒；活动进行几分钟后，魔法师可改变方式，使被碰触的学员，一样变成魔法师，并给予其一颗球执行任务。

2) 时间的偷窃者

活动目标：使成员们了解到自己平时的时间是被什么消耗的，无故浪费在什么地方，通过小组的成员为大家出谋划策，思考改掉浪费时间的陋习的方法。

活动内容：小组分享自己的时间是在什么地方耗掉的，哪些用得合理，哪些不合理；小组内的成员用纸条写出一两个时间用得不合理的例子，在小组内打乱，领导者让每位成员抽一两张纸条，然后给出相关的建议帮助其他组员解决问题。

分享方向：

① 你觉得自己的大部分时间用得是否合理？不合理在什么地方？

② 当听到别人给你提意见的时候，你想过这样的办法吗？做到了吗？如果没有，为什么？

③ 你给别人提建议的时候，你的心情是怎样的？你曾经有过类似时间管理不合理的经历吗？

3) 我为什么做不到

活动目标：使成员们一起分析为什么有时候明明计划好了，但就是做不到的内心深处的原因，让他们直面自己的内心世界，剖析背后的心理原因。

活动规则：每个小组派一名代表上台抽签，决定自己小组表演情景剧的题目，情景剧题目包括：a. 时间利用效率低；b. 时间不会分布；c. 生活很忙碌；d. 凡事爱拖拉；e. 时间多，无聊。

各个小组在 10 分钟之内讨论将以什么内容表演出来，同时要分析出该内容背后的心理原因。

各小组上台表演出自己的情景剧，时间要求在 3 分钟之内，最多不超过 5 分钟。

各小组分享各情景剧所表现内容背后的心理原因。其他组组员再加以补充。

分享方向：

① 表演前你们讨论过哪些方面的问题？

② 听到别人对你们小组情景剧背后原因的分析，你的感受是什么？

③ 在日常生活中，你有过类似的经历吗？现在改正过来没有？

4) 领导者组织成员发表感言(5 分钟)

领导者：从任务的成功、集体效能感、合作等角度进行总结。

道具：纸、笔、小球。

第五单元　我的时间我掌控

单元目标：本单元的目标是学会管理自己的时间，更好地规划自己的未来。通过热身活动(揉肩捶背)使现场气氛热起来。通过主要活动(任务树)使成员们明确自己的目标，学会把自己的总目标分成几个小任务。通过结束活动(心意卡)增进成员之间的感情，提供一些时间管理小贴士。

1) 热身活动：揉肩捶背

活动目标：在活动开始之前使现场气氛热起来，并且使成员们放松身心以更好地进入本单元的活动中去。

活动规则：全体成员起立，围成一个圈，集体向左转，为前一位同学按摩。按摩形式如我们所示(示范)，并且注意边做边听口令。按摩到一定程度，全体成员向后转，为刚才给自己按摩的同学按摩。

分享方向：

① 第一次按摩和第二次按摩给你的感觉有什么不同？

② 通过这次活动，你在待人处事上有没有受到什么启发呢？

2) 我的任务树

活动目标：使成员们明确自己的目标，学会把自己的总目标分成几个小任务，认识到一个一个任务完成后离总目标就不远了。

活动规则：在树根处写上你认为最重要的价值，在树干处写上你的目标，在几个主枝中写上你的主要任务，在叶子和细枝旁写上各种细分的小任务，完成这幅图。如图 7-3 所示。

画完后在小组内分享自己的任务树。

分享方向：

① 完成这棵树之后，你有什么感受？

② 面对纷繁复杂的任务，结合前面单元的体验，说说你会怎样去实现你的目标？

(附：树根是你的价值观，树干是你的目标，树的主枝是你的主要任务，树的细枝和叶子是你的次要任务。你所做的一切应源于你的价值观，它是树根。你的目标支撑着各种各样的任务，它们都是为实现你的目标服务的。树的姿态和生长方向由它的主枝表现出来，同样，你通过主要任务来实现你的目标。树叶为树的生长提供养分，你通过完成各种次要任务，保持你现有的生活。)

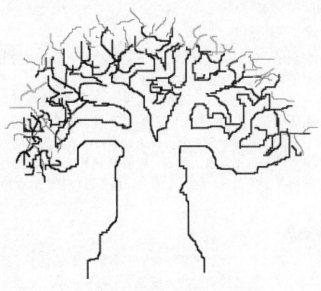

图7-3　我的任务树

3)　心意卡

给每位成员派发一张写有时间管理小贴士的卡片；成员们在小组内分享自己拿到的小贴士。

4)　领导者组织成员发表感言

领导者：从对团体活动的整体感受、成员的变化与成长，以及产生的时间管理等角度进行总结，并表达对成员配合团体活动的感谢。

(十)附录

附录1:

时间管理(Time Management)就是用技巧、技术和工具帮助人们完成工作任务，实现工作目标。时间管理并不是要把所有事情做完，而是更有效地运用时间。时间管理的目的除了要决定你该做些什么事情之外，另一个很重要的目的也是决定什么事情不应该做；时间管理不是完全的掌控，而是降低变动性。时间管理最重要的功能是透过事先的规划，作为一种提醒与指引。

1. 6点优先工作制

该方法是效率大师艾维利在向美国一家钢铁公司提供咨询服务时提出的，它使这家公司用了5年的时间，从濒临破产一跃成为当时全美最大的私营钢铁企业，艾维利因此获得了2.5万美元咨询费，故管理界将该方法喻为"价值2.5万美元的时间管理方法"。

这一方法要求把每天所要做的事情按重要性排序，分别从"1"到"6"标出6件最重要的事情。每天一开始，先全力以赴做好标号为"1"的事情，直到它被完成或被完全准备好，然后再全力以赴地做标号为"2"的事情，依此类推……

艾维利认为，一般情况下，如果一个人每天都能全力以赴地完成 6 件最重要的大事，那么，他一定是一位高效率人士。

2. 麦肯锡 30 秒电梯理论

麦肯锡公司得到过一次沉痛的教训，该公司曾经为一家重要的大客户提供咨询服务。咨询结束的时候，麦肯锡的项目负责人在电梯间里遇见了对方的董事长，该董事长问麦肯锡的项目负责人："你能不能说一下现在的结果呢？"由于该项目负责人没有准备，而且即使有准备，也无法在电梯从 30 层到 1 层的 30 秒钟内把结果说清楚。最终，麦肯锡失去了这一重要客户。从此，麦肯锡要求公司员工凡事要在最短的时间内把结果表达清楚，凡事要直奔主题、直奔结果。麦肯锡认为，一般情况下人们最多记得住一二三，记不住四五六，所以凡事要归纳在 3 条以内。这就是如今在商界流传甚广的"30 秒钟电梯理论"或称"电梯演讲"。

3. 莫法特休息法

《圣经新约》的翻译者詹姆斯·莫法特的书房里有 3 张桌子：第一张摆的是他正在翻译的《圣经》译稿；第二张摆的是他的一篇论文的原稿；第三张摆的是他正在写的一篇侦探小说。

莫法特的休息方法就是从一张书桌搬到另一张书桌，继续工作。

"间作套种"是农业上常用的一种科学种田的方法。人们在实践中发现，连续几季都种相同的作物，土壤的肥力就会下降很多，因为同一种作物吸收的是同一类养分，长此以往，地力就会枯竭。人的脑力和体力也是这样，如果每隔一段时间就变换不同的工作内容，就会产生新的优势兴奋灶，而使原来的兴奋灶得到抑制，这样人的脑力和体力就可以得到有效的调剂和放松。

4. 记录统计法

通过记录和总结每日的时间消耗情况，以判断时间耗费的整体情况和浪费状况，分析时间浪费的原因，采取适当的措施节约时间。

5. 有效控制拖延的 5 大方法

做好工作前的准备；从最棘手的事开始；培养完成工作的紧迫意识；保持快节奏；为意外事件留时间余地。

6. 给目标设定最后期限

没有截止日期的目标通常没有任何意义，必须给目标任务的完成设定最后期限。设定最后期限，必须保证最后期限的适度，既不能过于宽松，也不能盲目追求速度。要根据工作的难易度、工作量、质量要求等和个人及他人能力、潜力，推算得出完成的时间长度，为保证工作效率和质量，可以在该时间长度的基础上留出一定的浮动区间，以此确定"最后期限"。

附录 2：四个象限的具体分析

1. 第一象限是重要又紧急的事

举例：诸如应付难缠的客户、准时完成工作、住院开刀等。

这是考验我们的经验、判断力的时刻，也是可以用心耕耘的时刻。如果荒废了，我们很可能会变成行尸走肉。但我们也不能忘记，很多重要的事都是因为一拖再拖或事前准备不足，而变成迫在眉睫的事。

该象限的本质是缺乏有效的工作计划导致本处于"重要但不紧急"第二象限的事情转变过来的，这也是传统思维状态下的管理者的通常状况，就是"忙"。

2. 第二象限是重要但不紧急的事

举例：主要是与生活品质有关，包括长期的规划、问题的发掘与预防、参加培训、向上级提出问题处理的建议等事项。

荒废这个领域将使第一象限日益扩大，使我们承受更大的压力，在危机中疲于应付。反之，多投入一些时间在这个领域有利于提高实践能力，缩小第一象限的范围。做好事先的规划、准备与预防措施，很多急事将无从产生。这个领域的事情不会对我们造成催促力量，所以必须主动去做，这是发挥个人领导力的领域。

这更是传统低效管理者与高效卓越管理者的重要区别，建议管理者要把 80%的精力投入到该象限的工作，以使第一象限的"急"事无限变少，不再瞎"忙"。

3. 第三象限是紧急但不重要的事

举例：电话、会议、突来访客都属于这一类。

表面看似第一象限，因为迫切的呼声会让我们产生"这件事很重要"的错觉——实际上就算重要也是对别人而言。我们花很多时间在这个里面打转，自以为是在第一象限，其实不过是在满足别人的期望与标准。

4. 第四象限属于不紧急也不重要的事

举例：阅读令人上瘾的无聊小说、毫无内容的电视节目、办公室聊天等。

简而言之就是浪费生命，所以根本不值得花半点时间在这个象限。但我们往往在一、三象限之间来回奔走，忙得焦头烂额，不得不到第四象限去疗养一番再出发。这部分活动倒不见得都是休闲活动，因为真正有创造意义的休闲活动是很有价值的。然而像阅读令人上瘾的无聊小说、毫无内容的电视节目、办公室聊天等，这样的休息不但不是为了走更长的路，反而是对身心的毁损，刚开始时也许有滋有味，到后来你就会发现其实是很空虚的。

按处理顺序划分：先是既紧急又重要的，接着是重要但不紧急的，再到紧急但不重要的，最后才是既不紧急也不重要的。"四象限"法的关键在于第二和第三类顺序问题，必须非常小心区分。另外，也要注意划分好第一和第三类事，都是紧急的，分别就在于前者能带来价值，实现某种重要目标，而后者不能。

第三节 团体心理辅导方案实施

团体是一个探索自我的地方，参与者将有机会探索和澄清自己的价值、行为和人际关系，以及坦诚而严肃地了解自己的生活状况。团体辅导活动类型较多，团体规模、名称、参加对象、辅导目标也各不相同。但是，从组织和实施的角度看，所有的团体辅导都是按下列步骤展开的：确定团体辅导的目标及活动名称；设计团体辅导活动方案及程序；甄选团体成员组成团体；实施团体辅导计划；对团体辅导的结果进行总结评估。本节对团体辅导组织与实施的具体过程、必须考虑的问题、应该采取的方法等作一详细介绍，以便初学者在组织团体辅导时可以参照。

一、团体的形成

团体辅导效果与团体成员的构成密切相关。因此，成员的选择必须慎重。同时，如果成员是自愿参加的，比较容易达到效果。因为成员若自愿参加团体必有期待的意愿，可促进团体的凝聚力，使成员较早地认同团体，信任其他成员。但是，在学校教育中，有时是教育工作者根据需要，挑选一些学生参加，比如学习有一定困难或行为有一定问题的学生，学生本人是非自愿的，成员的防卫心理较强，团体开始时抗拒力会比较大。这种情况下，团体领导者必须做好工作，想方设法采用有效的技巧，吸引团体成员由非自愿变成喜欢团体辅导。

(一)成员招募

团体成员的组成一般需要通过面谈进行。在报名面谈中，团体领导者可以说明团体的目标、要求、性质，了解报名者的期望。一旦确定名单后，可以通过发信函、邮件，或打电话等方式通知团体活动的地点、时间，以及团体对穿着的要求、与团体组织者联络的方式。当被选择的成员完成签约书，就可以成为团体成员。

1. 成为团体成员的条件

一般而言，团体领导者在筹划团体辅导方案时，就应该明确服务对象，是为一般人而设立的，还是为有特殊需要的人而设立的。通常，参加团体辅导的成员可以是背景、问题相似的人，也可以是背景不同的人。比如参加者都是大学生中希望改善人际关系的人，或是神经衰弱者。同样背景的人可以使参加者相互认同，产生"同病相怜，克病相助"的关系，共同积极地、投入地探讨解决问题的办法；但不同背景、不同问题的人在一起有利于了解不同人的心理与行为，差异越大，复杂程度越高，越有充分的机会去学习和改变自己。

从团体辅导的特点看，成为团体的成员应具备以下 3 个条件。

(1) 自愿报名参加，并怀有改变自我和发展自我的强烈愿望。

(2) 愿意与他人交流，并具有与他人交流的能力。

(3) 能坚持参加团体活动全过程，并遵守团体的各项规则。

那些性格极端内向、羞怯、孤僻、自我封闭的人和有严重心理障碍的人不宜参加团体辅导。

2. 招募团体成员的方法

团体成员的来源途径主要有 3 种：一是通过宣传手段，成员自愿报名参加；二是辅导师根据平时辅导情况，选择有共同问题的人，建议他们报名参加；三是由其他渠道，如班主任介绍或其他辅导人员转介而来。发展性团体辅导主要是通过广告、通知来招募成员。

宣传的方法也有几种。一是辅导员向学生(或其他人)直接口头宣传，吸引他们参加。可以利用学生集会、课堂等途径，讲解团体辅导的目的。这种方法比较直接，有问有答，反馈及时，是一种较好的宣传方式。二是辅导机构张贴海报、广告、散发小册子。在一些公众出入的地方张贴广告、海报，吸引有意者参加。三是利用大众传播媒介，如电视、报纸、广播等形式，广泛宣传。学校里则可以通过校刊、广播台、学生刊物等方式。至于利用哪种方法好，要看团体辅导的目标和成员的需要。一般来说，在学校里旨在促进学生成长、发展的团体辅导，受到广大成才欲望强烈的青年学生的广泛欢迎，可以同时通过几种途径宣传。需要注意的是，宣传团体辅导的目标要恰如其分，实事求是，清楚具体，不能用过分夸张的语言，措辞要慎重，既要富有吸引力，切合参加者的需要，但又不过分。文字方面要选择正面的、积极的词语，少用消极的、敏感的词语。此外，团体辅导活动的时间、地点、内容、经费、报名截止时间等都要一清二楚，以便读者选择时参考。

(二)团体成员的筛选

已经报名、自愿参加团体辅导的申请者并不一定都适合成为团体成员。因此，团体辅导的组织者还要对申请者进行筛选。筛选必须考虑的因素有性别；年龄；人格类型；智能水平；社会背景(职业、种族教育、宗教等)；家庭状况；先前的团体经验；参加团体的期望。对于筛选是否必要的看法，大部分学者认为，团体与成员只有互相配合得当，才能产生积极效果，故需要筛选。筛选方法有面谈、心理测验、书面报告等。

1. 面谈法

这种方法是团体领导者与申请者一对一地面谈。尽管个别面谈相当耗费时间，但却非常必要。面谈的作用有以下 3 点。

(1) 团体领导者可以通过面谈，做出有效的评价，看看申请人是否适合参加团体辅导。面谈可以了解申请者的背景、个性、参加动机、问题类型等，并不是所有的人都适合参加团体。那些无法在团体中获益，只会阻碍和破坏团体进程的人以不参加为宜。此外，有的团体辅导是有明确对象与明确目的的。比如增强自信心团体是针对自卑感重的人而设计的。但广告贴出后，当报名的人大大超过团体可容纳的数量时，可以用心理测验的方法，如采用"自我评估"量表，筛选出自卑感重的人参加团体辅导。那些自我形象比较健康的学生应说服他们不参加，或以后参加其他更适合他们的团体。

(2) 个别面谈可使团体领导者与成员增加了解，建立信任感，可以缓和害怕、担忧的心理。团体辅导的效果与团体成员对团体领导者的信任有重要关系。筛选是成员了解领导者，成员选择领导者的过程。如果成员对领导者难以信任，或对团体的具体活动不感兴趣，可以做出不参加的选择。也就是说，团体领导者和申请者可以相互选择对方。申请者有权自己做出抉择。

(3) 团体领导者有机会预先向申请者详细说明团体辅导的目标、规则、内容、运作及对参加者的要求、期望等，使申请者对团体的潜在价值有所了解。在招募成员的过程中，可能成为团体成员的人有权知道团体的目标、进行的基本程序、领导者对他的期望，以及在参与团体辅导的过程中可能会有哪些遭遇和收获，以便做出正确的选择。

筛选面谈不仅限于申请者。领导者还可以通过与申请者有直接关系的人接触，如家长、同学、同事、老师等，以进一步全面了解申请者。

2. 心理测验法

筛选还可以采用心理测验法。早在 20 世纪 50 年代后期，舒茨(Schutz)针对团体工作制定了一套基本人际关系指标，旨在让领导者预知个别成员在团体中可能出现的性格或行为。这套指标主要测试 3 个层面。

(1) 成员与其他人能否建立深入而良好的关系。包括他是否有被人喜欢的倾向，自己喜欢人或关心朋友与否等。

(2) 个人对权力的态度。包括自己如何接受权力或使用权力，对领袖的看法和服从的程度等。

(3) 个人坚持自己原则的程度，包括在公开场合如团体聚会时能否坚持己见等。

利用测试结果，不仅可以评价申请者是否适合参加团体，而且可决定将有相同类型倾向的人组成团体还是不同类型的人组成团体。

3. 书面报告法

筛选还可以采用书面报告法。领导者要求申请者书面回答一些问题，作为筛选的依据。常见的问题有你为什么想参加这个团体？你对团体有什么期望？你有什么问题希望在团体中得到帮助？你认为自己可以对团体有哪些贡献？请写一篇简单的自传，说明你生活中重要的事件与人物。

作为团体策划者在筛选成员时，无论采取哪些筛选方法，都要认真考虑以下问题。

(1) 为何他(她)要参加团体辅导？他(她)的主要问题是什么？

(2) 他(她)的自我形象如何？他(她)是否考虑改变？

(3) 他(她)想从团体中获得些什么？团体是否能帮助这个人达成目标？

(4) 他(她)希望知道领导者或团体的哪些事情？

(5) 他(她)是否了解团体的目的与性质？

(6) 他(她)的受教育程度及智能水平怎样？

(7) 他(她)以前是否有过团体经验？

(8) 他(她)的性格特征及精神、身体健康状况如何？

团体成员的筛选工作虽然费时，但却十分重要，可以减少冒险，对整个团体辅导的发展都有帮助。而且使参加者心理有了准备，对领导者有了基本的信任，对团体有适当的期望，以便在团体辅导中积极配合。

(三)引导参加者关心团体的方法

团体辅导的效果往往与团体成员是否乐意参与，是否积极投入有关。在团体辅导开始前，如何引导有参加团体意愿者以积极的态度准备参加团体辅导，也是团体领导者不容忽视的问题。在团体辅导开始前引导有参加意愿的人关心团体的方法主要有 5 种，即阅读有关文件、观看有关影像资料、筛选面谈时的承诺与建议、签订协约、召开预备会议。

1. 阅读有关文件

在团体辅导开始前，有些团体领导者可以为已确定参加团体辅导的成员准备一些与团体辅导有关的文件、资料，要求其参加团体活动前必须阅读这些资料，一般包括团体辅导目标的解释与说明；团体辅导所用的技巧与程序；领导者的教育背景、训练与资历；在团体中成员的责任、如何去面对团体辅导，包括如何去接受和付出反馈、如何分享分担正面和负面的感受、如何告诉别人你对他们的感受；等等。

2. 观看有关影像资料

有些团体领导者在团体辅导开始前，会组织成员观看与团体活动有关的录像、电影。通过观看，使成员了解团体活动的实况，心中有数。有时，边观看边解说，以便增进成员的了解。国外学者研究表明，团体辅导开始前用认知方法为团体成员做准备是有效的。和没准备的团体相比，有准备的团体成员对团体更有信心，团体辅导开始后人际间互动积极，成员表达情绪多，承担个人责任多，出勤率高，团体辅导效果较好。

3. 筛选面谈时的承诺与建议

筛选面谈是团体领导者与申请者双向选择的过程。有些申请者一方面对团体辅导抱有期望，渴望参加并使自己改变，另一方面又担心忧虑。特别是在中国社会文化的影响下，一些人担心参加团体活动会不会被认为心理或精神有问题；在他人面前表露个人的隐私会不会被别人鄙视；是否要完全敞开自己；别人会不会歧视我，排斥我；等等。带着这些担忧心理参加团体辅导的人，往往难以与他人轻松地交往。因此，团体领导者必须向他说明保密的原则，做出保密的承诺。同时，在面谈时当成员明确表示参加的意愿，领导者又认为合适时，可以给他提一些建议。

(1) 把目标放在成长上。团体是建立在一个假设上，即不论你目前的生活情况如何，团体可以使你有机会探索自己的感受、价值、信仰、态度、思想和考虑可能的改变，使你变得更丰富，使你得到成长。如果你认为这种探索方式只适合有严重问题的人，就会减少你很多改变的机会。即使你目前没有什么压力，没有多少问题，你未来可能碰到的问题，也值得去探索。活到老，完善到老，人的成长是无止境的。

(2) 做个积极的参与者。如果你在团体中扮演积极主动的角色，你可以给自己更多的帮助。一个沉默的旁观者，其收获是有限的，而且会被别人认为具有批判性。如果你不主动、热心地参与团体辅导，会阻碍团体的发展，也会剥夺别人从你这里学习的机会。

(3) 把团体当作实验室。团体情境相当于一个微缩的小社会。把团体当成你的实验室，可以用各种方法表达你自己的不同侧面，而不会觉得不安全和不自在。当你这么做时，可以在团体中寻找实践新行为的方式。

(4) 给予和接受反馈。当别人表达一些与你有关的愿望时，你可以让他知道你的感受与反应，不管是正面还是负面的。你直接坦诚地给予反馈，可以增加团体成员彼此间的信任。当别人给予你反馈的时候，你应该认真去听、去思考，直到你了解其中的意思。

(5) 表达你的真实感受。参加团体的主要目的之一是想学习如何以直接的态度表达感受，包括正面或负面的感受。在平时，我们常常会压抑自己的思想与感情，害怕表达不当、过于夸大或保留太多。从经验来看，脑子里想和把想的东西说出来，是有很大差别的。团体是一个探索表达的理想地方，把你想的说出来，不要拐弯抹角，直截了当，看看他人会怎样反应。

(6) 不要期望过高。虽然你有些问题希望在团体中探讨，以得到帮助。但不可能所有的事都会如你所愿。比如，你想在生活上有些改变，但这种改变无法一蹴而就；你期望他人都了解你，但他们也许只看到你某些侧面。相信自己，努力去尝试，团体辅导不能解决全部问题，但它会给你带来全新的体验感受。

4. 签订协约

协约是指团体成员与领导者的协议，主要是为了引导团体成员实现团体辅导目标。协约指出了团体成员的权利与责任，以及在团体内处事时需遵守的规则。签订协约的过程是个协商的过程。通过协商加强了团体成员与领导者的沟通，协商本身也是一个强调平等参与的过程，使团体成员在辅导员的鼓励下，增强自信心。通过协商，可以使团体成员知道以后在团体内的具体行为，可以使成员清楚团体的真正运作方式及团体对他的要求，有减低紧张情绪的效用。布朗(Brown, 1984)提出，协约的内涵包括以下9个方面。

(1) 清楚说明团体目的和团体是因什么目标而设。

(2) 个别成员的目标和希望是在团体内获得一些东西，这些都要与团体的整体目标相配合。

(3) 团体运作的方式(例如讨论、游戏等)，以及成员是否有权利随时放弃参与不喜欢的项目。

(4) 团体的聚会时间、地点、次数。

(5) 有关守则、奖励与惩罚细则。

(6) 要求成员对团体有投入感，包括准时到会、不能无故缺席、帮助其他成员等。

(7) 要求保密，若由于特殊原因要将团体内资料向外呈报，要说明原因及所涉及的范围。

(8) 确认个别成员若有需要时，能否独自约见团体领导者。

(9) 清楚说明团体与机构的关系(如学校、社会服务机构等)，团体成员的参与和机构期望需要配合的范围等。

协约的签订可以是口头的，也可以是书面的，可视团体成员的习惯而定。

5. 召开预备会议

在筛选面谈后，可挑选一些可能成为成员的人开一次团体辅导预备会议。大家聚在一起认识一下。在预备会议中领导者要让每个人都说说参加团体的目的、期望。想象团体在他们心中具有什么功能。然后更详细地说明团体的目标，回答成员的问题，澄清不正确的观念，建立基本的团体规则。召开预备会议可以尽快使团体成员明确并投入团体的运作。如果在预备会议上，有的成员发觉团体与他原来参与的目标有很大的不同，可以提出取消参加团体的申请。

上述各种方法可视领导者的需要与人力作选择，个别会谈较能了解欲加入成员的动机与适合性(并不是每个人都适合参加团体)。在面谈过程中，一方面可以协助其了解团体及确定其参与意愿，另一方面也可使领导者了解成员的个别特质与问题。若是进行预备会议，对领导者而言，会较为经济，亦同时具备介绍与澄清团体目标的机会，但无法如个别面谈般，有相互深入了解的机会。

二、团体的启动

团体活动的各项准备工作就绪后，团体就进入了实际操作阶段。一般而言，团体启动过程可大致分为导入阶段、实施阶段、终结阶段。每一阶段都有一些具有特征的感觉与行为，相对应每一阶段都有一些活动与训练。但团体启动是否顺利主要取决于团体活动开始是否有明确的规范，以及第一次聚会的进展情况。

(一)团体规范的建立

团体辅导启动前一项重要的工作是领导者宣布团体活动的纪律或规则，要求全体成员保证遵守，这是团体辅导活动顺利进行的保证。纪律的内容一般包括下述各点。

(1) 保守秘密：在团体活动中成员应该尽量敞开心扉。但在团体活动中了解的信息必须保守秘密，今后不传播、不评论。团体外不做任何有损其他成员利益的事。

(2) 坦率真诚：团体活动中成员应以坦率、真诚、信任的态度相待，不掩饰自己的真情实感。对他人的表露，积极反馈。

(3) 不与外界接触：团体活动期间，把注意力集中到此时此地，尽量少与外界接触，以免影响情绪，干扰活动。如打电话、听广播、看报纸、欣赏音乐等。保证参加所有活动。

(4) 避免与少数人交流：活动中应尽量争取机会和团体内每一个人都有交流的机会，避免只与自己喜欢的人交流。

迪特里希(R. C. Diedrich)和艾伦·戴伊(H. Allan Dye)认为，以下规则对于一切团体辅导都适用，这些规则就像基本守则，在团体辅导开始时，应向每一位成员宣布，参加团体的人必须遵守，违反了必须立即纠正。

(1) 在此时此地每一个成员都无条件属于这个团体。一个团体成员无论生气还是高兴，都不会改变他属于这个团体的事实。如果他想离开，团体也不会放弃他，因为他属于这个团体。

(2) 团体领导者的唯一权力是保护每个成员的"归属"，保证每个成员的话都得到别人的聆听。领导者有责任去注意每一个成员，是否每一个成员说的话都被听到了，是否每一个成员都被注意到了。

(3) 认真聆听每一个成员谈话，接纳他，尊重他。

(4) 实在主义：无论在团体内，还是团体外，我们不在任何情况下伪装。我们不假装愿意做某些实际不愿意做的事；我们知道的事绝不假装不知道。

(5) 我们的目的是与人接触：只有接触后才能谈感受。

(6) "真实"是由成员自己决定的，也是由成员自己感觉的，甚至是他自己在生活中体验到的。我们应尝试让每个人认识得更清楚。我们用聆听来知道他怎么感觉以及他内心的生活。

(7) 真诚地表现出我们自己与我们的情感。在团体中任何自我表达都受欢迎，任何的情感或思考的表达都受欢迎，无论它们是被认为好的、坏的、友善的、敌意的。我们设法使别人说出他真正的自我。

为保证团体的成效，在团体辅导开始时，领导者可以要求成员保证满足团体要求。

(二)第一次团体的组织

在正式进行第一次团体聚会前，领导者除了完成成员筛选、团体场所环境布置及根据团体计划所需材料的准备外，对于团体成员在第一次参加团体活动时，对陌生情境和经验所可能出现的畏缩和疑虑的反应，也应有所理解与准备。领导者如何邀请、说明，及引导成员投入团体，是正式展开团体活动所需面对的第一个课题。

1. 团体辅导开始阶段的特点

领导者对于第一次团体聚会正式开始之前的安排，不能掉以轻心，应该认真筹划，以使正式活动得以顺利开展。活动开始阶段互不相识的人为了参加团体辅导而走到一起来了，一方面很想知道团体其他成员的背景、问题等，同时会有点恐惧感、焦虑感，怕不被人接纳，又怕在他人面前出丑。为了让团体成员能安心安全地参加团体活动，领导者可以事先把团体活动室布置得活泼生动轻松一些，并以亲切愉悦的态度欢迎成员到来，可以安排一些自然、简单、容易吸引成员互相认识的游戏和活动，促进成员互相沟通，达到相识的目的，逐渐形成团体合作互助的气氛。

开始阶段的活动可以分为以静态讨论问题为主与以动态活动为主两类。前者适合于一些解决问题的团体，后者适合于多种类别的团体，尤其适合于青少年。活动的性质有些是利用场地使成员表达出他们的基本行为，以便做出评估，也为了提高成员的参与兴趣。特别要强调的是，开始阶段的活动应以加强成员之间的认识和沟通为主，使成员建立信任的关系。这一阶段常采用的活动有非语言式的交流形式，也有语言交流形式。非语言的形式有轻松体操、放松感觉、步行者天国、微笑握手、按摩、盲行、哑口无言等活动。语言的形式有自我介绍、他者介绍、关注练习、名字串联等。随着活动的逐渐深入，成员的关系也由表及里，由浅入深，相互认同，相互信任，慢慢形成相互合作的团体气氛。

2. 明确第一次团体聚会要考虑的内容

第一次团体聚会的内容包括怎样开场；帮助成员彼此熟悉；设定积极的基调；澄清团体目标；解释领导者的角色功能；解释将怎样指导团体；帮助成员用语言表达期望；使成员能有所表露；应用练习和活动；了解成员在团体中的舒适度；解释团体规则；解释将会应用的专业术语；评估成员相互作用的程度；打断成员的讲话，专注于内容，提出问题让成员们看着其他人；结束第一次会面。

3. 第一次团体活动的具体操作

关于团体领导者如何开展第一次团体活动，雅各布斯(Jacobs，1994)建议有下列 7 种方式。

(1) 先对团体的目的及性质做开场白后，进行团体成员相互初步认识活动，此模式最常用于心理教育及任务或工作团体，有时也适用于治疗性团体。

(2) 团体领导者以一两分钟做简要说明后，即开始做相互介绍的练习，希望团体成员一开始就能投入，彼此分享。如今天的心情、姓名简介、自己最喜欢的动物及原因等。

(3) 一次详细的指导说明，并将有关此次团体事宜说得十分清楚，接着就进入团体活动阶段，通常用于工作取向的团体，以协助成员进入工作状态。

(4) 开始时简短介绍团体的性质，进一步说明团体辅导的内容，较适合于任务/工作团体，于第一次聚会时，互相交换意见，并清楚团体的目标及认识成员。

(5) 开始时，先简短地团体介绍，进而把团体分成两组，讨论团体的目标，再回到大团体分享及讨论，分组可以增加成员讨论的机会。

(6) 先对团体做简单介绍，进而让成员完成"语句完成形式问卷"。此问卷的目的是引导团体成员把焦点专注于团体的目标，此方式适用于工作或任务导向的团体、心理教育性及辅导治疗性团体。

(7) 先进行一次介绍性练习，而练习项目中的最后一项是团体成员对此团体目标最大的期盼，此种方式不仅可以帮助团体成员介绍自己，并可将焦点投入团体的目标。

根据柯里(1992)的意见，在团体活动开始的介绍阶段，领导者可按下列方式介入。

"在我们这个团体里，不知道各位最希望学到什么？愿意以怎样的态度来参加这个团体。"(澄清成员对团体的期望，引导成员积极参与。)

"我们或许可以把每个人怎样知道这个团体以及参加这个团体的动机及期望谈谈看？"(澄清团体成员参与动机及期望。)

"每个人对这个团体的期望是什么？或许每个人可轮流分享，此外，也可以谈谈你希望团体是什么样子，或者你有什么担心？"(澄清成员对团体的期望。)

"不知道我们团体成员中，有没有彼此相互认识？如果有，您会担心些什么？"(澄清团体成员的关系。)

"不知道各位过去是否参加过类似的团体？您的经验如何？对于这次团体活动您的期望如何？"(澄清过去团体经验及此次团体的期望。)

"您愿意参加此团体活动吗？如果愿意，您的动机是什么？如果不是自愿参加的，又为何被送来？目前的感觉怎样？"(澄清自愿及非自愿参加者的动机及感受。)

4. 第一次会面结束

当结束第一次会面时，领导者应该鼓励成员表达各自的感受，以便为成员以后积极参与团体活动做准备。领导者可以提出的问题有你对这次会面感受如何？它和你所想象会发生的情况有多大差别？团体中发生的事件有什么是你不理解或不喜欢的？你从团体中学到了什么？

三、团体的运作

团体辅导的过程是连贯的，由一个阶段到另一个阶段是渐进的过程，界限不明显，难以严格区别。把某一阶段分出来是为了讨论分析方便。经过上一阶段后，成员开始融合于团体内而不失自我，并企图找出自己在团体内的位置。他们通过互相探索、解决矛盾、互相适应来建立他们在团体内互相间的关系。由不认识到相知相交而学习到处事、待人的技巧，成员们可从参与团体活动中发展潜能而有所成长。

这一阶段采取的团体活动形式和方法因辅导目的、问题类型、对象不同而不同。有的团体主要采取讲座、讨论、写体会、写日记等形式；有的团体采用自由讨论的方式；有的团体主要采用行为训练，角色扮演等方法；有的团体则采取一系列活动的形式。比如，神经衰弱者组成的团体，通常先由领导者系统讲授有关神经衰弱的知识，然后通过讨论，认识病情、分析原因、寻找解决对策。成员通过讨论交流，彼此沟通，达成共识，从他人身上领悟自身的问题，从他人的意见中得到启发。最后通过写体会深入思考探索、确立信心，找到改进办法。

发展性团体大多通过一些有趣的活动，比如自我探索、价值观探索、相互支持、脑力激荡等活动，以及活动后的交流分享来帮助团体成员成长。

自我探索常用的活动有我是谁、生命线、自画像、墓志铭、生命计划等。

价值观探索常用的活动有临终遗命、火光熊熊、生存选择、姑娘与水手等。

相互支持常用的活动有热座、金鱼钵、戴高帽等。

团体活动是团体成员互动的媒介，也是实现目标的媒介。约翰逊等(Johnson et al.)学者在 1987 年强调团体辅导的专业技巧以团体活动、团体讨论、辅导方式为主体。至于团体采取什么方式互动，要根据团体目标和成员特点选择。比如，中老年人玩一些游戏就不适合；而对青少年用团体讨论方式作为主要活动形式也不适宜。

这一阶段是团体辅导的关键阶段。尽管各类团体辅导依据的理论不同、活动方式不同、实施方法各异，但成员间相互影响的过程是相同的。即成员彼此谈论自己或别人的心理问题和成长体验，争取别人的理解、支持、指导；利用团体内人际互动反应，发现自己的缺点与弱点，存在的不足，加以纠正；把团体作为实验场所，练习改善自己的心理与行为，以期能拓展到现实社会生活中去。

四、团体活动的结束

这一阶段活动的目的是巩固团体辅导的成果，做好团体成员分别的心理准备。实际上，团体成员能否深入掌握在团体内取得的经验，对团体留下美好的回忆，以及能否把团体中的学习成果应用到日常生活中，实现真正的成长目标，很大程度上取决于团体辅导结束期的活动。

(一)团体活动结束的意义

团体活动结束是一个动态过程，不完全指最后一次聚会。一般而言，团体存在的时间越长，团体活动结束期要注意的事项越多，因为成员之间已建立了相当亲密、坦诚、互相支持的关系，对团体终结会有强烈的情绪反应。团体的结束代表的是一种失落，当团体成员面对要和长时间相处、相互扶持的其他成员以及团体领导者分离的场景，分离的焦虑或失落悲伤的情绪很容易产生，领导者应特别审慎地处理。过于仓促或过于拖拉的结束都会影响团体辅导的最终效果。

妥当的团体结束过程，使成员将团体经验加以整理和巩固，可以达成深化、拓展团体影响力的功效。然而，在团体实际运作过程中，团体结束往往容易被忽视。一个有经验的领导者会充分而有效地利用各种形式把握结束的时机，使团体在温馨、积极、圆满的气氛中顺利结束，为团体活动画上一个圆满的句号。成员也会非常珍惜这段团体经历，在丰富、完整、愉悦而非感伤、痛苦、不情愿的气氛中相互告别，圆满地结束，将有助于团体成员勇敢地迈向没有团体成员和领导者扶持的美丽人生。

(二)团体活动结束的任务

团体活动结束阶段领导者应该做的工作如下所述。

1. 提前宣告团体活动即将结束

一般聚会 10～12 次的团体，领导者应在最后 2～3 次聚会时预告团体活动结束的时间。团体聚会次数越多、持续时间越长，或团体成员凝聚力越高、成员曾有失落悲伤经验者，则宜再提早一些时间预告团体活动即将结束，使成员可以有充分时间做好心理准备，领导者也有足够的时间在必要时妥善处理成员的分离失落情绪。

2. 带领成员回顾团体活动历程

领导者可通过复习团体活动、回忆团体活动中的重要事件等方式，带领成员回顾团体活动的经验，将团体活动心得、体会、收获加以系统整理。

3. 进行团体活动成效评估

领导者可通过要成员填答心理测验量表或调查问卷、分享自己在团体中的体验和成就，通过展示团体中的作品或作业练习的成果、成员彼此反馈勉励等方式，协助成员总结自己的团体活动经验。

4. 协助成员做好面对未来生活的准备

领导者可引导成员订立团体活动结束后个人想努力达成的具体行为目标，相互约定，彼此勉励，以使团体活动成效得以在现实生活中维持并拓展。

5. 互相道别与祝福

成员一一相互道谢与话别，互赠卡片，表达相互的期望与祝福。如果能有一些文字的练习可以保留，对于团体成员将会是一份最珍贵的礼物，如互赠祝福卡、心愿卡、赠言卡等。它们可以为团体成员收藏，即使团体活动结束，但成员赠送的文字和团体的照片都将永远陪伴在身边，成为生命中美好回忆的一部分。

(三)团体结束的活动

在这一阶段，常常采取的活动有总结会、联谊会、反省会、大团圆等。通过团体的历程，原来互不相识的人已成为朋友，团体气氛和谐亲密、情绪高涨、身心放松、心情畅快、相互信任。在这种气氛下离别多少都会有些伤感。因此，需要安排好结束的活动。即使团体活动结束后，也可以在必要时召集成员重新聚会，进一步交流，了解团体辅导的实际效果。

团体辅导按计划完成，团体活动自然结束是最理想的状态。但有时也有例外。有的团体会遇到一些困难和问题而出现不得不提前终结的问题，如成员对团体失去兴趣、成员间产生不可调和的纷争、某些成员或领导者因故必须离开团体等。这时，必须尽量考虑周到，以防止突然结束给团体成员带来新的问题。

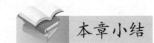 本章小结

　　团体领导者在带领团体前，应妥善设计团体活动方案，明确团体活动的目标、过程与理论基础。整体的方案设计要考虑参加对象、具体目标、团体性质、时间地点、成员甄选方式、内容、形态、所需设备、材料等因素。同时，团体辅导实施前，需配合团体方案规划每次团体的起始活动、主要活动与结束活动，甚至每项活动的材料、时间均需在方案内加以注明。一份完整的团体活动计划书就像地图，可以指导团体活动的方向，使团体领导者心中有数，使团体成员有信心、有耐心、有恒心。团体辅导前，必须认真仔细地准备。

　　团体辅导活动类型较多，团体规模、名称、参加对象、辅导目标也各不相同。但是，从组织和实施的角度看，所有的团体辅导都是按下列步骤展开的：确定团体辅导的目标及活动名称；设计团体辅导活动方案及程序；甄选团体成员组成团体；实施团体辅导计划；对团体辅导的结果总结评估。

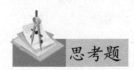 思考题

　　1. 团体方案设计的主要内容是什么？
　　2. 团体不同发展阶段设计的重点有何区别？
　　3. 怎样组成一个团体，并安排好第一次聚会？
　　4. 请按照团体方案设计的步骤完成一份团体计划书。

下　篇

团体实务

方案使用说明

本套团体方案(见图 0-1)共有 18 个单元，对应 18 教学周，可以每周执行一套团体方案。以讨论团队全值契约开始，可分为 4 个系列，认知系列包括自我探索(一)(二)(三)、家庭探索、情绪探索、时间与压力探索、价值观探索、职业生涯探索；能力系列包括团体凝聚力训练、人际交往能力训练、性格优势训练、创造力训练；信任系列包括信任探索(一)(二)；感恩系列包括积极心理探索、感恩探索，最后以大团圆来结束活动课程。

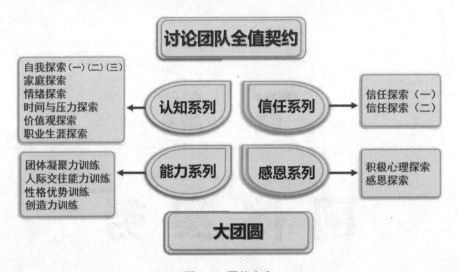

图 0-1　团体方案

方案执行可以按照单元的顺序进行，也可以自行选择顺序。自行选择顺序时需注意首次和尾次不变，中间 4 个系列可以穿插进行，最好是动静结合，例如：自我探索一堂课，家庭探索一堂课，紧接着安排一次团体凝聚力训练，这样学生参与团体课的热情会更高，更有新鲜感。一般情况都是在认识了自我，家庭，情绪之后再进行价值观和职业生涯探索，这样的探索才会更深入。教师们也可以根据自己所在学校团体活动课时的安排情况，灵活地选择方案。

团体课的形式：8～10 人一组，围圈而坐，这个圆圈被称之为"神奇的圆圈"。一群人围坐在一起，经过一段时间密集的活动，每个人都会产生一些变化。

团体课的结构如下。

(1) 热身活动。

(2) 主题活动(室内活动、室外活动、纸笔练习等)。

① 领导者说明团体活动的主题、要求；

② 团体成员按领导者的要求思考活动主题；

③ 分享，每个成员都必须围绕活动主题在小组内发表意见，没有对与错，要相互悦纳，相互包容，切记不要相互指责；

④ 小组派代表与全体成员分享本组讨论情况；

⑤ 领导者总结。

实验一　团队全值契约

本章学习目标

➢　理解团队全值契约的意义。
➢　掌握团体活动进行的方法。

重点与难点

➢　讨论团队全值契约。
➢　活动体验，升华感受。

一、活动主题

讨论团队全值契约。

二、团体活动目标

团队全值契约是每个团队成员都应遵守的团队活动守则，也是进行团体活动的重要保障，因此，在进行团体活动之前，小组必须讨论形成本组的行为规范。并为大家共同遵守。

(1) 理解团队全值契约的意义。
(2) 掌握团体活动进行的方法。

三、团体活动对象与规模

大学生，40～50 人。

四、团体活动时间

2 小时。

五、团体性质

结构式、封闭式小组。

六、团体活动地点

空旷场地，如操场、团体心理辅导室或者班级教室，桌子、椅子等可以移动。

七、领导者条件

熟悉团体心理辅导的基本理论，具有一定带领团体的经验。

八、活动材料

8 开图画纸、水彩笔、双面胶、大胶带等。

九、设计意图

热身—分组—相识相知—开展主题活动—达到升华。

团体形成初期，应开展一些轻松的活动，使成员通过接触交流，建立信任关系，有助于成员在以后的活动中互相支持、协作。

十、团体辅导方案

(一)热身活动

1. "死党""铁哥们"

活动目的：感受团体心理成长的特殊氛围。

具体操作："今天的你与以前的你是不一样的，你今天心情愉快，积极乐观，让我们团体中的每个人都感受到今天这个不一样的你。请你面带微笑，和周围的人亲切地握握手，打个招呼。"指导者引导大家争取与尽量多的成员握握手。相互简单交流，比如说说自己的姓名、家乡，领导者喊停的时候，每个人必须握住一个人的手，两人结为"死党"，相互简单沟通、拥抱这一生一世的"铁哥们"。

"铁哥们".mp4

2. 分组：无家可归

活动目的：活跃气氛，体会在人际交往中积极主动的作用，促进在团体中进一步开放自己。

具体操作：马兰花，马兰花，风吹雨打都不怕，勤劳的人们在说话，请开几(三、四……个人随意)朵花。

"无家可归".mp4

注意听我的指令，我要求大家结成不同人数的小组，结成小组的同学要拉起手，不能多，也不能少，否则就算不成功。注意听：迅速结成 3 个人一个小组，迅速结成 5 个人一个小组，迅速结成 8 个人一个小组，迅速结成 10 个人一个小组(其中没有找到家的同学要提示他积极主动，至少不放弃两边的人)。

每一次都会出现无家可归者，这个或几个无家可归者，站在团体边上，并做一个动作，最后分组完成后，人数少的组可以认领无家可归者，无家可归者一定要谈谈离开团体的心情、体会。

3. 备选活动：无声排序

活动目的：促进团体成员的了解，学会交流。

具体操作：围圈，指导者宣布开始，成员之间不能使用语言，按照生日从大到小排成一列纵队，成员在团体中找到自己的位置。根据排序情况进行分组。

"无声排序".mp4

(二)主题活动

1. 滚雪球

活动目的：彼此相识，建立互动关系。

具体操作：给每位成员 3 分钟的时间，思考用最好记的方式介绍自己来自哪里、何种性格、喜欢什么、姓名以及个人愿意让对方了解的有关自我的资料。

"滚雪球".mp4

活动过程：当第一个人说完后，第二个人必须从第一个人开始讲起，第三个人一直到最后一人都必须从第一个人讲起，这样做可使全组注意力集中，相互之间有协助他人表达完整的意识，而且在多次重复中，不知不觉地记住了他人的信息。

例如：我是来自××，性格##，喜欢××的##。

2. 左右护法

活动目的：成员了解和记住彼此的名字，促进了解。

具体操作：围圈就座，选一人手执报纸卷成的"棒子"，指导者喊出一位成员的昵称，被叫者左右两侧的成员要马上站起来，否则由执棒者给予当头一棒，反复做，直到大家都熟悉彼此的名字。

"左右护法".mp4

3. 备选活动：棒打薄情郎

活动目的：尽快相识，增进团体凝聚力。

具体操作：初次聚会，全体成员围圈而坐，轮流介绍自己的名字、兴趣、出生年月等个人资料。每个人都专心去记其他成员的资料。然后站成一个圈子，选一个执棒者站在圈中间，由他面对的人开始大声叫出一个成员的姓名，执棒者马上跑到那个被叫的人面前。被叫的人马上再叫出另一个成员的姓名。如果叫不出来，就会受当头一棒。然后由他执棒。依此类推，直到大家互相熟悉姓名为止。如果一个人 3 次被打就必须出来表演，作为惩罚。

4. 讨论团队全值契约

活动目的：保证团体活动的顺利进行，促进良好团体氛围的形成。

具体操作：固定小组讨论本团体成员在参加团体活动过程中应该遵守哪些规则，各组派一人报告讨论结果，指导者将所有讨论结果汇总，最终形成本团体的活动契约，并请每位成员在活动契约上签字(见图 1-1、图 1-2)。

要求如下所述。

(1) 为本组起一个大家都认可的名称，团队名称要有意义，符合时代和大学生特点。

(2) 讨论团体成员应该遵循的团体契约，例如不迟到、不早退、不旷课、不相互指责、保密等。

(3) 每个成员都要在契约上签名、形成本组的口号。

(4) 每组派代表在全体成员面前讲解本组团队的主题。

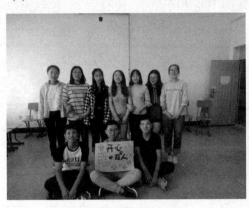

图 1-1　团队全值契约(1)　　　　图 1-2　团队全值契约(2)

5. 做爱心小天使

领导者准备卡片，全体成员每人拿到卡片后写上自己的姓名、电话号码。每个成员离开活动室后抽取一张，抽到自己的退回，抽到的这个人就是你一个学期需要默默关怀的人，但不能让对方察觉，期末团体课结束时，揭秘爱心小天使！

实验二　自我探索(一)

本章学习目标

➢ 认识自我。
➢ 接纳自我。

重点与难点

➢ 自我了解，并了解他人，学习接纳每个人的独特性。
➢ 对过去的我，现在的我，未来的我进行评估和展望。
➢ 活动体验，升华感受。

一、活动主题

认识自我。

二、团体活动目标

人最难的是认识自己，认识自我对于大学生来说，具有重要的意义。通过回顾大学生活当中的几个最，可以使学生能更好地审视自己的大学生活；通过小小动物园的活动，既可以促进同学们自我了解，也可以通过活动更好地了解他人，并学习接纳每个人的独特性；通过生命线的活动，可以对过去的我，现在的我，未来的我进行评估和展望。

(1) 认识自我。
(2) 接纳自我。

三、团体活动对象与规模

大学生，40～50 人。

四、团体活动时间

2 小时。

五、团体性质

结构式、封闭式小组。

六、团体活动地点

空旷场地，如操场、团体心理辅导室或者班级教室，桌子、椅子等可以移动。

七、领导者条件

熟悉团体心理辅导的基本理论，具有一定带领团体的经验。

八、活动材料

彩色卡片、纸、笔。

九、设计意图

热身—培养亲密感—敞开心扉—深入挖掘—评估展望。

十、团体辅导方案

(一)热身活动

1. 轻柔体操

活动目的：放松身体。

具体操作：成员排成一列，后面的成员将手搭在前一个成员的肩上，首尾相连组成一个圆圈。伴随舒缓的音乐，后面的成员要为前面的成员轻轻揉肩、捶背。尽量站紧密一些，然后由后面的成员给前面的成员按摩。

"轻柔体操".mp4

按摩肩部，口号：按按你的肩，平时不吸烟；按摩头部，口号：按按你的头，考研不用愁或学习不用愁；捶背，口号：捶捶你的背，平时早点睡或工资奖金翻一倍。成员向后转，重新进行上述活动。活动结束后，相邻的成员间要打招呼、问好，相互表示感谢。

2. 女皇朝坐

活动目的：训练成员间的亲密感，培养意志力。

具体操作：指导者让大家围成圆圈，尽量紧密，然后前面的人坐在后面的成员的膝盖上，坐好以后所有成员展开双臂向内倾斜45度，查10个数，然后向外倾斜45度，查10个数。所有成员坐好后展开双臂向前行走10步，要求同时迈左脚，然后同时迈右脚(见图2-1、图2-2)。

"女皇朝坐".mp4

3. 备选活动：动作模仿秀

活动目的：放松心情，减轻焦虑，活跃气氛。

具体操作：全体成员围成圆圈，指导者先带头做一个动作，要求成员不评价不思考，立即模仿做3遍。然后每个人依次做一个自己想出来的动作，大家一起模仿。无论什么动作都可以达到放松心情，消除紧张气氛的

"动作模仿秀".mp4

目的。有时，一些极富创造性的动作会引起大家愉快的笑声。

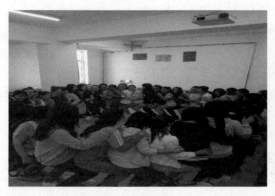 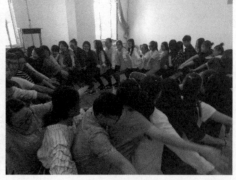

图2-1　女皇朝坐(1)　　　　　　　　　　图2-2　女皇朝坐(2)

(二)主题活动

1. 大学生活当中的几个最

活动目的：探索自我。

具体操作：成员在纸上分别写下大学生活当中的6个最，写好之后在组内分享。

最成功的：_____。

最失败的：_____。

最幸福的：_____。

最遗憾的：_____。

最感谢的：_____。

最希望的：_____。

2. 小小动物园

活动目的：促进成员的自我了解，并了解他人，学习接纳每个人的独特性。

活动准备：每人一支笔，一张彩色卡片。

具体操作：领导者将笔发给每一个成员，然后要求成员想一想，如果用一种动物代表自己，会选择哪种动物，思考一会，在卡片上画出此种动物。等所有成员画完后，同时出牌，先请每一个成员看一看在这个小小动物园里都有哪些动物，哪些与自己相似，哪些不同，你在这个动物园中的感受如何。然后，每个成员轮流介绍自己为什么选出这个动物代表自己。

3. 备选活动：自画像

活动目的：通过自画像，一方面向小组内其他成员介绍自己，另一方面，从潜意识层面加深成员的自我认识，并通过组内成员对画的添加，达到自我成长。

活动准备：1张图画纸，1盒彩色水笔或油画棒。

具体操作：指导者给每位成员发1张图画纸，每人或几个人合用1盒彩笔。

请成员围成一圈，闭上眼睛放松，在放松状态下，想象自己是什么样子。可以是抽象的、形象的、写实的、动物的、植物的，什么都可以，想象好以后睁开眼睛，把头脑中的图像画出来。

注意：这个自画像可以有标题，也可以无标题。若有标题，如《大学生活中的我》《我的梦》等。这种方法可以使成员发现隐藏在潜意识层面的自我，不知不觉中对自己做出评估和内省。所以，放松阶段非常重要。

画完后挂在墙上，开"画展"，让团体成员观看他人的画，不加评论。

欣赏完毕，以小组为单位，每个人介绍自己的画和自己的情况：姓名、年龄、教育背景、主要经历、兴趣爱好。每个人介绍完后，鼓励其他人提问，以更好地了解这个人，指导教师也可以提一些问题，帮助作画者更好地了解自己。

注意：小组成员在提问时可以提问"这是什么""这是在哪里""他们在干什么"，即 what/where/when/how，但不可以提问"为什么(why)"，在活动中不要贸然提过于深入的问题，尤其是一些敏感的问题，提这些问题会让有些人觉得不自在，有威胁感。分享者在不合适的情况下，对别人的提问可以不回答。

观察：作画者的自信程度、自我意识、情况状态、人际交往情况、面临的主要困惑等。

注意：若有个别成员进行自我剖析，建议指导教师巧妙地把他拉回到大多数人的定位上，继续下面的活动，在活动结束后可以安排个别面谈。

所有成员的画都分享完毕后，每位成员在画的背面写上名字，并把自己的画传给右手边那个人，请他人在尊重画者意愿的前提下，对画进行添加。注意，所添加的内容一定要让画看起来更和谐，更有希望和幸福感。这种活动本身对作画者是一个治疗的机会，尤其是在画画时对自己有过多负性情绪和不良认知的，但是这个步骤适合理解力比较好的成员(如大学生、成人等)，对理解力不够的成员，有可能添加了别人不需要的内容，或者没有尊重作者原意，对这样的活动对象，这一步可以省略。

右手边的人添加完后，接着应依次把画传给右手边的人，直到所有其他人都添加完，画传回作者自己手里为止。

拿到被别人添加了的画，成员自己端详画 2 分钟。然后请组内其他成员依次分享自己添加了什么，意图是什么。全部成员分享完后，请作者分享是否喜欢被修改以后的画，最喜欢的部分是哪些。(以往的经验：这部分完成后，作者绝大多数很惊喜，更喜欢被增添和谐、希望与力量以后的自画像，请喜欢被修改后的画的成员仔细盯着画 3 分钟，把画印在脑海里，这是绘画治疗的一部分。)

总结：自画像用非语言的形式将画者的内心投射出来，是一种独特的自我探索、自我分析和自我展示。这种方法可以使成员发现隐藏在潜意识层面的自我，不知不觉中对自己做出评估和内省。进一步分析成员为什么这样描绘自己的形象，可以帮助成员揭示出一些更深层次的自我概念。成员是否对自我感到模糊和不确定，难以下笔？是按自己心中的自我来描绘自己的吗？不同的表现方式，不同的心理活动，折射出复杂的自我意识。团体内的交流，可以促进成员深化自我认识，加深对他人的认识和理解。

4. 生命线

活动目的：对过去的我，现在的我，未来的我做评估和展望。

活动准备：1 张纸、1 支笔。

具体操作：团体领导者先说明练习的内容，然后让团体成员自行完成生命线的绘制，

10 分钟后大家一起分享交流。小组交流中，每个人都拿出自己的生命线给其他人看，边说边展示，注意自己和他人的内心反应。

生命线

_____

出生　　　　　　　　　　　　　　　　　　　　　　　预测死亡年龄

预测死亡年龄的依据：本人的健康状况，家族的健康状况；生活地域的平均寿命；找出今天的你的位置；写上今天的年龄；写上今天的日期；思考过去的我和未来的我。

列出过去影响你最大或令你最难忘的 3 件事：_____。

列出今后你最想做的 3 件事或最想实现的 3 个目标：_____。

实验三　自我探索(二)

本章学习目标

➢　了解自己的潜能。
➢　突破险境，走出圈外。

重点与难点

➢　突破险境。
➢　走出圈外。
➢　活动体验，升华感受。

一、活动主题

发现自我。

二、团体活动目标

协助个人了解困扰当前自己的一个问题，并尝试找出解决方法，成员在组内交流，通过成员的反馈和协助，对自己的问题更加清楚，更有信心解决问题。

(1)　了解自己的潜能。
(2)　突破险境、走出圈外。

三、团体活动对象与规模

大学生，40～50人。

四、团体活动时间

2小时。

五、团体性质

结构式、封闭式小组。

六、团体活动地点

空旷场地，如操场、团体心理辅导室或者班级教室，桌子、椅子等可以移动。

七、领导者条件

熟悉团体心理辅导的基本理论，具有一定带领团体的经验。

八、活动材料

纸、笔。

九、设计意图

热身—突破险境—走出圈外—达到升华。

十、团体辅导方案

(一)热身活动

1. 叉手

"叉手".mp4

活动目的：热身，认识行为的转变需要无数次实践的积累，导入团队训练内容。

具体操作：请小组成员按照平时的习惯双手交叉握在一起。注意看看自己的拇指和各个手指是怎样交叉的(是左手大拇指在上还是右手大拇指在上)。

然后请大家松手后再重新合拢。这次手指交叉的顺序要与上次正好相反(例如本来左手拇指在上的改为右手拇指在上)。向学员指出对于有些人来说，这个身体上的小小变动并不会引起任何问题，但是对于大多数人来讲，即使只是很轻微的身体变化，也会引起不自在的感觉。

相关讨论包括以下内容。

(1) 当手指采取与平时不同的习惯姿势时，你们有没有觉得异样或不自在？为什么？

(2) 你们是否同意"人都是不喜欢改变"的这个说法？如果同意，为什么？

(3) 为了减轻这种对改变的抵触情绪，我们应当采取什么样的技巧？(征集答案)

游戏继续，请你按照你所不习惯的叉手动作连续做 20 遍，而后请准备好最后再做一遍叉手动作(随便哪只手在上面)。请问，有多少人改变了刚才的叉手习惯？这说明了什么？(习惯是可以改变)怎样去改变？有意识地去练习——思想上的接受，行动上的参与。

2. 备选活动：字母造型

活动目的：探索身体的可能性。

具体操作：每个小组按照小组人数确定一个有意义的英文单词或词

"字母造型".mp4

组，然后用身体摆出字母造型，大写小写均可，摆完后由其他小组成员拼出，又快又好的小组获胜(见图3-1、图3-2)。

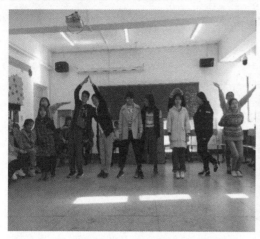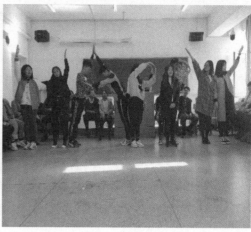

图3-1　字母造型(1)　　　　　　　　　图3-2　字母造型(2)

(二)主题活动

1. 突破险境

活动目的：协助个人了解当前困扰自己的一个问题，并尝试找出解决方法。

活动准备："突破险境"(见图3-3)练习纸每人一张。

第一幅	第二幅
第三幅	第四幅

图3-3　突破险境

具体操作：先做想象放松，让成员平静下来。发给用纸，请成员在第一幅画上画出此时此刻的心情和感受；第二幅画画目前个人一个最大的困扰；第三幅画画解决困扰的方法；第四幅画画如果解决了这个困扰，生活将会变得怎样。然后成员在组内交流，通过成员的反馈和协助，对自己的问题更加清楚，更有信心解决问题。

2. 走出圈外

活动目的：走出圈外。

具体操作：如图 3-4，在第一圈写上工作学习生涯当中你感到最开心、满足、快乐，但很少跟人说的一件事；在第二圈写上工作学习生涯当中你很不开心、很伤心、难过，但很少跟人说的一件事；在第三个圈内写上自己近期的工作或生活目标是什么？在最内的一个圈里，用三个形容词来概括你觉得最能代表自己的人格特质。最后小组分享讨论。

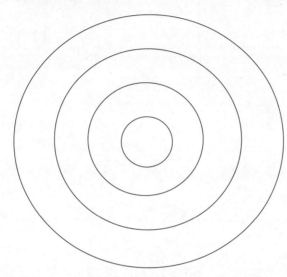

图 3-4　走出圈外

3. 备选活动：自我 SWOT 分析

活动目的：增强对自我的认识，了解自己的差距，从而找出指导自我学习的最佳方法。

具体操作：培训师给每位学员发一张自我 SWOT 分析图(见图 3-5)，让学员把自己的优势、劣势、机会及威胁填在 SWOT 分析图中，而后进入小组与小组的其他成员分享。

Strengths　优势	Weaknesses　劣势
Opportunities　机会	Threats　威胁

图 3-5　自我 SWOT 分析图

有关讨论：当你为自己做了 SWOT 分析之后，是否对自己的认识更加深刻了？

与小组的其他成员分享之后，是否对自己有了全新的认识？

总结：做 SWOT 分析可以评估自己的长处和短处，找出自己的职业机会和威胁。每个人都有自己独特的技能、天赋和能力。我们可能擅长于某一领域，而不是样样精通。通过列表，你可以找出自己不是很喜欢做的事情和你的弱势。找出你的短处与发现你的长处同等重要，因为你可以基于自己的长处和短处作两种选择；或者努力去改正常犯的错误，提高你的技能，或是放弃那些对你不擅长的技能要求的学习。找出机会和威胁，可以更好地去认识周围的环境，找出自己未来发展的方向。

实验四 自我探索(三)

本章学习目标

➢ 促进学生探索自己，深化自我认识。
➢ 找到自信。

重点与难点

➢ 深化自我认识。
➢ 活动体验，升华感受。

一、活动主题

深化自我认识。

二、团体活动目标

促进成员探索自己，深化自我认识，促进自我观察，了解和认识他人，从别人对自己的优点描述中找到自信。

(1) 促进学生探索自己，深化自我认识。
(2) 找到自信。

三、团体活动对象与规模

大学生，40～50 人。

四、团体活动时间

2 小时。

五、团体性质

结构式、封闭式小组。

六、团体活动地点

空旷场地，如操场、团体心理辅导室或者班级教室，桌子、椅子等可以移动。

七、领导者条件

熟悉团体心理辅导的基本理论，具有一定带领团体的经验。

八、活动材料

纸、彩笔、核桃。

九、设计意图

热身—深化自我认识—找到自信—升华感悟。

十、团体辅导方案

(一)热身活动

1. 松鼠与大树

"松鼠与大树".mp4

活动目的：活跃气氛，消除彼此之间拘束的感觉。

具体操作：三人为一组。二人扮大树，面向对方，伸出双手搭成一个圆圈；一人扮松鼠，并站在圆圈中间；没成对的同学发号施令，口令有 3 个。

第一个口令：喊"松鼠"，大树不动，扮演"松鼠"的人就必须离开原来的大树，重新选择其他大树；喊口令的同学扮演松鼠并插到大树当中，落单的人就要受到大家的惩罚。

第二个口令：喊"大树"，松鼠不动，扮演"大树"的人就必须离开原先的同伴重新组合成大树，并圈住松鼠，喊口令的同学同时快速扮演大树，落单的人要受到大家的惩罚。

第三个口令：喊"地震"，扮演大树和松鼠的人全部打散并重新组合，扮演大树的人可以做松鼠，扮演松鼠的人也可以做大树，喊口令的同学快速插入到队伍当中，落单的人同样要受到大家的惩罚。

大家在游戏中很投入，气氛非常热烈，谁也不想落单受惩罚。活动结束后大家分享着自己的感受，有的同学觉得竞争很激烈、感觉到压力，认为在人际交往中自己要主动，才会找到自己的位置，让别人了解你，才不会落单。还有的同学说面对问题和困难，要冷静沉着处理变化、分析变化、在看似混乱的状态下寻找规律，才能解决问题。

2. 备选活动：蜈蚣翻身

"蜈蚣翻身".mp4

活动目的：训练个人灵活度和团队合作精神。

具体操作：室内室外均可，场地要有足够的空间；每组人数以 8～12 人为宜。

规则：四组队员分别手拉手朝同一方向站立，每组第一个队员依次从第二和第三个队员、第三和第四个队员直到最后两个队员的拉手孔处钻过，后面的队员顺次跟上，直到最后一个队员翻身为止，期间不能有拉手断开的地方，所用时间最短的组别为胜。

具体步骤如下所述。

(1) 每个小组轮流进行游戏。

(2) 进行一轮后，根据用时多少评出优胜者。

(3) 交流活动的成败。

(4) 进行第二轮比赛。

(5) 再次进行交流。

(二)主题活动

1. 我的T恤衫

活动目的：促进成员探索自己，深化自我认识，促进自我观察，了解和认识他人。

活动准备：每人一份作业纸(T恤衫的正面和反面各一张)，彩色颜料和毛笔。

具体操作：领导者让成员想一想，如果让你为自己设计一件有特点的T恤衫(见图4-1)，你会选择怎样的图案，试着为自己"量体裁衣"，定做一件。等成员画完，贴在墙上，让成员自由观察。然后围在一起，请每个设计师讲自己的考虑，成员可以提出问题促进设计师进一步思考，比如：色彩、内容、构图等，想表达什么？想展现什么？前胸和后背是否一致等？常常会让设计师对自己有所领悟，增加自我了解。

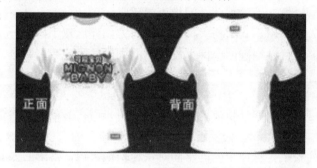

图4-1 我的T恤衫

2. 备选活动：我的核桃

活动目的：提高观察能力以及识别和接纳人和事物的独特性。

具体操作：每人一个核桃，让成员花10分钟认真观察自己的核桃，尽量调动一切感觉器官，先用眼睛观察，然后闭上眼睛，感觉核桃的触觉特征。10分钟后，将自己的核桃和别人的混在一起，看看每个人是否能找到自己的核桃。然后再次将成员的核桃混合，每个人闭着眼睛去找自己的核桃。找到和找不到都要讲原因。然后小组分享自己的核桃有哪些特点，你是怎样找到的？找到的感觉如何？找核桃的练习给你哪些启发？

3. 优点轰炸

活动目的：从别人对自己的优点描述中找到自信。

具体操作：小组内确定一个同学为轰炸目标，大家轮流指出其一个确实存在的优点，被轰炸的同学只需要认真地听，不用回答。注意体会被大家指出优点时的感受。

讨论：被大家指出优点时有何感受？是否有一些优点是自己以前没有意识到的？是否加强了对自身优点、长处的认识？指出别人的优点时你有何感受？

4. 备选活动：能量手

活动目的：找到自己的优点。

具体操作：把不同颜色的彩纸裁成 16 开大小，放在活动室的中央，让同学们上来取一张自己喜欢的彩纸。在彩纸的中央把自己的右手描画下来，在每个指尖的位置画下自己的 5 个优点，可以用任何形式来画，形象的、抽象的、动物的、植物的，什么都可以，只要是能代表自己优点的东西就可以，但是不可以用文字，只能用图画的方式。

生活到现在，自己取得了很多的成绩，除了自身的努力外，还有很多外界的力量在支持自己，帮助自己能更好地成功。那么在掌心的位置把这些帮助自己成功的力量画出来，也是用图画的方式来描述，不能使用文字。

小组成员都画好以后，放在小组的中央，小组的成员都可以看到自己小组成员的作品，只可以欣赏，不能评价。小组成员都画好以后，在小组内部进行分享，等每个同学都分享完以后，同学们都可以谈谈自己的感受。

充满能量和力量的右手就是我们的能量手，这幅图画要同学保存好。

5. 备选活动：生命的底色活动卡

活动目的：认识接纳自我和他人。

具体操作：每人写 20 句"我是一个**的人"。要求反映个人的特征，写完后固定小组内交流，任何人都抱着理解他人的心情，去认识团体内一个个独特的人。最后小组代表发言，团体分享感受。

(1) 我是一个＿＿＿＿＿＿＿＿＿＿＿＿＿＿＿＿＿＿ 的人。

(2) 我是一个＿＿＿＿＿＿＿＿＿＿＿＿＿＿＿＿＿＿ 的人。

(3) 我是一个＿＿＿＿＿＿＿＿＿＿＿＿＿＿＿＿＿＿ 的人。

(4) 我是一个＿＿＿＿＿＿＿＿＿＿＿＿＿＿＿＿＿＿ 的人。

(5) 我是一个＿＿＿＿＿＿＿＿＿＿＿＿＿＿＿＿＿＿ 的人。

(6) 我是一个＿＿＿＿＿＿＿＿＿＿＿＿＿＿＿＿＿＿ 的人。

(7) 我是一个＿＿＿＿＿＿＿＿＿＿＿＿＿＿＿＿＿＿ 的人。

(8) 我是一个＿＿＿＿＿＿＿＿＿＿＿＿＿＿＿＿＿＿ 的人。

(9) 我是一个＿＿＿＿＿＿＿＿＿＿＿＿＿＿＿＿＿＿ 的人。

(10) 我是一个＿＿＿＿＿＿＿＿＿＿＿＿＿＿＿＿＿ 的人。

(11) 我是一个＿＿＿＿＿＿＿＿＿＿＿＿＿＿＿＿＿ 的人。

(12) 我是一个＿＿＿＿＿＿＿＿＿＿＿＿＿＿＿＿＿ 的人。

(13) 我是一个＿＿＿＿＿＿＿＿＿＿＿＿＿＿＿＿＿ 的人。

(14) 我是一个＿＿＿＿＿＿＿＿＿＿＿＿＿＿＿＿＿ 的人。

(15) 我是一个＿＿＿＿＿＿＿＿＿＿＿＿＿＿＿＿＿ 的人。

(16) 我是一个＿＿＿＿＿＿＿＿＿＿＿＿＿＿＿＿＿ 的人。

(17) 我是一个＿＿＿＿＿＿＿＿＿＿＿＿＿＿＿＿＿ 的人。

(18) 我是一个＿＿＿＿＿＿＿＿＿＿＿＿＿＿＿＿＿ 的人。

(19) 我是一个＿＿＿＿＿＿＿＿＿＿＿＿＿＿＿＿＿ 的人。

(20) 我是一个＿＿＿＿＿＿＿＿＿＿＿＿＿＿＿＿＿ 的人。

实验五　团体凝聚力训练

本章学习目标

➢ 增强团体凝聚力。
➢ 体会集体的温暖，强调成员间互相合作的精神。
➢ 促进团体成员的归属感、集体荣誉感，凝聚起强大的合力。

重点与难点

➢ 团结协作。
➢ 活动体验，升华感受。

一、活动主题

团体凝聚力训练。

二、团体活动目标

团队协作竞技，主要为培养学员团结一致，密切合作，克服困难的团队精神；培养计划、组织、协调能力；培养服从指挥、一丝不苟的工作态度；增强队员间的相互信任和理解。

(1) 团队成员之间可以密切合作。
(2) 使团体成员感受团结的力量，体会集体的温暖，强调成员间互相合作的精神。
(3) 通过团体活动、沟通、交流、分享，增强团体成员的归属感、集体荣誉感，凝聚起强大的合力。

三、团体活动对象与规模

大学生，40～50人。

四、团体活动时间

3小时。

五、团体性质

结构式、封闭式小组。

六、团体活动地点

空旷场地。

七、领导者条件

熟悉团体心理辅导的基本理论，具有一定带领团体的经验。

八、活动材料

气球、报纸、大胶带、呼啦圈每组 1 个，指环每组 1 个，牙签每人 1 个，眼罩每组 3 个，口罩每组 1 个，绳子若干(用于捆绑双脚、双手)。

九、设计意图

热身—多角度团队协作竞技—达到升华。

十、团体辅导方案

(一)热身活动

1. 对跑比赛

活动目的：热身。

具体操作：班级分成两组，距离 29 米，各 1 名队员对跑，相遇后石头、剪子、布，输者返回本队，赢者跑到对方的队伍中，最后，哪个队全部跑到对方的一组为胜利者。

2. 备选活动：我们是最棒的团队

活动目的：诠释团队合作与协调的重要性，在组织中领导的重要性，鼓励创造性和探索精神，运用合理的判断及时进行决策，提升团队和个人的效益和效率。

"我们是最棒的团队".mp4

具体操作如下所述。

(1) 让所有参加游戏的人围成一圈，等待主持人喊游戏开始。

(2) 游戏开始后，每个人先双手拍你左面人的肩膀一下，并且喊"一"，然后拍你右面人的肩膀一下，并且喊"一"，然后再弯腰拍手一下，并且喊"我"。

(3) 再拍你左面人的肩膀两下，同时喊"一、二"，接下来拍你右面人的肩膀两下，同时喊"一、二"，然后再弯腰拍手两下，同时喊"我们"。

(4) 依此类推，拍 3 下喊"我们是"，到第 8 下喊完"我们是最棒的团队"后，举手攥拳喊"耶",并跳起来。

(5) 如果人数较多,可以 10 人一组,两组进行比赛。

(6) 用时最短者获胜,最后所有人围成一个大圈,挑战结束。

(二)主题活动

1. 合力吹气球

"合力吹气球".mp4

活动目的:通过合作,加深感情,体验归属感。

具体操作如下所述。

(1) 每组派出 6 人参与游戏,领导者请每组参加的成员抽签(嘴巴 1 人,手、脚各两人,气球 1 人)。

(2) 抽到嘴巴的必须借着抽到手的两人帮助来把气球给吹起(抽到嘴巴的人,不能用手自己吹起气球)。

(3) 气球吹满后,抽到脚的人抬起抽到气球的人去把气球给坐破;率先完成的即为胜利者。

2. 不落地气球

"不落地气球".mp4

活动目的:培养游戏者灵活性和协调性。

具体操作:气球也想来跳舞,让我们带它一起来跳舞吧!(用身体的任何部位顶气球,2 分钟内让气球在空中跳舞不掉下来)第二遍提出要求:音乐停止,让气球停在你的身体部位休息不掉下来,不能用手帮忙,保持时间最长的组即为胜利者。

3. 气球百足行

"气球百足行".mp4

活动目的:诠释团队合作与协调的重要性,在组织中领导的重要性。

具体操作如下所述。

(1) 每组排成一条直线,把充了气的气球放在前后两人胸与背之间(见图 5-1、图 5-2)。

(2) 于限定的时间内(20 分钟)完成指定路线(有障碍物),并拾取预先放置的物件。

(3) 最快完成的一组胜出。

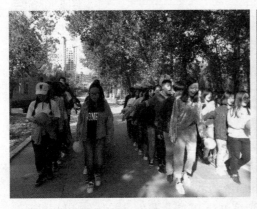
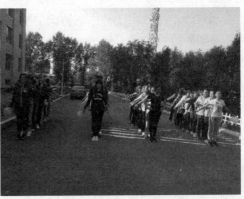

图 5-1　气球百足行(1)　　　　图 5-2　气球百足行(2)

4. 欢乐踩踩踩

活动目的：利用个人或集体对抗的方式，培养游戏者的灵活性。

具体操作：每个人两个气球以及橡皮筋，并请大家将气球吹好气后绑在小腿踝关节处。然后，将参赛者分成人数相等的两队，分散在规定的区域内。发令后，双方队员在保护好自己的气球不被对方踩破的前提下，千方百计地踩破对方队员的气球。以一方全部队员的气球被踩破为负，另一方为胜。

游戏规则：①只准踩气球，不得故意踩对方的脚。②不得故意用手推对方。③被踩爆气球者立即退出比赛。④跑出规定区域者视为气球已破，不得再参加比赛。⑤在游戏过程中，如果气球不小心漏气或是跑掉，一律当作被踩爆。

5. 无敌风火轮(车轮滚滚)

活动目的：本游戏主要为培养学员团结一致，密切合作，克服困难的团队精神；培养计划、组织、协调能力；培养服从指挥、一丝不苟的工作态度；增强队员间的相互信任和理解。

"无敌风火轮".mp4

道具要求：报纸、大胶带。

场地要求：一片空旷的大场地。

具体操作：12～15 人 1 组利用报纸和胶带制作 1 个可以容纳全体团队成员的封闭式大圆环，将圆环立起来全队成员站到圆环上边走边滚动大圆环(见图 5-3、图 5-4)。

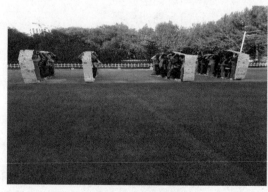
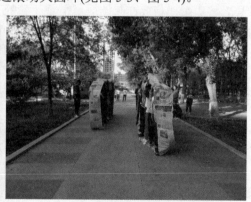

图 5-3　车轮滚滚(1)　　　　　　　图 5-4　车轮滚滚(2)

6. 备选活动：坐地起身

活动目的：提升合作能力，体验成功。

具体操作如下所述。

(1) 每组派出 4 位成员，围成一圈，背对背坐在地上。

(2) 在不用手撑地的情况下 4 人一起站起来。

"坐地起身".mp4

(3) 随后依次增加人数，每次增加两人，率先完成 10 人的即为胜利(如果人数少于 10 人，如 8 人，则所有小组完成 8 人即为胜利；如果人数多于 10 人，可都参与进来，体验游戏)，获胜组可获得一张纪念卡。

7. 备选活动：一圈到底

"一圈到底".mp4

活动目的：锻炼创新能力，提升团队协作能力，具备良好的心态和竞技能力，使学员彼此以非语言形式进行沟通，以高难度沟通形式完成低难度活动。

具体操作：所有学员手拉手围成一圈，用呼啦圈穿过所有人的身体回到原位。在活动过程中，不能以语言为沟通工具，只能依靠肢体语言和眼神进行沟通，相互拉着的手不能放开，也不能用手指去勾呼啦圈。计时，看最快用了多少时间完成。

(1) 将学员分为人数均等的两组，每组站成一个面向圆心的手拉手的圆。

(2) 为各组分发一个呼啦圈，并将其套在起点学员的手臂上，然后在不用手的情况下，将呼啦圈传递一圈回到起点，过程中只可以利用队友的身体传递呼啦圈。

(3) 各组可先练习 15 分钟。

(4) 共进行 3 轮比赛，取最佳成绩。

(5) 在第一轮比赛之后给每组 3 分钟的时间进行回顾总结再进行比赛。

8. 备选活动：戒指大冒险

"戒指大冒险".mp4

活动目的：提升团队协作能力。

具体操作：全体成员站着围成一个圈，领导者给每人发放 1 只牙签，然后随机抽取 1 名成员作为起始点，此时每个成员用嘴衔着 1 只牙签，领导者将 1 个戒指放在起始成员衔着牙签的另一端，成员们自己想办法将戒指用牙签传递给下 1 位成员，传递过程中要避免自己的牙签伤到别人，并且在传递过程中牙签不能掉落，否则重新开始。

9. 备选活动：鼓动人生

"鼓动人生".mp4

活动目的：团队高度协作。

具体操作：此项目又叫"击鼓颠球"(见图 5-5)，要求队员在保证安全的前提下，创造尽可能多的颠球记录；每人牵拉 1 根或两根鼓上的绳子将鼓支撑起来，然后将 1 个排球放在鼓面上，在大家的通力协作下，使鼓有节奏地平稳地把球连续地颠起，球颠起的高度不低于鼓面 20 厘米，在规定的时间内，球颠起的数量至少达到 30 个，过程中球不得落到鼓面以外的其他地方，否则重新开始计数。

可以引导成员在以下 10 个方面进行交流。

(1) 个人在团队中的作用，会影响到整个团队，所以我们都要进步。

(2) 团队出现问题时，每个人的态度，团队的情绪变化。个人要对自己的情绪进行控制，团队领导在这个时候要对团队进行激励，对团队的情绪进行调节。

(3) 鼓励远比批评有效！相互鼓励，建立信任关系，这样团队才会更和谐，更有凝聚力，运作起来也会更有效率。团队的智商往往就是取决于和谐程度。

(4) 出现问题时，不要先指责别人，首先要反思自己。有时候问题之所以会越解决越麻烦，就是因为大家并不是把精力放在解决问题或找方法上，而是在推卸责任或指责他人上了。

(5) 要将注意力集中在你的目标上。

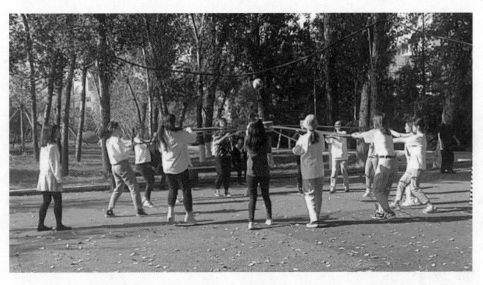

图 5-5 鼓动人生

(6) 如何减少内耗，形成合力，这是我们现在以及未来的领导者都需要面对的课题。

(7) 投入与收获是成正比的，自问一下是否全身心投入了。

(8) 鼓要平，心也要平，塑造平和面对的心态。 对自我以及团队心态、情绪的调整。

(9) 球在不断地变化，鼓也要不断地调整。不能用一成不变的方法去应对时刻在变化着的环境。

(10) 在一定的条件下，不能期望找到一个十全十美的方法，更关键的是，迅速确定一个较为合理的方法，才能保证一定的效率和结果。

实验六　人际交往能力训练

一、活动主题

人际交往能力训练。

二、团体活动目标

营造真诚、团结、温馨的气氛，使组员能够在良好的环境中，体会被尊重、被接纳的满足感以及团体中的归属感，在与其他组员交往的过程中，感受彼此之间的信任，学会倾听、理解他人，提高人际沟通技巧，改善与他人的交流方式，逐步提高自身的交往能力，构建和谐的人际关系。

(1) 协助成员提高人际沟通能力，掌握人际交往的基本技巧。

(2) 协助成员改善交流方式，发展良好的人际关系。

(3) 协助成员勇于和别人交往，体会交往的快乐。

三、团体活动对象与规模

大学生，40~50人。

四、团体活动时间

2小时。

五、团体性质

结构式、封闭式小组。

六、团体活动地点

空旷场地，如操场、团体心理辅导室或者班级教室，桌子、椅子等可以移动。

七、领导者条件

熟悉团体心理辅导的基本理论，具有一定带领团体的经验。

八、活动材料

图画、纸、笔、任务条，印发"最佳配图"，每人一份。

九、设计意图

热身—多角度人际交往训练—达到升华。

十、团体辅导方案

(一)热身活动

1. 爱在指尖

活动目的：在小组成员相互认识并初步了解的基础上，进一步扩大交往圈子，拓展相识面，营造活动气氛。

"爱在指尖".mp4

具体操作：将团体成员分成相等的两组，一组成员围成一个内圈，再让另一组成员站内圈同学的身后，围成一个外圈。内圈成员背向圆心，外圈同学面向圆心。即内外圈的成员两两相视而站。成员在领导者口令的指挥下，做出相应的动作。当领导者发出"手势"的口令时，每个成员向对方伸出1~4个手指：①伸出1个手指表示"我现在还不想认识你"；②伸出2个手指表示"我愿意初步认识你，并和你做个点头之交的朋友"；③伸出3个手指表示"我很高兴认识你，并想对你有进一步的了解，和你做个普通朋友"；④伸出4个手指表示"我很喜欢你，很想和你做好朋友，与你一起分享快乐和痛苦"。

当领导者发出"动作"的口令，成员应按下列规则做出相应的动作：①如果两人伸出的手指不一样，则站着不动，什么动作都不需要做；②如果两个人都是伸出1个手指，那么各自把脸转向自己的右边，并重重地跺一下脚；③如果两个人都是伸出2个手指，那么微笑着向对方点点头；④如果两个人都是伸出3个手指，就主动热情地握住对方的双手；⑤如果两个人都是伸出4个手指，则热情地拥抱对方。每做完一组"动作——手势"，外圈的成员就分别向右跨一步，和下一个成员相视而站，跟随领导者的口令做出相应的手势和动作。以此类推，直到外圈的同学和内圈的每位同学都完成了一组"动作——手势"为止。

领导者引导成员进行经验分享。

(1) 刚才自己做了几个动作？握手和拥抱的亲密动作各完成了几个？为什么能完成这么多(或为什么只完成了这么少)的亲密动作？

(2) 当你看到别人伸出的手指比你多时，你心中的感觉是怎样的？当你伸出的手指比别人多时，心里的感觉又是怎样的？

(3) 从这个游戏中你得到什么启示？

成员分小组进行讨论："人际交往中可以通过哪些方式来主动表达对他人的接纳、喜欢和肯定？"

领导者小结：与人主动交往的方式，如主动与人打招呼，主动帮助别人，主动关心别人，主动约别人一起出去玩，等等。在人际交往中，我们有一个共同的倾向——希望别人能承认自己的价值，支持自己，接纳自己，喜欢自己。但是任何人都不会无缘无故地喜欢我们、接纳我们。别人喜欢我们也是有前提的，那就是我们也要喜欢他们，承认他们的价值。也就是说人际交往中喜欢与讨厌、接近与疏远是相互的。一般而言，喜欢我们的人，我们才会去喜欢他，愿意接近我们的人，我们才会去接近他；而对于疏远、厌恶我们的人，我们也会疏远或厌恶他。因此在人际交往中，应遵循交互原则。对于交往的对象，我们应首先主动敞开心扉，接纳、肯定、支持、喜欢他们，保持在人际关系中的主动地位，这样别人才会接纳、肯定、支持、喜欢我们。

2. 备选活动："我说你画"

活动目的：了解倾听的重要性。

具体操作：团体成员自由组合，形成若干个两人小组，领导者给每组中的一名成员出示图画1，并确保另一名成员无法看到。然后请前者向后者描述图片的内容，后者根据前者的描述画出该图片。要求在描述的过程中，只能通过言语表达。不能用手比画。比比看哪一组画得又快又准。然后每组中的两个成员交换角色，领导者出示图画2，重复上述游戏。

领导者点评：人际沟通是一个双向的过程。有时候你所表达的并不一定就是别人所理解的，你所听到的未必就是别人想表达的。沟通并不是一件简单的事情，只有双方不断反馈、调节沟通方式，才能获得沟通的最佳效果。

(二)主题活动

1. 看我、听我、懂我

活动目的：帮助成员练习表达自己；协助成员体验不同反馈的心理感受，并使其了解真诚与倾听在人际沟通中的重要性。

具体操作：迷你实验——表达与反馈。

指导者说明今天先要做两个活动，把成员分成两组，甲方和乙方。

指导者向甲方和乙方分别说明他们的两个任务(见图6-1、图6-2)，此时不让对方知道要做什么。

活动开始，每次进行2分钟。

活动结束后，小组讨论下述问题。

甲方(1)当你向对方表达自己……时，若对方"不理睬、不作声"你感受如何？若对方"表示关心、亲切回答"，你的感受如何？

(2) 我们该用什么态度跟对方讲话？

乙方(1)请问在什么情况下你给对方的反馈是……

① "不理睬、不作声"，你的感受如何？

② "表示关心、亲切回答"，你的感受如何？

(2) 我们该用什么态度跟对方讲话？

总结：从以上的活动中，大家可以了解与人沟通时真诚与专注倾听的重要性，但专注倾听是需要学习的。

> 甲方任务内容：
> 　　1. 请你向对面的成员述说最近几天中，你感到最高兴或最兴奋的一件事，并说明事情的经过。
> 　　2. 请你向对面的成员述说最近几天中，你感到生气或非常愤怒的一件事，并说明事情发生的原因及经过。

图 6-1　甲方任务

> 乙方任务内容：
> 　　1. 请你向对面成员所说的话表示不理睬、不作声的表情或动作。
> 　　2. 请你仔细听对方所说的话，并针对他所叙述内容与他亲切交谈。

图 6-2　乙方任务

2. 话人人会说，巧妙各不相同

活动目的：使成员练习表达自己的方式；协助成员发展出适当的表达方式及对别人设身处地着想的能力。

具体操作：提供一情境，你交了一个新朋友，他很喜欢与你同进同出。然而，他却有个小毛病，喜欢迟到。每次你们约好去哪里时，都至少要等他半小时以上，致使你们常常赶不上看电影或球赛。今天你们约好了，由他来找你，他仍然迟到了 45 分钟。

让每位成员以短短几句话表达你见到他时，会有何反应？

听完所有成员的表达后，讨论哪位的表达方式不错，好在哪里。

总结：在表达自己时应注意表明，发生了什么事？我感觉如何？这件事对我的影响如何？这种方式可以用来帮助别人行为的改变，特别是因为他的某种行为导致他陷入人际交往的困境，而他自己却不自觉时，运用这种表达方式，给他坦诚的反应，有助于他了解自己并且改变自己。

3. 最佳配图(理解没有正确答案，只有价值观的不同)

活动目的：通过活动使成员学会"不妨听听别人的意见"，逐渐明确许多事情的答案是多元的，只是理解的角度不同而已。

具体操作如下所述。

(1) 主持人将"最佳配图"(见图 6-3)资料发给大家，每人一份。

(2) 请学生根据自己的理解，在 2 分钟内把 10 个图案作两两配对。

(3) 全班交流"最佳配图"，说出各自的理由。

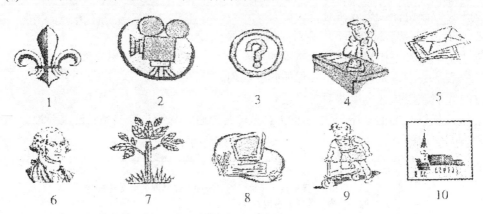

图 6-3　最佳配图

注意事项包括以下两点。

(1) 要求学生之间先不讨论，独立完成"最佳配图"。

(2) 在全班交流中，充分听取学生的不同意见，并将所有不同答案用不同颜色的线条汇总在一张图上，点评时一目了然。

4．"魅力测试站"

活动目的：协助成员认识在人际交往中受欢迎的人格特质。

具体操作如下所述。

(1) 领导者描述情景：你参加了一个夏令营，在这个夏令营里你结识了很多性格迥异的人，有真诚的、善解人意的、乐于助人的、体贴的、热情的、善良的、活泼开朗的、风趣幽默的、聪明能干的、自信的、心胸宽阔的、脾气古怪的、不友好的、饶舌的、自私自利的、自负傲慢的、虚伪的、恶毒的、不可信任的、性情暴躁的、孤僻的、冷漠的、固执的、心胸狭隘的等。

(2) 组织成员进行讨论：你最不愿意和哪 3 种人做朋友？最愿意和哪 3 种人做朋友？并简要地说明理由。请每位成员在心底对自己作一个评判(不需要说出来)，你认为自己最类似于以上哪两种人？优缺点各选一个。然后仔细倾听其他成员对此的评价，从而了解自己的性格在人际交往中的受欢迎程度。

(3) 领导者根据成员的发言，记录每种性格的魅力指数。最愿意和某 3 种人做朋友。那么根据喜欢程度的高低，这 3 种性格分别记+3、+2、+1 分；反之，最不愿意和某 3 种人做朋友，那么根据讨厌程度的高低，这 3 种性格分别记-3、-2、-1 分。所有成员发言结束后，计算每种性格的总分，得出该性格的人际魅力指数。

(4) 组织成员分组讨论"如何培养最受欢迎的 3 种性格"，以及"如何克服最不受欢迎的 3 种性格"。

5．"人际财富"

活动目的：了解自己的人际圈。

　　具体操作：给每个成员分发一张白纸，一支笔。然后请成员跟着领导者的指导语和示范，绘制自己的人际财富图。

　　(1) 首先在白纸的中央画一个实心圆点代表自己。

　　(2) 以这个实心圆点为中心，画 3 个半径不等的同心圆，代表 3 种人际财富或者人际圈。同心圆内任意一点到中心的距离表示心理距离。将亲朋好友的名字写在图上，名字越靠近中心圆点，表明他与你的关系越亲密。

　　(3) 写在最小同心圆内的属于你的"一级人际财富"。你们彼此相爱，你愿意让对方走进自己心灵的最深处。分享你内心的秘密、痛苦和快乐。这样的人际财富不多，却是你最大的心灵慰藉，也是你生命中最重要的成长力量。

　　(4) 写在第二大同心圆内的是你的"二级人际财富"。你们彼此关心，时常聚在一起聊天戏耍，一起分享快乐，一起努力奋斗。虽然你们之间有些秘密是无法分享的，但这类朋友让你时常感到人生的温馨。

　　(5) 写在最大一个同心圆内的属于你的"三级人际财富"。这些朋友，可以是平时见面打个招呼，但是需要帮助时也愿意尽力帮忙的朋友；可以是曾经比较亲密但渐渐疏远，却仍然在你心中占有一席之地的朋友；也可以是平时难得见面，却不会忘记在逢年过节问候一声的朋友。

　　(6) 同心圆外的空白处代表你的"潜在人际财富"。尽量搜索你的记忆系统，把那些虽然比较疏远但仍属于你的人际财富的人的名字写下来。

　　领导者引导成员进行思考和分享：一般而言，一个成年人需要与大约 120 人维持不同程度的人际关系，其中包括 2～50 人心理关系比较密切的人。如果人际关系过疏或过密，都容易引发个体的心理问题，或孤独无助，或自我迷失。你的人际关系现状如何？是否合适？你认为是自己身上什么性格品质给你带来了好人缘？或者如果你的人缘不太好是什么原因导致的？试着一边整理自己的人际财富，一边反思自己在人际交往中所体现出来的性格特点(比如是否因一时愤怒的情绪而失去了曾经的知己；是否因太以自我为中心忽略他人的感受而被周围的朋友渐渐疏远)，找出自己需要继续发扬和改进的地方。

　　小结：领导者鼓励成员在日常生活中虚心听取他人对自己的评价和反馈，了解自己在人际交往中的受欢迎程度，分析其中的原因，然后积极发展受欢迎的性格特点。

实验七　性格优势训练

本章学习目标

➢　了解自己，找出自己的性格优势并欣赏之，在生活中善加利用自己的性格优势。
➢　学习欣赏别人的性格优势，促进相互肯定与接纳。
➢　培养乐观的态度和积极的情绪。

重点与难点

➢　找出自己的性格优势。
➢　学会善加利用自己的性格优势。

一、活动主题

性格优势训练——我真的很不错。

二、团体活动目标

发现和善用这些性格优势，进行有意义的活动，人就会产生愉快的情绪。因此，在日常生活中认识自己的性格优势，或者通过良好的干预方法强化性格优势，对人们建立正面的态度和快乐的生活非常有帮助。

(1) 进一步了解自己，找出自己的性格优势并欣赏之，在生活中善加利用自己的性格优势。

(2) 学习欣赏别人的性格优势，促进相互肯定与接纳。

(3) 培养乐观的态度和积极的情绪，以及良好的人际关系，提升人际交往的能力。

三、团体活动对象与规模

大学生，40～50人。

四、团体活动时间

2小时。

五、团体性质

结构式、封闭式小组。

六、团体活动地点

空旷场地，如操场、团体心理辅导室或者班级教室，桌子、椅子等可以移动。

七、领导者条件

熟悉团体心理辅导的基本理论，具有一定带领团体的经验。

八、活动材料

水彩笔、练习用纸等。

九、设计意图

热身—横断面发现自己的性格优势—纵向发掘自己经历过的成功经验—找到自己的性格优势并善加利用—提升自我肯定，强化自信心。

十、团体辅导方案

(一)热身活动

1. 性格优势自我介绍

活动目的：学习发现别人的优点并欣赏之，促进相互肯定与接纳。

具体操作如下所述。

(1) 成员间两两一组，进行性格优势的自我介绍，每人向对方介绍自己 3 个优势，并具体说说能体现这些优势的事件。

(2) 4 人一组，相互夸夸。向新加入的成员夸夸自己搭档的 3 个性格优势。

(3) 8 人一组，优势糖葫芦串。将整组成员的性格优势串起来。

2. 备选活动：相似圈

活动目的：找到自我支持的资源，建立安全的氛围；培养小组氛围，建立团体工作的基础。

具体操作：全体成员站在一个圆圈里，然后由任意一个人提出一个对全体成员好奇的问题"谁和我一样，++"，所有和他相似的人向前迈一步，形成一个相似圈，互相击掌或者拥抱，然后站回大圈。下一个成员继续发问，直到每一个成员都会有机会问彼此好奇的问题。

"相似圈".mp4

(二)主题活动

1. 天生我才

活动目的：横断面发现自己的性格优势。

具体操作：完成下面的问题，并在组内分享。

我最欣赏自己的外表是：＿＿＿＿＿＿＿＿＿＿＿＿＿＿＿＿＿。

我最欣赏自己的性格是：＿＿＿＿＿＿＿＿＿＿＿＿＿＿＿＿＿。

我最欣赏自己对家人的态度是：＿＿＿＿＿＿＿＿＿＿＿＿＿＿。

我最欣赏自己对朋友的态度是：＿＿＿＿＿＿＿＿＿＿＿＿＿。

我最欣赏自己对学习的态度是：＿＿＿＿＿＿＿＿＿＿＿＿＿。

我最欣赏自己做事的态度是：＿＿＿＿＿＿＿＿＿＿＿＿＿＿。

我最欣赏自己从困难中崛起的经历是：＿＿＿＿＿＿＿＿＿＿＿。

我最欣赏自己的一次成功经验是：＿＿＿＿＿＿＿＿＿＿＿＿。

2. 让我自豪

活动目的：纵向发掘自己经历过的成功经验。

具体操作：请填写 3 件不同年代你引以为豪的事件(见表 7-1)。

表 7-1　让我自豪

年　代	事　件	自　豪　感
小学		
初中		
高中		
大学		

3. 心中的天使

活动目的：找到自己的性格优势并善加利用。

具体操作如下所述。

(1) 找出自己显著的 5 个性格优势填到图 7-1 中。

(2) 请思考在生活中如何善加利用这些性格优势。

(3) 每种性格优势至少想出 1～2 种运用和发挥它的点子。

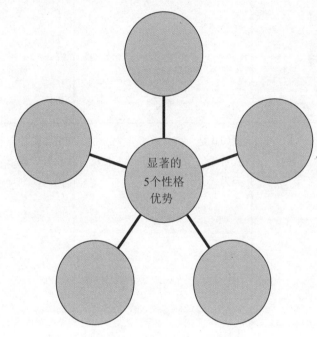

图 7-1　正面形容词一览表

4. 理想的我

活动目的：从隐喻中了解自己对未来的期望。

具体操作：完成表 7-2，并在组内分享。

表7-2　理想的我

假如我是一种动物， 我希望是_____， 因为_____	假如我是一种花， 我希望是_____， 因为_____	假如我是一棵树， 我希望是_____， 因为_____
假如我是一种食物， 我希望是_____， 因为_____	假如我是一种交通工具， 我希望是_____， 因为_____	假如我是一个电视节目， 我希望是_____， 因为_____
假如我是一部电影， 我希望是_____， 因为_____	假如我是一种乐器， 我希望是_____， 因为_____	假如我是一种颜色， 我希望是_____， 因为_____

假如我有万能的力量，我希望_____，因为_____

实验八 创造力训练

一、活动主题

创造力训练。

二、团体活动目标

让团队成员在执行团队任务中发挥创意，并且让每组组员都能扮演各自的角色，为完成团队任务做出贡献。让团队的成员们认识到参与的重要性。

(1) 体现小组成员的创造力及团队精神。
(2) 让学员体会在团队活动过程中，每位队员所应该扮演的角色及团队创意的产生。

三、团体活动对象与规模

大学生，40～50 人。

四、团体活动时间

2 小时。

五、团体性质

结构式、封闭式小组。

六、团体活动地点

空旷场地，如操场、团体心理辅导室或者班级教室，桌子、椅子等可以移动。

七、领导者条件

熟悉团体心理辅导的基本理论，具有一定带领团体的经验。

八、活动材料

回形针、可移动的桌椅、每队 1 把剪刀、1 张普通 A4 纸、每组 1 个生鸡蛋、4 个纸杯、1 双筷子、长吸管和短吸管各两根、两只气球、几根皮筋、几张彩纸、几支彩笔、1 瓶胶水。

九、设计意图

热身—多角度创造力训练—达到升华。

十、团体辅导方案

(一)热身活动

1. 开火车

"开火车".mp4

活动目的：可以增进人与人之间的感情，而且可以利用让他或她"开火车"的机会传情达意、眉目传情。

具体操作：在开始之前，每个人说出一个地名，代表自己。但是地点不能重复。游戏开始后，假设你来自北京，而另一个人来自上海，你就要说："开呀开呀开火车，北京的火车就要开。"大家一起问："往哪开？"你说："上海开"。代表上海的那个人就要马上反应接着说："上海的火车就要开。"然后大家一起问："往哪开？"再由这个人选择另外的游戏对象，说："某某地方开。"如果对方稍有迟疑，没有反应过来就输了。

2. 备选活动：齐心协力飞起来

活动目的：团队精神表现，拉近小组成员之间的心理距离。

具体操作：每组 10 个人分成两队，其中一队要让另一队全身离地，还要绕场 3 圈，而且要求下面的同学要连在一起，齐心协力飞起来，要求各组能够转起来。各组成功之后比一比，看哪个小组有创新。

背、抬、提、踩，可以鼓励学生想出更多的办法，椅子等道具也可以派上用场，每一次成功，都应报以热烈的掌声。

(二)主题活动

1. 沙漠奇案

活动目的：训练创造力。
具体操作如下所述。
(1) 由培训师交代案情，学员通过问封闭性问题的方式去判断案情的起因。
(2) 培训师只负责学员的问题，但只能说"是"或"不是"。

(3)　计时间，20 分钟之内完成。

案情：一个男人，在沙漠当中一丝不挂躺着，死了，周围没有痕迹。

故事的起因：一对夫妇乘坐热气球在一望无际的沙漠当中探险，不幸在途中热气球燃料不足，需要减轻热气球的重量。夫妇想尽办法，将一切可以扔的东西都扔掉，甚至包括衣服，但是这仍不能解决问题。最后，丈夫为了他心爱的妻子能够逃出沙漠，就舍弃了自己的生命，跳下热气球在沙漠中身亡。

2. 备选活动：水草

活动目的：训练创造力。

具体操作如下所述。

(1)　由培训师交代案情，学员通过问封闭性问题的方式去判断案情的起因。

(2)　培训师只负责学员的问题，但只能说"是"或"不是"。

(3)　计时间，20 分钟之内完成。

案情：一个男人，走到湖边的一个小木屋，同一个陌生人交谈以后，就跳到湖里死了。

故事的起因：在一个夏夜的湖边，一对热恋男女谈情说爱，由于夏夜炎热，男人去买饮料解渴，留下小姐在湖边等。结果 15 分钟之后，等男人回来之后，发现小姐已经不在原来的地方，于是这个男人在湖的周围大声呼唤她爱人的名字，没有人回应。时间一分一秒过去，男人越想越担心，一种不祥的预感已经笼罩在他的心头。"扑通"一声，男人跳进湖里，在湖里寻找爱人的足迹，他在湖底摸索了许久，什么也没有发现，除了一些像水草一样的东西，因担心水草会有危险，所以，就放弃了湖底寻找，上岸之后，男人沿着湖边到处寻找。夜深了，人静了，男人拖着疲惫的身体继续沿着湖边寻找。这时他看到湖边有一个亮着灯的小木屋，于是敲门，开门的是一位陌生的老大爷。

"老大爷，你有没有看到一位长头发，穿红色裙子的女孩？"

"没有。"

男人仍不放过一线希望，把爱人失踪的遭遇包括在湖里寻找的经过一五一十地告诉了陌生人。

"我是这个湖的看守员，这个湖里几十年来一直都没有生长过一根水草。"

原来，男人在湖里摸到的不是水草，而是她爱人的长发。于是，男人跳到湖里殉情了。

3. 头脑风暴

活动目的：给学员练习创造性解决问题的机会。

具体操作如下所述。

(1)　调查研究表明，创造力可以通过简单、实际的练习培养。可很多的时候，创新的想法往往被诸如"这个我们去年就已经试过了"或"我们一直就是这么做的"的想法扼杀。为了让参与者发挥与生俱来的创造力，需进行头脑风暴的演练。

头脑风暴的基本准则如下所述。

①　不允许有任何批评意见；

②　欢迎异想天开(想法越离奇越好)；

③　要求的是数量而不是质量；

④　寻求各种想法的组合和改进。

(2) 将全体人员分成每组 4~6 人的若干小组。他们的任务是在 60 秒内尽可能多地想出回形针的用途(也可以采用其他物品或题目)。每组指定 1 人负责记录想法的数量，而不是想法本身。

(3) 1 分钟之后，请各组汇报他们所想到的主意的数量，然后举出其中"疯狂的"或"激进的"主意。有时，一些"傻"念头往往会被证实是有意义的。

讨论：在进行头脑风暴时你有什么顾虑？

你认为头脑风暴最适合于解决哪些问题？

在学习或工作中哪些时候可以利用头脑风暴？

4. 穿越 A4 纸

活动目的：打破固有的传统思维，将可用的有限资源的利用扩大化。培训团队的沟通交流和团结协作能力。培养团队对细节和小处的注重和把握能力。

活动材料：每队一把剪刀、一张普通 A4 纸。

具体操作：在只拥有一把剪刀的情况下，如何让整个团队都穿过这张不大的 A4 纸？要求所有队员都要穿过这张 A4 纸，而且纸张不能撕成两半，否则就算作是失败！这就可以考察队员们如何在现有的条件下，将纸张变成最大的纸圈，让队员都能够成功通过！

5. 高空飞蛋

活动目的：体现小组成员的创造力及团队精神。

具体操作：用一个生鸡蛋和其他几种简单的材料做成一个"飞行器"，哪个小组的"飞行器"飞得最远而且不碎就是胜利者。

材料：1 个生鸡蛋，4 个纸杯，1 双筷子，长吸管和短吸管各两根，两只气球，几根皮筋，几张彩纸和几支彩笔，一把剪刀和一瓶胶水。

游戏要求：每个小组除了要用这些材料做一个鸡蛋飞行器外，还要制作一面彩旗，用来标记"飞行器"落地时的位置，并要求在 1 小时内完成全部任务。

补充材料——学员常见做法。

小组开始比赛后，小组学员可能进行分工，有的负责制作"飞行器"，有的负责制作小旗子。

负责制作"飞行器"的同学们进行了热烈的讨论，然后综合集体的意见，选出了一个"最优"的方案。

方案确定后，小组内会选出一个负责人，负责项目的"施工"。

做法是把纸杯用来作"飞行器"的主体，用气球来保护鸡蛋，几根吸管做支架，并用皮筋固定。

比赛的结果往往会出人意料：多数小组的"飞行器"飞得很远，但是鸡蛋却碎了，这和我们当初总是担心"飞行器"飞不远的结果正好相反，游戏结束后，教练的总结应该使大家认识到"飞行器"的安全性和飞行的距离都非常重要，如果要论先后的话，安全性应该排在第一位，其次才是飞行的距离。"飞得再远，鸡蛋碎了成绩还是零。"

然后进行有关讨论。

你们组的创意是怎么得来的？

在小组合作过程中大家的协调程度如何？

实验九　家庭探索

本章学习目标

➢　认识家庭中的自我。

➢　认识原生家庭。

重点与难点

➢　了解家庭对自己的影响。

➢　对个性形成有明确的认识。

➢　活动体验，升华感受。

一、活动主题

家庭探索。

二、团体活动目标

全面认识家庭中的自我，促进成员清晰了解家庭对自己的影响，对自己的个性特征形成更明确的认识，并且从原生家庭习作中，能够更好地认识家庭对每个人个性形成的影响。

(1)　认识家庭中的自我。

(2)　认识原生家庭。

三、团体活动对象与规模

大学生，40～50 人。

四、团体活动时间

2 小时。

五、团体性质

结构式、封闭式小组。

六、团体活动地点

空旷场地，如操场、团体心理辅导室或者班级教室，桌子、椅子等可以移动。

七、领导者条件

熟悉团体心理辅导的基本理论，具有一定带领团体的经验。

八、活动材料

纸、笔。

九、设计意图

热身—家庭关系中的我—原生家庭习作—达到升华。

十、团体辅导方案

(一)热身活动

1. 闯关突围

活动目的：体会团队合作与竞争，感受团队动力。同时体会只要坚持下去，主动出击，没有解决不了的问题。

"闯关".mp4　　　　"突围".mp4

具体操作如下所述。

(1) 8～10位同学手拉手，时而顺时针转，时而逆时针转。

(2) 圈外有一人想方设法闯关(可钻可跳)到圈内，即"闯关"，圈内有一人想方设法闯关(可钻可跳)到圈外，即"突围"。

(3) 总结体验此游戏的感受，学生在进不去或出不来的游戏过程中，应体验到人际关系不好的感觉。

2. 备选活动：挤香油

活动目的：放松减压，活跃气氛；增加身体接触，尤其适用于有创伤的个体。

具体操作：所有成员排成一排，左肩在外，靠着一面墙，两边的人往中间挤，被挤出来的人接着从两边再加入往中间挤。

"挤香油".mp4

注意：这个活动有一定危险性，注意安全。

(二)主题活动

1. 家庭关系中的我

活动目的：全面认识家庭中的自我，促进成员清晰了解家庭对自己的影响，对自己的个性特征形成更明确的认识。

具体操作：成员各自填写表 9-1。指导者注意观察，填写的过程会反映出不同的心态。填完后固定小组内交流。指导者要特别注意：成员对哪一个人的看法最重视？为什么？最难填写的是什么？为什么有人填不出来？

表 9-1　家庭关系中的我

爸爸眼中的我	兄弟姐妹眼中的我	老师眼中的我	自己眼中的家庭中的我
妈妈眼中的我	恋人眼中的我	同学眼中的我	理想家庭中的我

2. 原生家庭习作

活动目的：探索原生家庭对自己的影响。

具体操作如下所述。

A：请写 3 点你欣赏他们的地方和 3 点你不欣赏的地方。这些人物必须是与你同住或至少是多年照顾你的。你对他们的印象是你在 18 岁以前的。

欣赏的　　　　　　　　　　　　　　　不欣赏的

祖父＿＿＿＿＿＿＿＿＿＿＿＿　　　　＿＿＿＿＿＿＿＿＿＿＿＿

祖母＿＿＿＿＿＿＿＿＿＿＿＿　　　　＿＿＿＿＿＿＿＿＿＿＿＿

外祖父＿＿＿＿＿＿＿＿＿＿＿　　　　＿＿＿＿＿＿＿＿＿＿＿＿

外祖母＿＿＿＿＿＿＿＿＿＿＿　　　　＿＿＿＿＿＿＿＿＿＿＿＿

爸爸＿＿＿＿＿＿＿＿＿＿＿＿　　　　＿＿＿＿＿＿＿＿＿＿＿＿

妈妈＿＿＿＿＿＿＿＿＿＿＿＿　　　　＿＿＿＿＿＿＿＿＿＿＿＿

B：我的发现

＿＿＿＿＿＿＿＿＿＿＿＿＿＿＿＿＿＿＿＿＿＿＿＿＿＿＿＿＿＿。

C：小组交流分享。

D：我的再发现。

除了亲人或恋人以外，我有可信任、支持自己的人吗？请列出。

在同组成员中，写下一项我欣赏他(她)的地方。

我想感谢成员最近发生的一件事。

实验十　时间与压力探索

本章学习目标

➢ 会规划管理自己的时间。
➢ 理解压力的来源。

重点与难点

➢ 规划管理时间。
➢ 压力调查。
➢ 活动体验，升华感受。

一、活动主题

时间管理、压力缓解。

二、团体活动目标

团体合作，靠集体的力量解决困难，让学生体会团队支持对个人的意义和重要性。并学会规划管理自己的时间，找出压力的来源，通过我生命中最重要的 5 样，按图索骥，缓解压力。

(1) 会规划管理自己的时间。
(2) 理解压力的来源。
(3) 了解自己生命中最重要的 5 样。

三、团体活动对象与规模

大学生，40～50 人。

四、团体活动时间

2 小时。

五、团体性质

结构式、封闭式小组。

六、团体活动地点

空旷场地，如操场、团体心理辅导室或者班级教室，桌子、椅子等可以移动。

七、领导者条件

熟悉团体心理辅导的基本理论，具有一定带领团体的经验。

八、活动材料

纸、笔。

九、设计意图

体会团体支持—学会时间管理—找到压力来源—缓解压力。

十、团体辅导方案

(一)热身活动

1. 解开千千结(解人绳)

"解开千千结".mp4

活动目的：让学生体会只要想办法，问题总是可以解决的，学会主动去解自己情绪情感方面的结。团体合作，靠集体的力量解决困难，体会团队支持对个人的意义和重要性。

活动准备：宽敞的空间。每组 10 人，可增加到十几人。

具体操作如下所述。

(1) 全组手拉手站成一个圆圈。请记住你的左手是谁，右手是谁。

(2) 松开手，自由地在这个组范围内走动，最好和原来挨着的人分开。

(3) 当领导者喊"停"的时候，不管是什么姿势，请你站在原地不动。

(4) 好，现在请你伸出左手去拉住原来站在你左边的朋友，再伸出右手拉住原来站在你右边的朋友。

(5) 当所有的手都拉起来以后，我们形成一个结。现在开始解结，恢复刚才的圆圈，注意，在解结的时候任何人不可以松开手，但可以钻、跨、绕。

(6) 练习需要成员有耐心，互相配合，齐心协力。当排除困难、解决问题时，请成员分享活动的感受。

领导者总结：①没有解不开的结，只有不愿解的结，希望我们在生活中能主动解开情感之结。②团队协作重要性等。(注意：成员可能会分享很多种答案，只要合理就可以，在总结时都可以用上)成员常常会主动谈及对团体互助等感受，体会和确认团体合作的重要性。(生活就是一团麻，总有解不开的小疙瘩，确实有个死结解不开，有的时候能碰到，根据数学的点集拓扑学原理，这是正常的，有的矛盾确实解不开，这辈子要回避的，这样你的人生似乎会更精彩。)

2. 备选活动：争分夺秒

活动目的：使场内气氛先热起来，增进成员间的互动。

具体操作如下所述。

(1) 男生代表 10 分钟，女生代表 5 分钟。

(2) 领导者说出一个时间，男女生要组成其所说的时间。

(3) 没有找到成员一起组成一个时间的有相应的惩罚。

(4) 在活动结束后，领导者可以选个别成功组合的成员上台分享。

分享方向如下所述。

(1) 你认为你没有找到成员与自己组成时间的原因是什么呢？

(2) 我们这个活动叫"争分夺秒"，你平时的时间利用是怎样的呢？

(3) 当你们成功组合成领导者所说的时间时，你的感受是怎样的？在生活中，你是否也有过这样的感受？

(二)主题活动

1. 时间馅饼

活动目的：让同学们更加直观地了解自己当前时间分配中所存在的问题，并加以思考，作出合理的调整。

具体操作：时间都去哪了？如何规划自己的闲暇时间？为什么？(闲暇时间是指个人不受其他条件限制，完全根据自己的意愿去利用或消磨的时间。)如何规划自己的学术生涯(如何读书)？为什么？

请在空白处画两个圆(见图 10-1)。一大圈代表一天 24 小时，请按你自己现在一天生活的平均活动状况，在圈内画出比例图。如：自己一天需睡眠 8 小时，则圈内的 1/3 即为睡眠占据，其余继续以自己的活动状况填入馅饼内。吃饭的时间、看书学习的时间、社会活动的时间、个人卫生的时间、朋友聚会的时间、休闲娱乐的时间、上网的时间、睡觉的时间、运动锻炼的时间等。

在另一圈内画出你希望的比例图。比较一下有什么区别，你打算怎样改善？

学会规划管理自己的时间。分享练习后的心得。

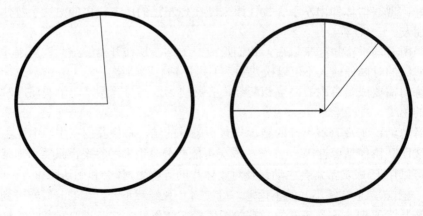

图 10-1　时间馅饼

2. 备选活动：时间四象限

活动目的：领导者讲解时间四象限的有关内容，使成员们懂得时间四象限的使用，懂得时间的合理分配的方法。

具体操作如下所述。

(1) 列出自己完成的作业——记下 20 件上一周内完成的事情。

(2) 按自己的方式分配做这些事情的先后顺序，在组内分享这样安排的原因。

(3) 领导者介绍"时间四象限"的使用方法。

(4) 画出四象限，成员们将这些事情填在表中的四个象限中(见表 10-1)。

表 10-1　时间四象限

	紧 急	不紧急
重 要	A	B
不重要	C	D

(5) 完成后在小组内分享。

分享方向：在学习"时间四象限"之前，你是怎么排列做这 20 件事情的先后顺序的？哪些活动你现在可以不予考虑或交给别人做？

你怎么定义这四个象限的内容？(紧急且重要、重要但不紧急、紧急但不重要、不重要且不紧急)

看到这 20 件事情被分配到这四个象限之后你的感受是什么？

通过这个活动你得到什么启示？

四个象限的具体分析。

第一象限是重要又紧急的事。

举例：诸如应付难缠的客户、准时完成工作、住院开刀等。

这是考验我们的经验、判断力的时刻，也是可以用心耕耘的园地。如果荒废了，我们很可能会变成行尸走肉。但我们也不能忘记，很多重要的事都是因为一拖再拖或事前准备不足，而变成迫在眉睫的事。

该象限的本质是缺乏有效的工作计划导致本处于"重要但不紧急"第二象限的事情转变过来的，这也是传统思维状态下管理者的通常状态，就是"忙"。

第二象限是重要但不紧急的事。

举例：主要是与生活品质有关，包括长期的规划、问题的发掘与预防、参加培训、向上级提出问题处理的建议等事项。

荒废这个领域将使第一象限日益扩大，使我们承受更大的压力，在危机中疲于应付。反之，多投入一些时间在这个领域有利于提高实践能力，缩小第一象限的范围。做好事先的规划、准备与预防措施，很多急事将无从产生。这个领域的事情不会对我们造成催促力量，所以必须主动去做，这是发挥个人领导力的领域。

这更是传统低效管理者与高效卓越管理者的重要区别标志，建议管理者要把 80%的精力投入到该象限的工作，以使第一象限的"急"事无限变少，不再瞎"忙"。

第三象限是紧急但不重要的事。

举例：电话、会议、突来访客都属于这一类。

表面看似第一象限，因为迫切的呼声会让我们产生"这件事很重要"的错觉——实际上就算重要也是对别人而言。我们花很多时间在这个里面打转，自以为是在第一象限，其实不过是在满足别人的期望与标准。

第四象限属于不紧急也不重要的事。

举例：阅读令人上瘾的无聊小说、观看毫无内容的电视节目、办公室聊天等。

简而言之就是浪费生命，所以根本不值得花半点时间在这个象限。但我们往往在一、三象限来回奔走，忙得焦头烂额，不得不到第四象限去疗养一番再出发。这部分活动倒不见得都是休闲活动，因为真正有创造意义的休闲活动是很有价值的。然而像阅读令人上瘾的无聊小说、观看毫无内容的电视节目、办公室聊天等，这样的休息不但不是为了走更长的路，反而是对身心的毁损，刚开始时也许有滋有味，到后来你就会发现其实是很空虚的。

按处理顺序划分：先是既紧急又重要的，接着是重要但不紧急的，再到紧急但不重要的，最后才是既不紧急也不重要的。"四象限"法的关键在于第二和第三类的顺序问题，必须非常小心区分。另外，也要注意划分好第一和第三类事，都是紧急的，分别就在于前者能带来价值，实现某种重要目标，而后者不能。

3. 压力圈

活动目的：帮助成员了解自己的压力来源，并学会分享压力，从而降低压力造成的紧张和焦虑感。

具体操作：在图 10-2 的大小圈内写下你最近感受到的压力(大圈代表大压力，小圈代表小压力)。

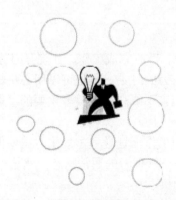

图 10-2　压力圈

分组分享与交流包括以下内容。

(1) 你的压力来源有哪些？

(2) 每个球给你的感觉是什么？

(3) 压力很大时你身体的感觉如何？哪一部分不舒服？

(4) 你如何处理这些压力？

全体成员分享与讨论。

4. 把压力吹跑

活动目的：体会深呼吸放松心灵，舒缓压力的效果。

具体操作如下所述。

(1) 准备。可以采用 3 种姿势。坐姿：身体坐在椅子上，挺直，腹部微微收缩，双脚着地，与肩同宽，排除杂念，双目微闭；站姿：双脚立地，分开，与肩同宽，双手自然下垂，排除杂念，双目微闭；卧姿：平躺在床上，两膝分开 20 厘米，脚趾稍向外，双手自然地伸直，放在身体的两侧，排除杂念，双目微闭。

(2) 把注意力集中在腹部肚脐下方，用鼻子慢慢地吸气，吸气的同时，想象气流从口腔里顺着气管进入腹部，腹部慢慢地鼓起来。

(3) 吸足气后，稍微屏住一下，以便使氧气与血管里的浊气进行交换。

(4) 用口和鼻同时将气从腹部慢慢地吐出来，好像在轻轻地将所有的紧张和压力吹出去，口、舌、腭感到松弛。

(5) 重复以上步骤，直到感到轻松为止。

(这个练习每天可 1～2 次，每次 10 分钟。经过一段时间的训练，你不仅会感到心情舒畅、放松，而且，在面临紧张的应急状态下，你可用此方法达到迅速解除压力，消除紧张的目的。)

实验十一 信任探索(一)

本章学习目标

➤ 建立信任感。
➤ 战胜自己。

重点与难点

➤ 建立信任。
➤ 战胜自己。
➤ 活动体验，升华感受。

一、活动主题

体验信任。

二、团体活动目标

增进彼此合作，建立信任感，培养团体气氛。体验站在下面看上面的人时和自己站在上面时完全不同的感觉，从而理解每个人在工作中的位置不同，感受也不同的道理。同时学会战胜自己和敢于相信同伴、信任部下。

(1) 建立信任感。
(2) 战胜自己。

三、团体活动对象与规模

大学生，40～50人。

四、团体活动时间

2小时。

五、团体性质

结构式、封闭式小组。

六、团体活动地点

空旷场地，如操场、团体心理辅导室或者班级教室，桌子、椅子等可以移动。

七、领导者条件

熟悉团体心理辅导的基本理论，具有一定带领团体的经验。

八、活动材料

一张桌子、一把椅子、绑手带。

九、设计意图

建立信任—战胜自己—达到升华。

十、团体辅导方案

(一)热身活动

1. 疾风劲草

"疾风劲草".mp4

活动目的：增进彼此合作，建立信任感，培养团体气氛。
具体操作如下所述。
(1) 让学员将身上所有的硬物，包括眼镜、钥匙、手机等，统一放在领导者指定地方。
(2) 学员围成一个圆圈，指定其中一位学员站在圆圈当中。
(3) 站在圈中的学员双手交叉抱肩，双脚并拢，腿部并紧，腰部挺直，头部低垂姿势直立。
(4) 圈中的学员大声报出自己的名字，然后说请大家为我加油。
(5) 领导者组织大家为这名学员充电，所有学员将手搭在这名学员的肩膀或者背部，齐声报出 1、2、3，大家一起喊出他的名字，再喊加油加油，齐声耶结尾。
(6) 圈中的学员闭上双眼，做双臂抱肩的姿势，大声询问："准备好了吗？"其他人呈半下蹲的姿势，掌心对着圈中的学员，五指打开做承托准备，回答："我们准备好了。"
(7) 得到回答后，圈中学员大声报出"1、2、3"，3 字出口的同时在保持双脚不动的情况下，身体向前直倒，前方学员双手将其托住，两侧的学员做好保护姿势防止漏接。
(8) 前方学员接住圈内学员后，依次将圈内学员向他身后的方向推去，由他后方的学员承托。向左再向右以顺时针及逆时针各旋转一圈在将他稳定到圆心位置稳定站立。
(9) 安全靠每个人集中精力，认真负责，不得开玩笑。
游戏体验一：请每组成员以"不倒翁"为圆心，保持一拳头的距离并肩站立，"不倒翁"做信任倒。
游戏体验二：请每组成员以"不倒翁"为圆心，保持半只手臂长度的距离并肩站立，"不倒翁"做信任倒。

游戏体验三：每组成员以"不倒翁"为圆心，保持一只手臂长度的距离，"不倒翁"做信任倒。

游戏分享与回顾有以下几容。

(1) 三轮活动结束之后，你感受到了什么？

(2) 通过这样的活动，你觉得大家彼此间的关系会有什么改变？你认为团队成员之间最重要的是什么？

(3) 今后你在团队中将如何扮演自己的角色？

注意事项包括以下几方面。

(1) 选择地面相对平整，无明显尖锐障碍物的区域。

(2) 不得有意加大难度或开玩笑。

(3) 要提前告知大家这个项目是徒手团体项目，安全主要靠每个人的认真负责，请集中精神参与。

(4) 要告知希望像他人怎样对待你，你就要怎样对待他人。

(5) 过程当中，培训师要始终站在此名队员的身后方向，以防止失手。

(6) 万一发生某位队员意外倒落在地，应立即暂停项目，请全体队员反思刚才哪里不到位，应如何避免。探讨后，带领全体队员向倒落队员鞠躬致歉，然后继续进行。

(7) 圈中做信任倒的队员速度不能过快以免发生危险。

2. 备选活动：信任倒扶

活动目的：建立信任。

具体操作：两人一组，一人负责保护，一人体验向后倒，负责保护的人可以先把手搭在被保护的成员肩上，使其慢慢向后倒，逐渐把手离开一些距离，直到体验的成员可以放心地向后倒，互换角色，重复上面的练习。

"信任倒扶".mp4

(二)主题活动

信任背摔

活动目的：体会团队信任，进行自我突破。体验站在下面看上面的人时和自己站在上面时完全不同的感觉，从而理解每个人在工作中的位置不同，感受也不同的道理。同时学会战胜自己和敢于相信同伴。

"信任背摔"

教师示范.mp4

具体操作：做此项目的人站在一个课桌上，为了防止其摔下去时手臂伤人，要将双手绑在自己胸前，然后背朝下，身体站直，直挺挺地脑袋先下来向后倒下去。下面有 8 人面对面脚尖对脚尖、手腕扣手腕站成两排，将上面倒下的人接住(见图 11-1～图 11-4)。

防护措施包括以下两点。

(1) 上边的人双脚并拢，两手抱臂轻轻贴在胸口，内心宁静放松，保持身体笔直倒下。

(2) 四角最好安排人做防护，随时准备去接。

注意事项有以下内容。

(1) 如果站在桌子上，要保持桌子的平稳，两边的人可以将其扶好。

(2) 消除紧张。一定要让上边的人大声喊："准备好了吗？"下边的人大声回答"准备好了"，声音要响亮、整齐，给背摔者信任感，并且能够注意力集中，从而齐心协力完成接人任务。

总结：这项活动有一定危险性，最好在有安全保护垫子的情况下做。对某些成员来说难度很大，尽量用说服及鼓励的方法去鼓励他，使他对自己的队员们产生信任感，从而跨越心理障碍，完成任务，但千万不要勉强。这一活动的难点在于要让高台上的人克服心理障碍，完全对身边的人信任放心，将自己完全交付给同伴。如果后倒者不充分信任他的同伴，或心有畏惧，落下时会下意识地将身体缩成一团，接着就会因受力不均匀而失误。

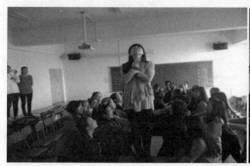

图 11-1 信任背摔(1)

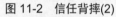

图 11-2 信任背摔(2)

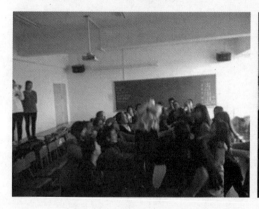

图 11-3 信任背摔(3)

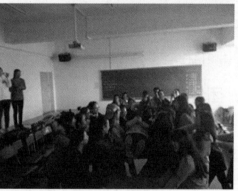

图 11-4 信任背摔(4)

实验十二　信任探索(二)

本章学习目标

➤ 建立及加强对伙伴的信任感。
➤ 提升人与人之间的信任度。

重点与难点

➤ 建立信任。
➤ 提升信任度。
➤ 活动体验，升华感受。

一、活动主题

体验信任。

二、团体活动目标

一个团队彼此间的信任是最重要的。那么，你所在团队有着怎样的信任度？如何提升人与人之间的信任感？做完这次课的活动，你就知道了如何使学生在活动中建立及加强对伙伴的信任感。

(1) 建立及加强对伙伴的信任感。
(2) 提升人与人之间的信任度。

三、团体活动对象与规模

大学生，40~50人。

四、团体活动时间

2小时。

五、团体性质

结构式、封闭式小组。

六、团体活动地点

空旷场地，如操场、团体心理辅导室或者班级教室，桌子、椅子等可以移动。

七、领导者条件

熟悉团体心理辅导的基本理论，具有一定带领团体的经验。

八、活动材料

眼罩、粗棉绳一根、纸、笔。

九、设计意图

热身—蒙眼完成一系列任务—达到升华。

十、团体辅导方案

(一)热身活动

1. 盲人雕塑师

活动目的：蒙眼初体验。
具体操作如下所述。

"盲人雕塑师".mp4

(1) 所有人报数，报单数的同学上前一步，报双数的同学站在单数的同学身后成为一组。

(2) 报双数的同学每人用眼罩将眼睛蒙住，报单数的同学站在和其一组的同学对面做高难度的姿势，摆好后，蒙住眼睛的同学上前摸，不允许言语交流。

(3) 蒙住眼睛的同学清楚姿势后，站在旁边保持同样的姿势。

(4) 报单数的同学将报双数的同学的眼罩摘下，并检查姿势是否正确。

(5) 然后交换角色，再进行一次。

2. 备选活动：蒙眼三角形

活动目的：使学员互助合作形成共识，完成低难度活动。

具体操作：蒙着眼睛做游戏，一个团队还能合作愉快吗？因为我们是一家人，因为我们有着共同的目标，所以我们能行！用眼罩将所有学员的眼睛蒙上，在蒙上前先观察一下四周的环境。然后，将双手举在胸前，像保险杆般保护自己与他人。目标是整个团队找到一条很长的绳子，并将它拉成正三角形，且顶点必须对着北方。完成时每个人都能握住绳子(见图12-1)。

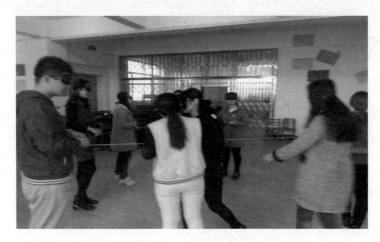

图 12-1　蒙眼三角形

然后讨论下述几个问题。

(1)　回想一下发生过什么事?

(2)　各位是怎么找到绳子的?

(3)　各位是如何拉正三角形的?

(4)　想象和蒙上眼之前看到的差异大吗? 其他人当时的想法如何?

(5)　各位觉得绳子像什么?

(6)　这个游戏和工作类似吗?

(7)　游戏最有价值之处是什么?

(8)　如果再玩一次你会怎么做?

讨论完毕，使队列发生变化。

(1)　可以排列不同队形。

(2)　绳子可以用尽(难)，可以不用尽(易)。

(二)主题活动

1. 盲行

活动目的：通过助人与受助的体验，增加对他人的信任与接纳；也学会通过身体语言理解他人。

活动准备：指导者事先要选择好盲行路线，最好道路不是坦途，有阻碍，如上楼、下坡、拐弯，室内室外结合。

具体操作如下所述。

(1)　现在请大家围成一圈，然后一二一二报数。

(2)　请报"一"的人站到圈子中间来，把眼睛蒙住，当盲人，眼睛蒙好后，请就地转3圈。

(3)　现在请报"二"的人当拐杖，当拐杖的人去认领一位盲人，最好是你不熟悉的，带着他沿着指导者选定的路线走。

(4)　请记住，整个旅途不许说话，只能用手势、动作帮助"盲人"体验各种感觉。

(5)　第一条路线结束后，互换角色，盲人做拐杖，拐杖做盲人，再沿着第二条路线走一遍。

　　活动结束后全组成员坐下来分享当"盲人"的感觉，做拐杖的感觉，盲人对拐杖的帮助是否满意？拐杖是如何通过身体语言帮助盲人的？你对自己或他人有什么新发现？

　　(可以找几个人做观察者，观察盲人和拐棍的情况，同时负责安全和衔接)分享被人帮助的感觉如何？

　　最独立的盲人是谁？

　　帮助他人的感觉如何？

　　最不负责任的拐杖是谁？

　　教师强调如下活动规则。

　　(1)　不许有语言交流，遇到任何问题只能通过非语言交流。

　　(2)　走完所有规定路线。

　　(3)　出现任何问题都不能摘掉眼罩。

　　(4)　不准嬉笑打闹，严格按照要求完成活动，安全第一。

　　(5)　严格完成自己的角色要求，不要替代他人。

2. 地雷阵

　　活动目标：使学生在活动中建立及加强对伙伴的信任感。

　　具体操作：一个团队彼此间的信任是最重要的。那么，你所在团队有着怎样的信任度？如何提升人与人之间的信任感？做完了这个游戏，你就知道了。用绳子在一块空地圈出一定范围，撒满各式玩具(如娃娃、球等)作障碍物。学生两人一组，一人指挥，另一人蒙住眼睛，听着同伴的指挥通过地雷阵，过程中只要踩到任何东西就要重新开始。指挥者只能在线外，不能进入地雷阵中，也不能用手扶伙伴(见图 12-2)。

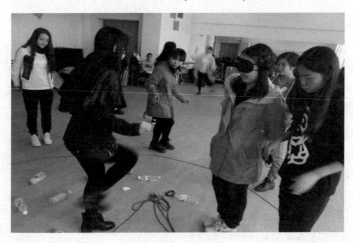

图 12-2　地雷阵

　　注意事项如下所述。

　　(1)　不可用尖锐或坚硬物作障碍物。

　　(2)　不可在湿滑地面进行。

　　(3)　需注意两位蒙眼者是否对撞。

然后讨论下述几个问题。

(1) 请问各位在通过地雷阵的时候有什么感觉？

(2) 平时你在跟其他人互动时是否需要刚才所讲的想法、做法？

(3) 若再有一次机会，还可以加强些什么？

3. 蒙眼作画

人人都认为睁着眼睛画画比闭着眼要画得好，因为看得见，是这样吗？在日常工作中，我们自然是睁着眼的，但为什么总有些东西我们看不到？当发生这些问题时，我们有没有想到可以借助他人的眼睛？试着闭上眼睛，也许当我们闭上眼睛时，我们的心就敞开了。

活动目的：使学员明白单向交流方式与双向交流方式可以取得不同效果。说明当我们集中所有的注意力去解决一个问题时，可以取得更好的结果。

具体操作：所有学员用眼罩将眼睛蒙上，然后分发纸和笔，每人一份。要求蒙着眼睛将他们的家或者其他指定东西画在纸上。完成后，让学员摘下眼罩欣赏自己的大作。

然后讨论下述几个问题。

(1) 为什么当他们蒙上眼睛时，所完成的画并不是他们所期望的那样？

(2) 怎样使这一工作更容易些？

(3) 在工作场所中，如何解决这一问题？

讨论完毕，变换活动方式。

(1) 让每个人再戴上眼罩前将他们的名字写在纸的另一面。在他们完成图画后，将所有的图片挂到墙上，让学员从中挑选出他们自己画的那幅。

(2) 教员用语言描述某一样东西，让学员蒙着眼睛画下他们所听到的，然后比较他们所画的图并思考，为何每个人听到同样的描述，而画出的东西却是不同的，在工作时呢？

4. 盲人摸号

活动目的：当环境及条件受到限制时，让成员体会用多种沟通的方法，来解决问题。

具体操作如下所述。

(1) 让每位学员戴上眼罩。

(2) 给他们每人一个号，但这个号只有本人知道。

(3) 让小组根据每人的号数，按从小到大的顺序排列出一条直线。

(4) 全过程不能说话，只要有人说话或摘下眼罩，游戏就结束。

然后讨论下述几个问题。

(1) 你是用什么方法来通知小组你的位置和号数？

(2) 沟通中都遇到了什么问题，你是怎么解决这些问题的？

(3) 你觉得还有什么更好的方法？

实验十三　情绪探索

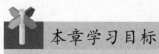

一、活动主题

情绪探索。

二、团体活动目标

引导学生理解情绪在人际交往中的传播途径，指导学生学习同一情绪的不同程度表达。引导成员进行交流、讨论，帮助成员了解自己的主导情绪，感受到不同情绪体验对生活、行为、健康的影响，使其认识到积极情绪的重要性。领导者呈现生活中与情绪有关的小故事，启发成员思考。成员讨论：引导成员认识到自己才是情绪的主人，应该主动构建快乐心情。

(1) 理解情绪在人际交往中的传播途径。

(2) 了解自己的主导情绪。

(3) 认识到自己才是情绪的主人。

三、团体活动对象与规模

大学生，40～50人。

四、团体活动时间

2小时。

五、团体性质

结构式、封闭式小组。

六、团体活动地点

空旷场地，如操场、团体心理辅导室或者班级教室，桌子、椅子等可以移动。

七、领导者条件

熟悉团体心理辅导的基本理论，具有一定带领团体的经验。

八、活动材料

纸、笔。

九、设计意图

热身—认识情绪—梳理情绪—达到升华。

十、团体辅导方案

(一)热身活动

1. 疯狂复印机

"疯狂复印机".mp4

活动目的：引导学生理解情绪在人际交往中的传播途径。指导学生学习同一情绪的不同程度表达。

具体操作如下所述。

(1) 教师引入。邀请全体学生站成一个圈，面向圈内，教师参与其中。

"我们每个人都是一部复印机，可以把前一位同学传递的信息传达给下一位同学。但由于最近计算机病毒肆虐，我们这些复印机都出了毛病，变成了'疯狂的复印机'。我们会把前一位同学的信息明显放大后，再传给下一位同学。现在，让我们看看当信息在全班传递一圈后会出现什么问题。记住，我们是疯狂的复印机！"

(2) 活动实施。第一轮游戏时，可以从教师开始，从单一动作开始。例如：教师微笑，下一位学生可能出声笑，再下一位学生就可能大笑，再下一位学生就可能大笑两声，再下一位学生就可能仰天大笑，再下一位学生可能表演笑得直不起腰，再下一位学生就可能表演笑得满地打滚……允许学生在传递过程中大胆发挥，如果有人表现出色，应鼓掌给予鼓励。

游戏的规则可以越变越复杂，开始时可以选择微笑、惊讶、愤怒、跺脚等单一动作，等学生们都熟悉了游戏规则后，可以把题目变成一连串带有情绪色彩的动作。你也可以邀请任何同学作为出题者，做出第一个表情或动作，并传递给下一个人。

有个别学生在一开始的时候放不开动作是很正常的。对于动作扭捏的同学，教师可以要求重来。为了避免该学生尴尬、压力过大，教师可以使用幽默的语言："啊，看来这部复印机没有感染上病毒，一点都不疯狂呀！让我们一起朝他释放病毒程序吧。"带领全班学生作抖手状，然后要求该学生再尝试一次。

此外，教师的参与程度会显著影响学生的开放程度。因此，教师一定要首先释放自己，活跃整个活动的气氛。

(3)　分享与讨论。引导学生讨论：使用大动作和小动作表达情绪时，感觉有什么差异？当着大家做出这么夸张的表情和动作时，你有什么感受？

邀请学生评选出"最具创意复印机"，鼓掌给予奖励。

(4)　创新建议。如果希望训练学生对情绪的个性化表达，你也可以把这个活动改编成这次所有复印机都感染了另一种奇特的病毒，变得有气无力，每次收到信息都会明显变小，再传递到下一个复印机上。向学生强调，使用比前一个学生更小的动作幅度，但要明确表达出一样具有含义的情绪。这样，游戏对学生的挑战性就更大了，可以借此跟学生讨论情绪表达的含糊性和内隐性问题。

2. 备选活动：镜中人

活动目的：认识情绪。

具体操作：成员两人一组，一人扮演照镜子的人，要做出各种快乐的表情。一人扮演镜中成像，要模仿对方的样子。一轮表演完成后，双方互换角色。

"镜中人".mp4

分享讨论下述两个问题。

(1)　扮演镜中人，模仿别人的表情时，自己是否情绪也有变化？

(2)　通过这个练习，你感悟到了什么？

(二)主题活动

1. 情绪自我探究

活动目的：认识自己的情绪，能辨认各种情绪并了解它发生的原因。

具体操作。

(1)　在纸上列出 4 种基本情绪：喜、怒、哀、惧，请在每种基本情绪后写出表现这种情绪的词语，写得越多越好。

(2)　在白纸上写下令自己最高兴的 3 件事；令自己最沮丧的 3 件事；自己最向往的 3 件事。

(3)　成员分享这些事情，并且尽量让成员能够充分地表达自己经历这些事情时的情绪。

(4)　领导者结束语。

2. 梳理情绪

活动目的：帮助成员梳理自己的情绪，了解自己的主导情绪特点，并正确理解情绪对个体社会生活和身心健康所具有的意义。

具体操作如下所述。

(1)　冥想放松：伴随舒缓的音乐，选择舒适的姿势，成员放松肌肉，回想近一时期生活中发生的事件，并注意自己情绪上的变化。

(2) 纸笔练习：发给成员每人一张卡片，要求成员完成下列句子。

最近让我感觉高兴的事情是＿＿＿＿＿＿＿＿＿＿＿＿＿＿＿。当时我的心情是＿＿＿＿＿＿＿＿＿＿＿，现在想起这些事，我的心情是＿＿＿＿＿＿＿＿＿＿＿＿。

最近让我感觉不高兴的事情是＿＿＿＿＿＿＿＿＿＿＿＿＿。当时我的心情是＿＿＿＿＿＿＿＿＿＿＿，现在想起这些事，我的心情是＿＿＿＿＿＿＿＿＿＿＿＿。

每当心情好的时候，我会觉得＿＿＿＿＿＿＿＿＿＿＿＿＿＿。

每当心情糟的时候，我会觉得＿＿＿＿＿＿＿＿＿＿＿＿＿＿。

我的心情总是＿＿＿＿＿＿＿＿＿＿＿＿＿。

(3) 交流、分享：引导成员进行交流、讨论，帮助成员了解自己的主导情绪，感受到不同情绪体验对生活、行为、健康的影响，使其认识到积极情绪的重要性。

(4) 领导者呈现几则有关情绪的小故事，启发成员思考。

有一天，德国著名的化学家奥斯特瓦尔德由于牙病，疼痛难忍，情绪很坏。他拿起一位不知名的青年寄来的稿件粗粗看了一下，觉得满纸都是奇谈怪论，顺手就把这篇论文丢进了纸篓。几天以后，他的牙痛好了，情绪也好多了，那篇论文中的一些奇谈怪论又在他的脑海中闪现。于是，他急忙从纸篓里把它拣出来重读一遍，结果发现这篇论文很有科学价值。他马上写信给一家科学杂志社，加以推荐。这篇论文发表后轰动了学术界，该论文的作者后来获得了诺贝尔奖。可以想象，如果奥斯特瓦尔德的情绪没有很快好转，那篇闪光的科学论文的命运就将在纸篓里结束了。

有一个男孩脾气很坏，于是他的父亲就给了他一袋钉子，并且告诉他，当他想发脾气的时候，就钉一根钉子在后院的围篱上。第一天，这个男孩钉下了 40 根钉子。慢慢地，男孩可以控制自己的情绪，不再乱发脾气，所以每天钉下的钉子也跟着减少了，他发现控制自己的脾气，比钉下那些钉子来得容易一些。终于，父亲告诉他，现在开始每当他能控制自己的脾气的时候，就拔出一根钉子。一天天过去了，最后男孩告诉他的父亲，他终于把所有的钉子都拔出来了。于是，父亲牵着他的手来到后院，告诉他说："孩子，你做得很好。但看看那些围墙上的坑洞，这些围篱将永远不能回复从前的样子了，当你生气时所说的话就像这些钉子一样，会留下很难弥补的疤痕，有些是难以磨灭的呀！"从此，男孩终于懂得控制情绪的重要性了。

领导者总结分享：你现在的心情如何？是欢乐、烦恼、生气、担心、害怕、难过、失望或者是平静无常呢？还是你根本不懂自己的心情！一早起来，也许你看到阳光普照而心情愉快，也可能因为细雨绵绵而心情低落；你也许因为逃课没被点到名而高兴，然而考试快到又让你担心；谈恋爱的你，心花怒放，失恋的你却又垂头丧气。我们拥有许多不同的情绪，而它们似乎也为我们的生活增添了许多色彩。然而，有情绪好不好呢？一个成功的人应不应该流露情绪？怕不怕被人说你太情绪化？所以宁愿不要有情绪。其实真正的问题并不在于情绪本身，而在情绪的表达方式，如果能以适当的方式适度地表达情绪，就是健康的情绪管理之道。

(5) 成员讨论：引导成员认识到情绪管理的重要性，并且意识到自己才是情绪的主人，应该主动构建快乐心情。

3. 快乐清单

活动目的：帮助成员掌握调节情绪的方法和技巧，构建愉悦心情。

具体操作如下所述。

(1) 请学生回想最近两周令自己开心的事件，在笔记本上列出自己的"快乐清单"，每人至少列出 10 项。

(2) 请部分学生读出自己的快乐清单。

(3) 小组脑力激荡法：在同学们"快乐清单"的启发下，大家开动脑筋再尽可能多地寻找快乐，每个小组请一位同学做记录，完成小组的快乐清单。

4. RET 自助单

(1) 诱发事件(在我感到情绪困扰或产生自毁行为之前所发生的事件、思想或感受)。

(2) 信念(导致我产生情绪困扰或产生自毁行为的非理性信念)：请圈出所有你应用于诱发事件的非理性信念。

(3) 后果(在我身上出现的，也是我想要改变的情绪困扰或自毁行为)。

(4) 辩论(与每一个圈出的非理性信念辩论)：例如"为什么我必须干得很棒？""何必证明我必须受人欣赏？"

(5) 有效的理性信念(取代非理性信念的理性信念)：例如"我希望干得很棒，但并非如此不可。""尽管我喜欢受人欣赏，但没有理由必须如此。"取代我必须干得很棒，做事一定要完美。

(1) 如果我做了蠢事，我就是一个大笨蛋。

(2) 我必须受到我喜欢的人的赞赏。

(3) 如果我被人拒绝，我就是一个不好的人，或不可爱的人。

(4) 人们必须很公正地对待我，必须满足我所有的要求。

(5) 做事缺乏道德观念的人应该被人耻笑。

(6) 任何人都绝不能辜负我的期望，否则那将是非常可怕的。

(7) 我的一生必须一帆风顺。

(8) 我很难忍受糟糕的事发生。

(9) 我不能容忍很难相处的人。

(10) 我不能忍受生活中出现不公平的事情。

(11) 我看重的人也必须爱我。

(12) 我必须总是心想事成，否则就必然要感到痛苦和伤心。

(13) 我还要补充的我的非理性信念。

实验十四　积极心理探索

本章学习目标

➢ 体验成长的艰辛。
➢ 增进成员的熟悉程度。
➢ 学会关注他人。

重点与难点

➢ 增进成员的熟悉程度。
➢ 学会关注他人。
➢ 活动体验，升华感受。

一、活动主题

爱心探索。

二、团体活动目标

成长的过程是艰辛的，通过成长三部曲，体验成长的不易；通过生活花瓣图，对自己的价值观、兴趣、能力进行探索；通过赠与收，增进成员的熟悉程度，使成员学习关注他人的需要。

(1) 体验成长的艰辛。
(2) 增进成员的熟悉程度。
(3) 学会关注他人。

三、团体活动对象与规模

大学生，40～50人。

四、团体活动时间

2小时。

五、团体性质

结构式、封闭式小组。

六、团体活动地点

空旷场地，如操场、团体心理辅导室或者班级教室，桌子、椅子等可以移动。

七、领导者条件

熟悉团体心理辅导的基本理论，具有一定带领团体的经验。

八、活动材料

纸、笔。

九、设计意图

热身—兴趣探索—彼此关注—达到升华。

十、团体辅导方案

(一)热身活动

1. 成长训练

"成长训练".mp4

活动目的：活跃气氛，增进友谊；学会体验成长总是痛苦的，学会在痛苦中成长。

具体操作：全体成员先蹲下作为鸡蛋，而后相互找同伴进行猜拳(石头、剪子、布)。赢者进化为鸡仔；而后找鸡仔同伴再猜拳，赢者进化为凤凰；而后找凤凰同伴再猜拳，赢者可以进化为人，赢得比赛。猜输者退化为前一个阶段。一直进行几分钟，直到大部分成员都进化为人为止。

总结：我们在成长的过程中并不是一帆风顺的，会遇到各种各样的挫折，在遇到挫折的时候我们怎么办？是灰心失望，甘愿一直做鸡蛋，还是不屈不挠，勇往直前变为人？

也有的成员体会到鸡蛋、鸡仔、凤凰和人也许就是人生的不同阶段，即使最后没有变成人，至少也体验过人生的各个阶段，人生过程更重要。

2. 备选活动：抓乌龟

"抓乌龟".mp4

活动目的：热身，活跃气氛。

具体操作：所有成员围成一个大圈，每个人伸出左手和右手，左手掌心向上，用自己的左手顶住左边成员的右食指，伸出自己的右食指，顶在右边成员的左手中，然后听故事，当听到故事中出现"乌龟"时，你的右食指应尽快逃脱右边成员的左手，而与此同时尽量用你的左手去抓左边成员的右食指。成员准备好后，领导者开始讲故事。

森林里住着乌鸦、乌贼、乌龟和巫婆，在一个乌云密布的日子，乌鸦来找乌贼一起去乌龟家玩，到了乌龟家，看见巫婆和乌龟在吵架。乌鸦问：你们为什么吵架。巫婆说：它无理取闹。乌鸦说：巫婆说我跑得慢。最后在乌鸦和乌贼的劝解下，乌龟和巫婆又和好了。之后，乌鸦、乌龟、巫婆和乌贼一起在乌龟家开心地吃晚饭。

(二)主题活动

1. 生活花瓣图(见图14-1)

活动目的：对自己的价值观、兴趣、能力进行探索。
具体操作如下所述。

(1) 生活中最喜欢的是什么？为什么？
(2) 生活中最擅长的是什么？为什么？
(3) 生活中最重视的是什么？为什么？
(4) 生活中最重大的成就是什么？为什么？
(5) 生活中最重大的失败是什么？为什么？
(6) "花的心"个人生活目标是什么？

每组的成员填好后，与本组成员分享，并总结从这幅图中可以总结什么经验？

图14-1　生活花瓣图

2. 赠与收

活动目的：增进成员的熟悉程度，使成员学习关注他人的需要，这个活动要求必须兑现礼品！

准备：礼单如表14-1所示。

表14-1　礼单

序　号	小组成员姓名	赠送的礼物名称	收到的礼物名称

3. 天使在人间

活动目的：通过活动，引导成员(天使)学会关注他人，学会欣赏、赞扬、祝福他人；同时，学会关注别人的困难或困惑，鼓励他人。

具体操作如下所述。

(1) 要求参与者每人完成一张个人名片的设计，名片上必须印有自画头像和姓名及个性特点，面临的最大困难等信息。

(2) 完成设计后将名片混合在一起，组内成员进行抽签，每人拿到一张别人的名片，说明从现在开始每个参与者将变成天使，需要默默关心祝福和帮助、鼓励你手上捧着的人。在以后的每次团体活动中，天使事先要给被保护者写一张祝福卡，卡上内容包括你发现被保护者的优点、你对他的鼓励、你的祝福等信息。组内成员都交给指导教师，指导教师收齐后再发给每个被保护者。

(3) 要求在没有解密之前不允许告知对方或者被对方发现暴露身份。最后一次活动要猜谁是自己的天使。有两次或三次猜测机会，猜错者要表演节目。

(4) 紧接着的两次团体活动，被保护者要在组内读天使写的祝福卡(目的是让没有什么可写的人受到启发，下次能够写出真实的内容)。

实验十五　感恩探索

一、活动主题

感恩探索。

二、团体活动目标

感恩(gratitude)是人类重要的个性品质和积极的内在力量，不仅对个体的心理健康有积极作用，对构建人与人、人与社会之间的良好的关系同样有着积极的促进作用。探索感恩教育的方法，引发感恩的情怀，学习运用语言和非语言方式表达感恩；提升自己与他人的感恩能力，可以与他人更和谐地相处。

(1) 学习表达感恩。
(2) 提升感恩能力。
(3) 探索感恩教育的方法。

三、团体活动对象与规模

大学生，40～50 人。

四、团体活动时间

3 小时。

五、团体性质

结构式、封闭式小组。

六、团体活动地点

空旷场地，如操场、团体心理辅导室或者班级教室，桌子、椅子等可以移动。

七、领导者条件

熟悉团体心理辅导的基本理论，具有一定带领团体的经验。

八、活动材料

可以播放音乐的设备、油画棒(4～6 人一套)、纸、笔。

九、设计意图

引发感恩情怀——用艺术方法表达感恩——用语言方法表达感恩——提升幸福感——促进社会美德发展——探索提升感恩能力的方法。

十、团体辅导方案

(一)热身活动

1. 闭目专心聆听歌曲《感恩世界》

活动目的：引发感恩的情怀。
具体操作：闭上眼睛，静静地聆听这首歌曲，关注脑海中浮现的画面。

2. 备选活动：感恩父母

活动目的：让学生加深对自己父母的了解，感激父母的养育之恩。让学生把感恩意识融入自己的日常生活中。
具体操作：给学生 5 分钟的时间，让学生填写下面的空白处。(播放背景音乐《感恩的心》。)

"感恩父母"手语
感恩的心.mp4

我所了解的父母

爸爸生日＿＿＿＿　　　　妈妈生日＿＿＿＿
爸爸最喜欢吃的食品＿＿＿＿　　妈妈最喜欢吃的食品＿＿＿＿
爸爸所穿鞋子的尺码＿＿＿＿　　妈妈所穿鞋子的尺码＿＿＿＿
爸爸的兴趣爱好＿＿＿＿　　妈妈的兴趣爱好＿＿＿＿
爸爸年轻时的理想＿＿＿＿　　妈妈年轻时的理想＿＿＿＿
爸爸最得意的一件事＿＿＿＿　　妈妈最得意的一件事＿＿＿＿

爸爸最后悔的一件事＿＿＿＿＿＿　　妈妈最后悔的一件事＿＿＿＿＿＿

爸爸的最大优点＿＿＿＿＿＿　　妈妈的最大优点＿＿＿＿＿＿

爸爸对我的期望＿＿＿＿＿＿　　妈妈对我的期望＿＿＿＿＿＿

学生填写完后，让一部分同学起来分享他(她)对父母的了解。让学生在活动中体验亲情，使成员懂得生活中父母如何用点滴的爱滋润我们茁壮成长，而我们并不一定了解他们，认识到要尊重父母、了解父母、关心父母。

(二)主题活动

1. 主题绘画《感恩》

活动目的：用艺术方法表达感恩。

具体操作：完成一幅感恩主题的绘画，并在组内分享。

2. 我想对你说

活动目的：用语言方法表达感恩。

具体操作：在你人生成长的历程中，曾得到许多人的关爱和帮助，如果让你选择 3 个你最想感谢的人，你会选择谁？为什么？你会对他(她)说什么感谢的话？

3. 我的百宝箱

活动目的：澄清个人的社会支持系统。

具体操作：填写百宝箱，并分享。看着自己的百宝箱有什么感受？

看了同组成员的百宝箱有什么新的启发？

我的百宝箱

(1) 当我有好消息时，最想跟谁分享？

(2) 当我要搬很重的东西时，我会找谁帮忙？

(3) 当我生病的时候，希望谁陪我去医院？

(4) 当我有烦恼困惑时，最想找谁倾诉？

(5) 当我孤独时，最想找谁陪伴？

(6) 当我经济出现问题时，最可能找谁帮忙？

(7) 当我要去旅行时，想谁和我同行？

(8) 当我生活中遇到不懂的问题，分别想找谁解答疑惑？

(9) 当我事业有成就时，最想跟谁分享喜悦？

……

4. 发生在我身上的 3 件好事

活动目的：体会受惠于人际关系。

具体操作：想一想从昨天这个时刻到现在 24 小时内发生在你身上的 3 件好事，即令你感到开心、欣慰、满足、高兴、愉悦的事。不一定要轰轰烈烈，哪怕是一个问候的短信，一个友善的微笑。想一想这件事为什么会发生？

分享之后你的感受是＿＿＿＿＿＿＿＿＿＿＿＿＿＿＿＿＿＿＿＿＿＿＿＿＿＿＿＿＿。

5. 怎样提升感恩的能力

活动目的：群策群力寻找提升感恩能力的方法。

具体操作：运用脑力激荡法，以小组为单位群策群力寻找提升感恩能力的方法，看看哪个小组写得多。

6. 感恩赠言(见表 15-1)

表 15-1 感恩赠言

序　号	小组成员名单	赠予成员的感恩话语	从成员那里获赠的感恩话语
1			
2			
3			
4			
5			
6			
7			

实验十六　价值观探索

本章学习目标

➤　认清生活中最有价值的东西。
➤　澄清自己的价值观。

重点与难点

➤　探讨并澄清价值观。
➤　认清生活中最有价值的东西。
➤　活动体验，升华感受。

一、活动主题

价值观探索。

二、团体活动目标

探讨并澄清价值观，通过交流认清生活中最有价值的东西。通过价值观大拍卖，进一步澄清自己的价值观。

(1)　认清生活中最有价值的东西。
(2)　澄清自己的价值观。

三、团体活动对象与规模

大学生，40～50 人。

四、团体活动时间

2 小时。

五、团体性质

结构式、封闭式小组。

六、团体活动地点

空旷场地，如操场、团体心理辅导室或者班级教室，桌子、椅子等可以移动。

七、领导者条件

熟悉团体心理辅导的基本理论，具有一定带领团体的经验。

八、活动材料

纸、笔。

九、设计意图

热身—认清生活中最有价值的东西—澄清自己的价值观。

十、团体辅导方案

"大风吹".mp4

(一)热身活动

1. 大风吹

活动目的：在活动中获得积极的情绪体验。

具体操作：全体成员带上椅子围坐成圈，操场上也可按照地上的石板方格来固定各人的位置。有一个学生没有位置，即为第一个主持人，随机产生。

请主持人站中央，开始说："大风吹。"大家问："吹什么风？"主持人要说出两个同学以上具备的共同特征，比如主持人说："吹所有穿校服的人。"那么所有穿校服的同学必须离开自己原来所在的位置，走到别人空出来的位置上去，主持人说完后也要第一时间走到空位上去。不具备条件的同学站在原位，找不到位置的同学就到中间做主持人。

2. 备选活动：敢于说"我错了"

活动目的：让成员认识到勇于承认错误对团队的协作是非常有意义的。

具体操作如下所述。

(1) 所有成员围成一圈。

(2) 领导者喊"1"时，举左手；喊"2"时，举右手；喊"3"时，抬左脚；喊"4"时，抬右脚；喊"5"时，不动。

"敢于说我错了".mp4

(3) 当有人出错时，出错的人要走出来站到大家面前先鞠一躬，然后高声说："对不起，我错了！"

(4) 游戏循环几轮。

(5) 体会分享。

(二)主题活动

1. 生存选择

活动目的：探讨并澄清价值观，通过交流认清生活中最有价值的东西。

具体操作：指导者告诉成员，地球上发生了核战争，人类将要灭亡。但是，一位科学家发明了一个特别的核保护装置。如果谁能进入其中，谁就能生存下去。现在有 11 个人，但是核保护装置里的水、食品、空间有限，只能容纳 1 个人。也就是说，人类只能有 1 个人生存下去。请你决定谁应该活下去，谁只能面对死亡，为什么？并请排列出先后次序。

11 个人的情况如下，小学教师、政治家、医生、12 岁的少女、外国游客、优秀的警官、年长的僧侣、流行男歌手、著名的小说家、慢性病住院患者、小男孩。

2. 价值观拍卖

活动目的：促进对人生观、价值观的探索，澄清人生目标，了解人生际遇与选择对人生的影响，理解接纳不同的人生观、价值观。

具体操作：现在我们把每人一生全部的时间、精力和财富折合成 10 万元，价值观价格大拍卖清单(见表 16-1)中每件起价 1000 元，在该清单中购买自己喜爱的人生价值。

每组选择一名成员担任拍卖师，拍卖师不参与竞标，底价由拍卖师决定。

表 16-1　价值观价格大拍卖清单

项　目	预算价格	购得价格	最高价格
1.有一个美满的家庭			
2.赚大钱			
3.长寿而无大疾病			
4.继续进修			
5.有一个知己朋友			
6.找一个适合自己发挥专长的职业			
7.有一栋别墅			
8.考取公家机构之职位			
9.有充裕的金钱与休闲时间			
10.谈一次最完美的恋爱			
11.和喜欢的人长久相处永不分离			
12.担任公司的主管			
13.到处旅游、吸收新知			

续表

项　目	预算价格	购得价格	最高价格
14.成立慈善机构、救助他人			
15.享受结交朋友的乐趣			
16.工作富有挑战性而不单调			
17.成为有名的人			
18.随心所欲地布置自己的环境			
19.无拘无束地生活			
20.担任社会声望高的职位			

　　总结：本活动投射出学生的价值观、人生态度不同，引导学生分析他投入了多大的精力做某件事。

　　(1)　对于竞拍成功者，你拍的是哪一项标的物，用什么价格拍到的(达成成功的途径)？为什么要买它？除了这一项标的物外，你还看好哪一项标的物？不选择它的理由是什么？

　　分享与归纳：认准了目标，就得付出你一生的时间和精力。有所放弃，才有所得。

　　(2)　对于竞拍不成功者，是不是所列的诸项标的物都不是你想要的？(明白自己想要的是什么吗?)现在知道自己最想要的是什么了吗？如果有想要的，为什么没有买到，是否与你的个性有关？怎样才能得到自己最想要的东西呢？

　　分享与归纳：目标不够明确，有患得患失之感，最终的结果可能是在碌碌无为中抱怨命运对自己的不公。什么都想要，结果可能什么都得不到。

　　(3)　为什么每个人最想买的标的物不同？

　　分享与归纳：每个人都有自己的人生观和价值观，不尽相同，而每个人都有追求这种人生目标的理由。

　　在坚持自己的追求的同时，要包容不同的人有不同的人生目标，理解这种差异性，每个人都是独特的个体。

　　一个人的标的物，其实就是你人生的追求和事业的发展目标。平时当我们说到未来，说到成功，总有人觉得它有太多的不可把握性，其实，它并非像想象中的那么神秘莫测，只要你能明白，拼此一生，你到底想要什么，那么它完全可以掌握在你自己的手中。希望这个能给大家有所启发。

　　小结：一个适应社会、身心健康、人格成熟的人应该清楚自己的价值观，并了解自己价值体系的建立过程与基础，且不断内省。价值观不仅影响人对事物的选择，也影响与他人的相处与沟通，最终影响人的生活，影响人的发展。澄清自己的价值观，了解他人的价值观，在比较、交流之中，确立正确的价值观，是各种目标的团队训练常用的活动。

　　本活动投射出学生价值观、人生态度不同，引导学生分析他投入了多大的精力做某件事。

3. 生命之重

活动目的：澄清人生价值观。

具体操作：组织者(注意，节奏不要太快，每一个步骤都要让大家仔细地去体验自己的感受)请大家在椅子上，用最放松的姿势坐好。然后闭上眼睛，认真地想一想：在你的生命中，哪些是最宝贵的？如果列出 5 样的话，它们都是什么？现在你可以睁开眼睛了，请把你刚才想到的生命中最宝贵的 5 样写在小组长发给你的 N 次贴上，可以把 N 次贴贴在你的笔记本上。

请再仔细地看看自己这最宝贵的 5 样，想想它们对你来说意味着什么。

好，如果现在因为一些原因，你必须去掉一样，你会去掉什么？请把它划掉。

现在，你只能保留 3 样，你会保留哪 3 样？

现在，你不得不再去掉一样，只保留两样，你将去掉哪一个？

你只剩下两样最宝贵的东西了，你的心情如何？

请你在最后这两样中再做一次痛苦的抉择，到底哪一样对你来说最宝贵？请把它留下。

现在在你手中的，就是你认为对你来说是最宝贵的，想想你为什么在舍弃了 4 样之后，一定要把它留下？它对你来说真的那么重要吗？如果它真的是你生命中最宝贵的东西，请你想想你为此做过什么？你是怎样去珍惜它的？请大家在小组中分享自己的感受。

实验十七　职业生涯探索

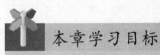

一、活动主题

职业生涯探索。

二、团体活动目标

想象一下未来 3 年、5 年、10 年后的自己将变成怎样的一个人。那时的你在哪里做什么呢？我们要透过时空旅行的活动，带学生到我们的目的地，10 年后的某一天，感觉一下那时的生活……家人的职业总会让你比较熟悉，也很容易就因此选择相似的专业，但是你真的喜欢吗？多花点时间去认识其他职业世界，相信一定会让你有更多选择，也可以发现更适合自己的职业！

(1) 生涯幻游，找寻未来的自己。
(2) 发现更适合自己的职业。

三、团体活动对象与规模

大学生，40～50 人。

四、团体活动时间

2 小时。

五、团体性质

结构式、封闭式小组。

六、团体活动地点

空旷场地，如操场、团体心理辅导室或者班级教室，桌子、椅子等可以移动。

七、领导者条件

熟悉团体心理辅导的基本理论，具有一定带领团体的经验。

八、活动材料

纸、笔。

九、设计意图

热身—找寻未来的自己—发现更适合自己的职业。

十、团体辅导方案

(一)热身活动

1. 网鱼

活动目的：放松，活跃气氛，增进团队凝聚力。

具体操作：石头剪子布，最后剩下的几个人做网，开始手拉手抓鱼，被抓到的人加入网，继续抓鱼，直到所有的人都成为网为止。

"网鱼".mp4

2. 备选活动：雨点变奏曲

活动目的：活跃气氛。

具体操作：让这个教室里，一起来下一场雨。闭上眼睛，想象一下，我们等一下发出的声音和下雨会不会有许多相似的地方，教师示范并让大家一起跟着做。

"雨中变奏曲".mp4

(1) 食指互相敲击——小雨。

(2) 食指敲击桌面——中雨。

(3) 两手轮拍大腿——大雨。

(4) 大力鼓掌——暴雨。

全体一起练习。

教师说："现在开始下小雨，小雨变成中雨，中雨变成大雨，大雨变成暴风雨，暴风雨变成大雨，大雨变成中雨，又逐渐变成小雨……最后雨过天晴。"随着不断变化的手势，让学生发出的声音不断变化，场面会非常热烈。

现在大家都学会了，希望借助各位的天才之手，演奏出世界上最美妙动听的天籁之音——

《雨点变奏曲》。

我来读一篇优美的散文，大家根据文章的情景配合做相应的动作。持续不要停止，好不好？

请大家闭上眼睛，开始听——

春天是一个多雨的季节，稍不留神，淅淅沥沥的小雨就吻上了你的脸，轻轻地，柔柔地，滋润着久违的心田。如果你没带伞，那雨就一定会越下越大，渐渐地，东边传来了噼噼啪啪的雨点敲击地面和窗户的声音，雨云向西移动，西边的云朵也被感染了，派雨点给大地送去大声的问候。大地激烈地附和着，水塘里，泥地上，到处都是雨的痕迹。大雨越来越有激情，更猛烈地倾泻一冬的思念。尘埃尽洗，铅华尽逝，一切都显得如此的清新和充沛。渐渐地，雨点小了，噼噼啪啪，越来越慢，再过一会儿，又恢复了最初孩儿手般的抚触，滴滴答答，轻抚你的脸庞。雨过天晴，彩虹挂在天空，一切都是那么清新自然。最后，"让我们以暴风骤雨的掌声预祝大家有丰硕的收获"(游戏结束)。

(二)主题活动

1. 生涯幻游

活动目的：找寻未来的自己。

具体操作：我们来想象一下未来 3 年、5 年、10 年后的自己将变成怎样的一个人。那时的你在哪里做什么呢？等一下我们要透过时空旅行的活动，带你们到我们的目的地，10年后的某一天，感觉一下那时的生活……准备好了吗？让我们一起进入未来生涯。

在轻柔的背景音乐声中，以清楚、温和的声音慢慢念出下列句子，并注意应停顿语气的地方，好让同学跟随进入幻想。

好，现在请你尽可能放松。在你的位子躺下或调整你觉得最舒服的姿势，注意我的指导语，幻游过程中不要交谈或发出任何声音，按照我的指示，尽可能将注意的焦点集中在你心中想象的图像。

现在，闭上眼睛，尽可能放松自己(停顿)，调整你的呼吸，呼气(停顿)、吸气(停顿)、呼气(停顿)、吸气 (停顿)。

好，保持这样平稳的呼吸，接下来，放松身体每一部分肌肉，放松(停顿)、放松(停顿)、放松(停顿)。

现在，想象你已经由时空旅行来到未来 10 年后的世界(停顿)，在 10 年后的某一天(停顿)。新的一天，你刚刚醒来。今天是什么日子？现在，几点钟了(停顿)？你在哪儿(停顿)？你听到什么(停顿)？闻到什么(停顿)？你还感觉到什么(停顿)？有人与你在一起吗(停顿)？是谁(停顿)？

现在，你已起床了，下一步要做些什么(停顿)？现在，你正在穿衣服，请注意，你穿些什么(停顿)？穿好衣服，你要做些什么(停顿)？你的心情如何(停顿)？你想到些什么(停顿)？

现在，你正要去某个地方，回头看时，你刚才离开的地方像什么，你出门了，你乘坐什么交通工具(停顿)？有人和你在一起吗(停顿)？谁呢(停顿)？当你走时，请你也注意周遭的一切？

后来，你到目的地了。你在哪里(停顿)？这地方像什么(停顿)？你对这地方的感觉如何(停顿)？你想到些什么(停顿)？在这儿你要做些什么(停顿)？旁边有人吗(停顿)？有的话，与你是什么关系(停顿)？你要在这逗留多久？

今天你还想去别的地方吗(停顿)？在这一天当中，你还想做的是什么(停顿)？

现在，你回家了，有人欢迎你吗(停顿)？回家的感觉怎样(停顿)？你如何与家人分享这一天所做的事(停顿)？你准备去睡了。回想这一天，你感觉如何(停顿)？你希望明天也是如此吗(停顿)？你对这种生活感觉究竟如何(停顿)？过一会儿，我将要求你回到现在，回到教室来。

准备好了吗(停顿)？好了，你回来了(停顿)。睁开眼睛，看看周遭的一切，欢迎你旅游归来。现在将这一趟旅游的过程用你的方式描绘在纸上。

现在请你与你的同学分享你所描绘的图像所代表的含义。在生涯幻游活动当中，你能发现每个同学对自己未来的期待及生活方式都不太一样吗？虽然10年距离现在还有一段时间，但未来的生活是现在时间及努力的延伸所形成的，思考未来，有助于自己去反省现在，并找到自己的生活目标。

在与别人分享时，你对于别人的生活有何看法？你喜欢自己的生活还是羡慕别人的生活？要如何实现自己理想的生活呢？你的理想与现实能配合吗？做完以上的活动之后，你的感觉如何？请你把它写下来。

幻游资料

幻游时你早餐吃的是什么？

一起用餐的有谁？

穿什么样的衣服上班？

你的家是什么样的房子？

你搭乘什么样的交通工具上班？

同事怎么称呼你？

你的办公室怎样？

早上的工作内容是什么？

午餐和谁一起吃？

下午的工作是什么？

下班后你做什么？

一起用晚餐的有谁？

晚餐后你做什么？

你接受的是怎样的奖项？

给你颁奖的是谁？

你会许个什么愿望？

讨论下述几个问题。

(1) 幻游时有无困难？哪里有困难？当你感到为难时有何情绪反应？外面的杂音困扰你吗？

(2) 幻游各阶段的转换，有何特殊的感觉？有特别高昂或低潮的情绪吗？在哪些地方的停留有困难？

(3) 哪些是最强烈的感觉(正面、负面)？

(4) 有哪些关键的人物出现？他们是谁？扮演什么角色？

(5) 对于了解自己或是自己的问题，你能从这中间学到什么？

(6) 幻想中间出现的，有无难解的问题？

2. 备选活动：生涯幻游

活动目的：找寻未来的自己。

具体操作：尽可能放松，使你自己能舒服地坐在椅子上(或躺在地上)……现在，闭上眼睛并完全松弛自己……舒缓你的呼吸……看看身体还有哪些地方还紧张……有的话，请放松、放松、放松……现在，我希望你想象自己经由时空旅行来到未来 3 年后，3 年后的世界……在 3 年后的某一日……新的一天，而你刚醒来，几点了？……你在哪儿？……你听到什么？……闻到什么？……你还感觉到什么？……有任何人与你一起吗？……谁？现在，你已起床了。下一步要做些什么？现在，你正在穿衣服，请注意，你穿的是什么……一旦你穿上了，你要做什么？你的情绪如何？你意识到什么？……现在，你正要去某地。回头看时，你刚才离开的地方像什么？……(暂停)……你上路了，坐什么交通工具？……(暂停)……有人和你在一起吗？……谁呢？……(暂停)……当你走时，注意周遭的一切……(暂停)……后来你到目的地了……(暂停)……你在何方？……这地方像什么？……(暂停)……对这儿，又意识到什么？……(暂停)……在这儿，你要做什么？……(暂停)……旁边有人吗？……有的话，与你是什么关系？……(暂停)……你要在这儿逗留多久？……(暂停)……今天你还想去别的地方吗？……(暂停)……在这一天中，还想做的是什么？……(暂停)……现在，你回家了，今天是什么日子？……(暂停)……到家时，有人欢迎你吗？……(暂停)……回家的感觉又是如何？……(暂停)……既然到家了，想做的是什么？……(暂停)……你与别人分享你做的事吗？……(暂停)……你已准备去睡了……(暂停)……回想这一天，你感觉如何？……(暂停)……你希望明天也如此吗？……(暂停)……你对这种生活的感觉究竟如何？……(暂停)……过一会儿，我将要求你回到现在，回到学校及教室来……好了，你回来了……开始看看周遭的一切，欢迎你旅游归来，喜欢的话，可以分享你的经历……若不想，花些时间思考，想这些经历。然后，考虑下列诸事：3 年后与今天有何不同？3 年后与今天有何关系？

3. 我的家庭职业树

活动目的：家人的职业总会让你比较熟悉，也很容易就因此选择相似的专业，但是你真的喜欢吗？多花点时间去认识其他职业世界，相信一定会让你有更多选择，也可以发现更适合自己的职业！

具体操作：请写下家族成员的职业名称。

祖父　　祖母　　　　　　　　　　　　　　　外公　　外婆

伯父　　伯母　　　　　　　　　　　　　　　舅舅　　舅妈

姑姑　　姑父　　　　　　　　　　　　阿姨　　姨父

哥哥　　嫂子　　　　　　　　　　　　姐姐　　姐夫

想一想

(1) 我家族中最多人从事的职业是：＿＿＿＿＿＿＿＿＿＿＿＿＿＿＿＿＿＿＿＿。
    我想要从事这种职业吗？为什么？＿＿＿＿＿＿＿＿＿＿＿＿＿＿＿＿＿＿。

(2) 爸爸如何形容他的职业？爸爸平时会提到哪些职业？他怎么说的？
    爸爸的想法对我的影响是：＿＿＿＿＿＿＿＿＿＿＿＿＿＿＿＿＿＿＿＿＿。

(3) 妈妈如何形容她的职业？妈妈平时会提到哪些职业？她怎么说的？
    妈妈的想法对我的影响是：＿＿＿＿＿＿＿＿＿＿＿＿＿＿＿＿＿＿＿＿＿。

(4) 家族中还有谁对职业的想法对我影响深刻？他们怎么说？

(5) 家族中对彼此职业感到满意或羡慕的是什么？例如：哥哥在医院当医生，不仅收入高，社会地位又高。
    家族彼此羡慕的职业是：＿＿＿＿＿＿＿＿＿＿＿＿＿＿＿＿＿＿＿＿＿。
    我对他们的想法觉得：＿＿＿＿＿＿＿＿＿＿＿＿＿＿＿＿＿＿＿＿＿＿。

(6) 我觉得家人对我未来选择专业的影响是：＿＿＿＿＿＿＿＿＿＿＿＿＿＿。

(7) 家人对各专业的评价往往表现了他们的好恶，例如：千万不要当艺术家，可能连3餐都吃不饱；当医生好，不仅收入高，社会地位又高……
    我的家人最常提到有关职业的事：＿＿＿＿＿＿＿＿＿＿＿＿＿＿＿＿。
    对我的影响是：＿＿＿＿＿＿＿＿＿＿＿＿＿＿＿＿＿＿＿＿＿＿＿＿＿。

(8) 哪些职业我绝不考虑：＿＿＿＿＿＿＿＿＿＿＿＿＿＿＿＿＿＿＿＿＿＿。

(9) 哪些职业是我有考虑的：＿＿＿＿＿＿＿＿＿＿＿＿＿＿＿＿＿＿＿＿＿。

(10) 选择职业时，我重视哪些条件：＿＿＿＿＿＿＿＿＿＿＿＿＿＿＿＿＿＿。

(11) 家人对我未来的职业期待是：＿＿＿＿＿＿＿＿＿＿＿＿＿＿＿＿＿＿。

实验十八　大　团　圆

本章学习目标

➤　团结协作。
➤　真情告白。

重点与难点

➤　分享收获。
➤　真情告白。
➤　活动体验，升华感受。

一、活动主题

大团圆。

二、团体活动目标

团体成员围圈而坐：由一位成员当主角，大家讨论他现在与刚参加团体时有何不同，参加团体后在哪些方面改变了。然后请他自己说说感受。接着再换另一位成员。依此类推，对每位成员反馈。结束时每人发一张纸，诸成员在纸顶端写上"对×××(自己姓名)的祝福"，然后向右传给每位成员；每人都写下自己对他人的祝福和建议，或用绘画形式表达。当传完一圈，每位成员细细阅读他人的祝福，并对他人怀着深深的感谢，一一握手道别。

(1)　团结协作。
(2)　真情告白。

三、团体活动对象与规模

大学生，40～50人。

四、团体活动时间

2小时。

五、团体性质

结构式、封闭式小组。

六、团体活动地点

空旷场地，如操场、团体心理辅导室或者班级教室，桌子、椅子等可以移动。

七、领导者条件

熟悉团体心理辅导的基本理论，具有一定带领团体的经验。

八、活动材料

报纸、白纸、笔、胶带纸。

九、设计意图

团结协作—勇于担当—真情告白—圆满结束。

十、团体辅导方案

(一)热身活动

1. 同舟共济

"同舟共济".mp4

活动目的：团体克服困难，达成目的，增进团队凝聚力。

活动准备：每组一张大报纸(或其他替代物)，可视为大海中的一条船，每组8人。

具体操作：练习开始时，指导者要求将报纸铺在地上，代表汪洋大海中的一条船，现在需要团体成员8人同时站在船上，一个也不能少，必须同生死共命运。然后让成员们想方设法，使团体成员同时登上船，行动之前团体可以充分讨论，给出最佳方案。每组成员同心协力，集思广益，常常会想出人拉人、人背人、叠罗汉等各种方法，体现团体的合作精神。当成功地完成任务后，领导者可以要求将面积减半，继续实验。完成后可以继续将面积再减半，随着难度增加，成员的努力也会越来越加强，团队的凝聚力空前提高。练习的过程中成员会忽略性别、年龄等因素，全组一条心，练习的结果常常出乎成员们的想象，成员创造性地发挥全组智慧，也让成员充分体会团队合作的力量。

活动结束要求成员分享感受。

2. 备选活动：蛟龙出海

活动目的：增强团队凝聚力。

具体操作：小组成员站成一排，每两个人之间用绳子在膝盖位置绑紧，连成一个排。可以练习几分钟。设立起点和终点，要求小组往返一个来回，计算时间。几个小组之间可以比赛。

(二)主题活动

1. 多米诺优点接龙

活动目的：了解成员在团体活动过程中的进步与改善，通过反馈，帮助成员建立自信，结束团体活动。

具体操作：团体成员围圈而站，在每位成员背后粘上白纸，请大家思考一下你前边同学这些天训练给你留下的印象，他现在的印象及刚参加团体时有何不同，看看他参加团体后改变了什么？然后将自己的感受写在他后背的白纸上。接着再换另一位成员。依此类推，争取对每位成员都写下自己的祝福和建议，当转完一圈，每位成员细细阅读他人的祝福，并对他人怀着深深的感谢。

2. 我的收获、真情告白

活动目的：成员在纸上写下有关团体的学习心得，并且与其他成员分享，回顾和总结自己的团体经验和收获。

"我的收获".mp4

具体操作：领导者将纸笔发下，请成员在纸上写下有关团体的感受和体会。如"在团体中我所学到的三四件事""团体中对你最有帮助的经验是什么""你的个人目标完成的状况如何""怎样才能将团体中所学到的运用到日常生活中"等。写完后成员分组交流，再到团体中分享。

"我的收获"续.mp4

3. 大团圆

播放歌曲《感恩的心》，在歌声中回顾这段时间的成长和对自己与未来的希望，感受团体的力量，心怀感恩的心。所有成员胳膊挽在一起围成一个圈共同唱起《感恩的心》，手握同心同德圆，送上对彼此的祝福，结束团体。

团体领导者手记

团体心理辅导课程的建设经历了多年、多人、多方面的努力，根据教育部相关文件精神，确定课程与教学改革要解决的重点问题，按照地方本科师范类学校办学定位，确定课程目标，精选课程内容，不断丰富教学资源，采用体验之旅，教师主导，学生主体，全程参与，注重分享，成绩评定方式多元化，课程评价科学化。

一、课程建设发展历程

开创期。2006 年吉林师范大学率先在全国面对心理学专业的本科学生开设团体心理辅导课程。以体验为主的活动课形式，受到了学生们的热烈欢迎，整个学期学生全勤、满勤，没有迟到、早退现象，没有玩手机、吃零食现象，更没有睡觉现象，有的是积极主动、热情参与，学习兴趣高，教学效果好。考虑到课程的实用性以及学生的喜爱程度，相继在教育学和小学教育专业开设。

教学团队形成期。2013 年，经过 7 年的建设，已经初步形成教学团队。目前团体心理辅导课程授课教师有教授 1 名、副教授 3 名，作为教学梯队，结构合理。3 名副教授均是教学标兵，均参加过清华大学樊富珉教授团体心理辅导的工作坊，有 1 人是清华大学樊富珉教授的访问学者。教学队伍还在不断地成长，团队中的教师会不定期地进行团体心理辅导的进修深造。

初步成熟期。2018 年，建设了团体训练实验室，购买了拓展者素质训练团训设备，课程教学团队研发了团体活动手册，编写教材。2018 年，团队成员荣获省级教学成果奖一等奖。2019 年，课程负责人在首届吉林省本科院校教师说课大赛中荣获一等奖。2020 年，课程负责人被评为吉林师范大学教学名师。团体心理辅导的体验之旅，提升了学生的综合能力，与时俱进的课程内容，活动体验的教学方法，打破了传统课堂的僵化状态，焕发了课堂的生机活力，较好地发挥了线下课堂教学主阵地、主渠道、主战场的作用。

教学改革期。课程与教学改革要解决的重点问题有 4 个。一是坚持立德树人，全面发展。二是以学生发展为中心，激发学习内在动机。三是重点进行实践能力的培养，把学生培养成卓越的团队领导者。四是融合教育理论和教育实践，使学生能够构建合理的知识与能力结构。

二、课程目标

课程总目标是促进学生心理自助能力及助人能力的优化，提升其社会适应力及职业胜任力。知识目标包括理解和掌握团体心理辅导的基础与理论，理解团体心理辅导的特点、类型、功能、目标、原则以及团体心理辅导与个别心理辅导的异同。能力目标包括能进行团体方案设计及实施，能在班主任工作中组织开展团体训练，能够有机结合团训进行育人，会分析和解决团训中的问题。素质目标包括培养学生积极参与、勤于动脑的习惯，培养学生健全的人格，培养学生创新的意识，培养学生认同心理教师的意义和专业性的教育情怀。课程目标符合学校办学定位，吉林师范大学是一所省属重点大学，围绕师范类专业认证体系"一践行三学会"，师德规范方面，遵守心理咨询师职业道德规范；教育情怀方面，认同心理辅导师的专业性和意义；学科素养方面，掌握团体的基本知识和原理；教学能力方面，能进行团体方案设计及实施；班级指导方面，能在班主任工作中组织开展团体训练；综合育人方面，能够有机结合团训进行育人；学会反思方面，会分析和解决团训中的问题；沟通合作方面，具有合作探究团队协作精神。课程目标细化到每个板块，在每次具体活动当中，有效支撑毕业要求。

三、课程内容与资源建设

课程内容包括 3 个部分，第一部分是基础与理论部分，这部分内容布置任务学生自学。任务要求：系统理解和掌握团体心理辅导的基础知识、发展过程、基本理论、团体领导者、影响机制和常用技术。第二部分是结构式团体练习及其应用，以团体活动课方式进行，16 次课，每次 3 学时。为了使学习过程成为体验之旅，本课程按团体心理辅导的发展顺序，分 16 个单元逐步呈现应用训练的内容；使学生理解练习的目的与应用原则、类型与方法，掌握不同目的团体练习的方法。以讨论团队全值契约开始，分为 4 个系列，认知系列包括自我探索、家庭探索、情绪探索、时间与压力探索、价值观探索、职业生涯探索；能力系列包括团体凝聚力训练、人际交往能力训练、性格优势训练、创造力训练；信任系列包括信任探索(一)(二)；感恩系列包括积极心理探索、感恩探索，最后以大团圆来结束活动课程。第三部分是方案设计与评估，由学生展示设计成果、评估方法，教师指导，6 学时。具体要求：理解和掌握团体心理辅导方案设计的原则、评估方法。

四、课程教学组织实施情况

团体心理辅导课程的设计以学生体验为主，课内学生间、师生间交流互动，课外学生积极实践，教师及时监测、指导、反馈。团体课结构(见图 1)分为热身活动、主题活动(室内活动、室外活动、纸笔练习等)和结束活动。领导者说明团体活动的主题、要求；团体成员按领导者的要求思考活动主题并分享。每个成员都必须围绕活动主题在小组内发表意见，没有对与错，相互悦纳，相互包容，不相互指责；小组派代表对全体成员分享本组讨论情况；领导者总结。团体课以活动为载体，采用体验式课堂教学方式，既有纸笔练习的室内训练，也有素质拓展的室外训练；既有深入探讨的组内分享，也有交流展示的组间分享；既有引发情怀的闭目聆听，也有动手操作的感恩绘画；既有非言语表达的手语练习，也有群策群力的脑力激荡；既有磨炼毅力的女皇朝坐，也有解开烦恼的心有千千结；既有相互信任的穿越火线，也有团结协作的同舟共济；既有培育性格优势的天生我才，也有培养创造力的鸡蛋飞行器。具体的教学组织与实施采用教师主导，学生主体，教师引导、启发的方式，学生则采用自主、合作、探究的方式进行学习(见图 2)。

图 1　团体课结构

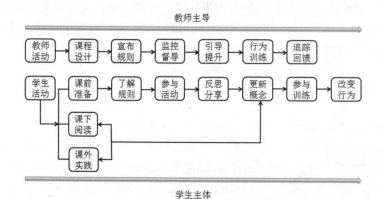

图 2　团体课教学组织实施方式

五、课程成绩评定方式

课程采用多元化考核评价，既有表现性评价(如团体方案设计)，也有过程性评价(包括常规考核、项目考核)(见图3)。知识性目标考核主要通过方案设计进行评价，技能性目标考核主要通过实操演练进行评价，情意性目标考核主要通过项目参与完成情况进行评价。其中，项目考核具有一定的挑战度，学生要参加校级、省级、国家级大创项目的申请，填写项目书，并设计研发团体活动方案，立上项目的同学还需要在一年之内完成项目。

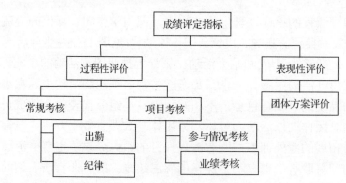

图 3　课程成绩评定方式

六、课程特色与创新

团体心理辅导是以面授为主的线下课程，本着"立德树人""以本为本"的战略目标，将课程思政元素融入课程建设全过程，提高课程的"两性一度"，即高阶性、创新性及挑战度。高阶性是指掌握团体知识，训练带领团体的能力，培养学生健全的人格和专业性的教育情怀，将知识素质能力有机融合，训练学生的高级思维，把学生培养成卓越的团队领导者。创新性是指训练学生积极心理品质，提升学生的感恩能力，反映了时代性和前沿性；采用体验式教学，呈现互动性和先进性；学生研发团训方案具有个性化和探究性。挑战度是指教师备课需要研发团训方案，带领团训过程中需要较高的教学机制；学生课下也需要研发团训方案，进行实践练习，均有一定的难度。

　　教学改革创新点体现在 5 个方面。第一，课程目标创新：本课程的终极目标是把学生培养成卓越的团队领导者。第二，课程内容创新：精选教学内容，四大主题，18 个单元，体现了团体心理辅导的发展过程。第三，课程结构创新：课程采用"热身活动—主题活动—结束活动"三部曲的结构。第四，课程实施创新：课程实施采用教师主导，学生主体，全程参与，注重分享，解决问题，共同成长等方式。第五，课程评价创新：注重多元化评价，既有表现性评价(如团体方案设计)，也有形成性评价(包括常规考核、项目考核)。

参 考 文 献

[1] 樊富珉. 团体心理咨询[M]. 北京：高等教育出版社，2018.

[2] 樊富珉. 结构式团体辅导与咨询应用实例[M]. 北京：高等教育出版社，2015.

[3] 樊富珉，何瑾. 团体心理辅导[M]. 上海：华东师范大学出版社，2010.

[4] 樊富珉. 团体咨询的理论与实践[M]. 北京：清华大学出版社，1996.

[5] 樊富珉. 团体心理咨询[M]. 北京：高等教育出版社，2005.

[6] 陈丽云，樊富珉，梁佩茹等. 身心灵全人健康模式：中国文化与团体辅导[M]. 北京：中国轻工业出版社，2009.

[7] 马丁·塞利格曼. 活出最乐观的自己[M]. 洪兰译. 沈阳：万卷出版公司，2010.

[8] 马丁·塞利格曼. 真实的幸福[M]. 洪兰译. 沈阳：万卷出版公司，2010.

[9] 泰勒·本-沙哈尔. 幸福的方法[M]. 汪冰，刘骏杰译. 北京：当代中国出版社，2007.

[10] 奚恺元. 撬动幸福[M]. 北京：中信出版社，2008.

[11] [澳]拜恩. 秘密[M]. 谢明宪译. 长沙：湖南文艺出版社，2013.

[12] 司家栋. 高中班级团体心理辅导主题方案[M]. 北京：蓝天出版社，2013.

[13] 司家栋. 初中班级团体心理辅导主题方案[M]. 北京：化学工业出版社，2013.

[14] 司家栋，等. 班级团体心理辅导课程操作实务[M]. 北京：化学工业出版社，2012.

[15] 杜志敏. 心理素质与综合能力训练教程[M]. 北京：化学工业出版社，2012.

[16] 张晓明. 快乐教育：中职生积极心理素质提升训练教程[M]. 天津：天津大学出版社，2014.

[17] 肖永春，齐亚丽. 成功心理素质训练[M]. 上海：复旦大学出版社，2005.

[18] 戴维·迈尔斯. 社会心理学[M]. 北京：人民邮电出版社，2006.

[19] 俞国良. 社会心理学[M]. 北京：北京师范大学出版社，2011.

[20] 廖冉，张静. 大学生团体心理辅导方案指南[M]. 北京：知识产权出版社，2013.

[21] 亚隆. 团体心理治疗理论与实践[M]. 李敏，李鸣译. 北京：中国轻工业出版社，2010.

[22] 哈罗德·贝尔. 心理动力学团体分析：心灵的相聚[M]. 北京：中国轻工业出版社，2017.

[23] 袁章奎. 中学班级心理团体活动142[M]. 北京：中国轻工业出版社，2016.

[24] 田国秀. 团体心理游戏实用解析[M]. 北京：学苑出版社，2016.

[25] 林甲针. 班级团体辅导活动课[M]. 福州：福建教育出版社，2012.

[26] 周圆. 团体辅导：理论、设计与实例[M]. 上海：上海教育出版社，2013.

[27] 罗家永. 心理拓展游戏270例[M]. 福州：福建教育出版社，2017.

[28] 刘勇. 团体心理辅导与训练[M]. 广州：广州中山大学出版社，2007.

[29] 段生成，金玉龙. 职业院校学生团体心理辅导活动指导实案[M]. 兰州：甘肃人民出版社，2011.

[30] 优才教育研究院. 中小学生团体心理辅导的理论与实践[M]. 成都：电子科技大学出版社，2013.

[31] 张齐家卉. 团体辅导对初中生归因方式和心理健康的干预研究[D]. 延边：延边大学，2020.

[32] 彭纯子. 大学生社交焦虑的团体干预的实验研究[D]. 长沙：湖南师范大学，2009.

[33] 王国强. 团体辅导对提高初中生班级凝聚力的实验研究[D]. 重庆：重庆师范大学，2015.

[34] 黄事志. 积极心理学团体辅导对促进初一新生人际交往的干预研究[D]. 武汉：华中师范大学，2016.

[35] 张兰兰. 小学高年级学生人际交往现状及团体辅导干预研究[D]. 开封：河南大学，2017.

[36] 顾敏敏. 团体心理辅导对中学生人际交往的干预研究[D]. 济宁曲阜：曲阜师范大学，2012.

[37] 李婷. 初中生生活事件、应对方式与心理韧性的关系[D]. 济南：山东师范大学，2012.

[38] 孙军玲. 初中生自信心现状调查及干预研究[D]. 石家庄：河北师范大学，2016.

[39] 林昕. 团体心理辅导对大学生心理弹性的干预研究[D]. 武汉：华中师范大学，2014.

[40] 吕燕. 高中生心理韧性现状及干预研究[D]. 兰州：西北师范大学，2016.

[41] 陈义明. 初中生人际交往研究[D]. 上海：华东师范大学，2007.

[42] 马蕾. 中学生人际交往问题与对策研究[D]. 苏州：苏州大学，2009.

[43] 姚军. 时间管理倾向、成就动机与初中生学业拖延的关系研究[D]. 南昌：南昌大学，2015.

[44] 董岩. 高中生职业规划课程教育实践与研究[D]. 成都：西南交通大学，2011.

[45] 王姝琼. 青少年未来取向与学业、情绪适应关系的追踪研究[D]. 济南：山东师范大学，2011.

[46] 黄泽强. 高中生职业倾向研究[D]. 沈阳：沈阳师范大学，2012.

[47] 陈百丽. 中职生自卑感的特点及干预研究[D]. 昆明：云南师范大学，2016.

[48] 赖泳. 高中生自卑感调查及其干预研究[D]. 重庆：重庆师范大学，2016.

[49] 安宏玉，王少强. 基于生命教育的团体心理辅导对大学生心理危机的干预研究[J]. 山西青年职业学院学报，2021，34(1)：22-24.

[50] 张海钟，张安旺，宋众琴，赵爱军. 自评、家评、师评互证心理健康与心理素质测评辅导模式再探论[J]. 中小学心理健康教育，2021(7)：7-11.

[51] 崔静怡. 浅析团体心理辅导在大学班级建设中的应用[J]. 科教文汇(上旬刊)，2021(2)：169-170.

[52] 王艳净. 关于高职院校团体心理辅导标准化的探讨[J]. 山西青年，2021(3)：139-140.

[53] 田宜禾，吴菁，张蕾，仇晓燕，储静. 自我表露团体干预疗法国内外研究进展及启示[J]. 医学与哲学，2021，42(3)：37-40+76.

[54] 张彦君. 社会心理服务视阈下大学生心理社会能力干预研究[J]. 河南社会科学，2021，29(2)：107-117.

[55] 赵静. 中小学心理团训课的类型、要求与效果[J]. 辽宁教育，2021(4)：11-14.

[56] 钟晓虹. 团体辅导在大学生情绪管理中的干预研究：基于认知行为理论[J]. 豫章师范学院学报，2020，35(6)：75-79.

[57] 居晓晔. 班级团体心理辅导在培智学生心理健康教育中的应用[J]. 教师，2020(32)：90-91.

[58] 丁太一. 高校开展朋辈团体心理辅导工作的思考[J]. 科教文汇(上旬刊)，2020(11)：165-166.

[59] 闫娜. 团体心理辅导对大学生社交障碍的改善[J]. 广西民族师范学院学报，2020，37(5)：147-150.

[60] 梁宝桐，黎海祥，程嘉毫. 团体心理辅导对思想政治教育工作探新的启示[J]. 青年与社会，2020(30)：84-85.

[61] 李哲. 团体心理辅导在中职生心理健康教育中的实践研究[J]. 现代职业教育，2020(42)：194-195.

[62] 尹晨祖，梁芳美，唐毓首. 朋辈团体心理辅导对留守经历大学生积极心理品质的干预研究[J]. 河池学院学报，2020，40(5)：86-92.

[63] 张秀娟. 浅谈团体心理辅导课的活动设计策略[J]. 中学课程辅导(教师教育)，2020(19)：112.

[64] 丁敬耘，陈颖. 完型取向的团体心理辅导对被动拖延的干预研究[J]. 校园心理，2020，18(5)：450-451.

[65] 郑娜. 如何在学校开展心理辅导与咨询[J]. 天津教育，2020(26)：4-5.

[66] 程坤. 结构化团体心理辅导在大学生心理健康教育实践中的应用[J]. 长江丛刊，2020(25)：136+138.

[67] 康战科. 团体心理辅导在高职班级建设中的运用探究[J]. 四川职业技术学院学报，2020，30(4)：120-123.

[68] 康梦娜. 团体心理辅导提升技校生情绪智力的效果研究[J]. 西部学刊，2020(14)：77-79.

[69] 吴小会. 团体心理健康辅导在班级管理中的作用[J]. 办公自动化，2021，26(7)：63-64.

[70] 卢璐. 班级团体心理辅导过程评估与调节思考[J]. 中小学心理健康教育，2020(16)：20-21.

[71] 谷丹. 大学新生适应期心理健康教育"5A"模式的构建[J]. 西部素质教育，2020，6(10)：103-104.

[72] 侯秋霞. 班集体凝聚力形成的心理学分析[J]. 广东第二师范学院学报，2000(6)：63-66.

[73] 刘岗. 高校学生社团建设研究[J]. 扬州大学学报(高教研究版)，2000，4(3)：41-44.

[74] 赵富才，周君倩. 大学生情绪管理团体辅导活动的设计与实施[J]. 中国健康心理学杂志，2009，17(11)：1391-1392.

[75] 袁月. 中学生心理弹性、情绪调节、自我效能感与主观幸福感的关系[J]. 中小学心理健康教育，2018(8)：17-23.

[76] 张佳佳，李敏，彭李，韩爱华，廖文君. 大学生心理弹性与人格特征、情绪调节方式及中性情绪面孔知觉的关系[J]. 中国临床心理学杂志，2011，19(3)：347-349.

[77] 胡月琴，甘怡群. 青少年心理韧性量表的编制和效度验证[J]. 心理学报，2008，40(8)：902-912.

[78] 杨燕，刘帅. 父亲教养方式、幸福感及心理弹性的关系研究[J]. 天津师范大学学报(基础教育版)，2015，16(3)：28-32.

[79] 宋倩. 浅议马斯洛的人际关系理论[J]. 学苑教育，2014(10)：8-9.

[80] 江岩，张体勤，耿新. 大学生就业力：概念、维度与测量[J]. 山东大学学报(哲学社会科学版)，2013(5)：45-54.

[81] 金盛华，李雪. 大学生职业价值观：手段与目的[J]. 心理学报，2005(5)：650-657.

[82] 刘婷. 自觉之心：自我认识与超越[J]. 南昌大学学报(人文社会科学版)，2012，43(5)：12-16.

[83] 菅永霞. 班级团体心理辅导活动案例设计[J]. 中国民族教育，2009(Z1)：69-71.

[84] 裴利华. 团体辅导在心理健康教育课程中的应用研究[J]. 中国心理卫生杂志，2006(8)：527-530.

[85] 孙时进，高艳. 团体心理辅导：理论与应用的多维度思考[J]. 思想·理论·教育，2006(5)：60-62.

[86] 李文权，李辉，刘春燕. 系统式团体心理辅导改善儿童同伴关系的研究[J]. 心理发展与教育，2003(1)：76-79.